信息安全保障人员培训教程

医疗服务信息安全

YILIAO FUWU XINXI ANQUAN

中国信息安全认证中心

◎主　编　张　剑　◎副主编　钱伟中　万里冰　张会平

★★★ CISAW ★

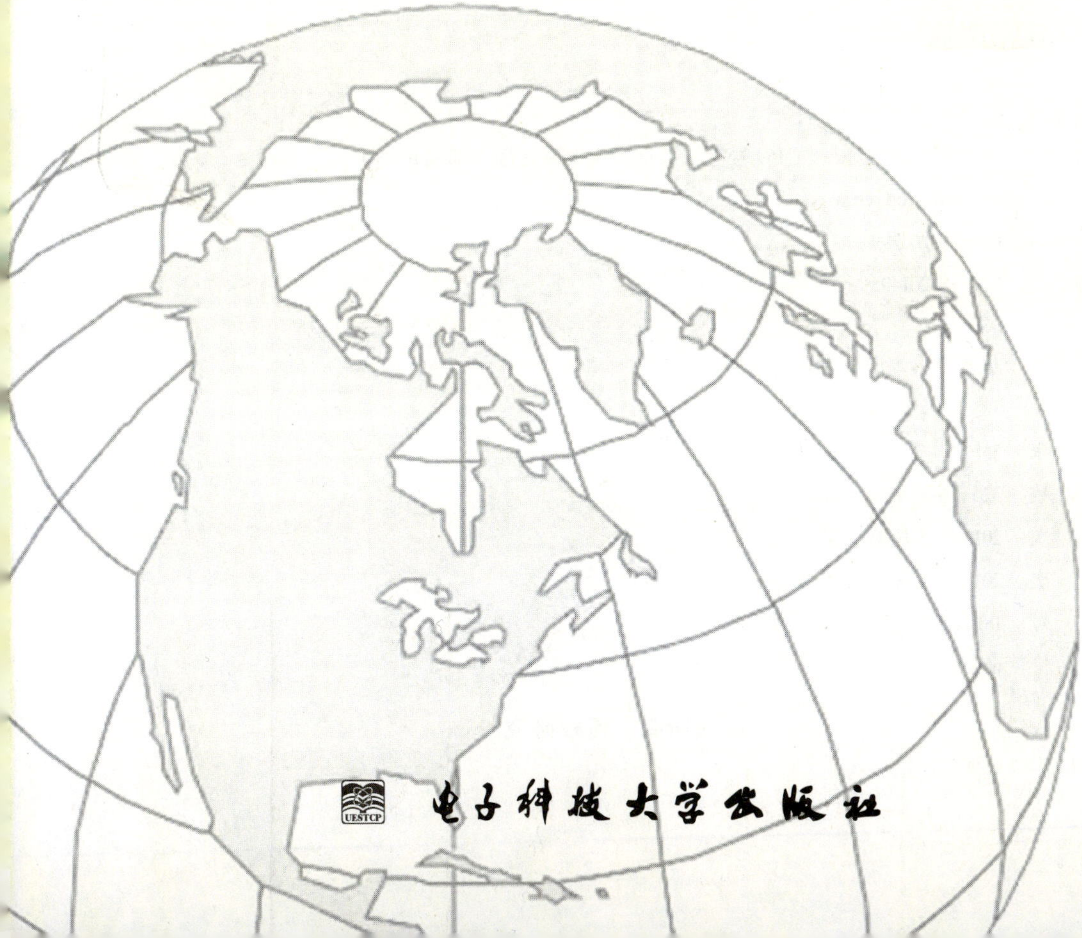

电子科技大学出版社

图书在版编目（CIP）数据

医疗服务信息安全 / 张剑主编. - - 成都：电子科技大学出版社，2017. 5

ISBN 978 - 7 - 5647 - 4502 - 8

Ⅰ. ①医… Ⅱ. ①张… Ⅲ. ①医疗卫生服务 - 信息安全 Ⅳ. ①R197. 1

中国版本图书馆 CIP 数据核字（2017）第 109309 号

内 容 提 要

本书以信息安全保障人员认证（CISAW）培训的需求为总纲，在配套教材《信息安全技术应用》一书介绍基本安全技术的基础上，深入诠释了医疗卫生信息系统及安全的核心概念，并结合医疗卫生信息系统的特点，阐述了医疗卫生信息系统合规要求、安全策略制定和安全风险评估方法。分析了保障机制及监测与评价方法，并对医疗卫生信息系统涉及的安全集成、安全开发和安全运维进行深入分析。介绍了医疗卫生信息系统相关领域前沿知识，最后对《网络安全法》进行解读。

医疗服务信息安全
yī liáo fú wù xìn xī ān quán

张　剑　主编
钱伟中　万里冰　张会平　副主编

策划编辑　万晓桐　徐守铭
责任编辑　万晓桐　徐守铭

出版发行　电子科技大学出版社
　　　　　成都市一环路东一段 159 号电子信息产业大厦九楼　邮编 610051
主　　页　www. uestcp. com. cn
服务电话　028—83203399
邮购电话　028—83201495

印　　刷　成都市火炬印务有限公司
成品尺寸　185mm × 260mm
印　　张　15. 75
字　　数　326 千字
版　　次　2017 年 5 月第一版
印　　次　2017 年 5 月第一次印刷
书　　号　ISBN 978 - 7 - 5647 - 4502 - 8
定　　价　60. 00 元

前 言

医疗卫生信息系统的发展，从单一、本地化的运行平台，向复杂、网络化的运行平台转变，其中，涉及多个信息子系统的安全集成、安全开发和安全运维。同时，新兴的信息技术，如：移动互联网、云计算、物联网、大数据的发展，涉及医疗数据采集、存储、处理、通信到归档、销毁的各个环节，在为医疗活动带来便利的同时，其所带来或衍生的安全性问题也日益凸显。

《医疗服务信息安全》人员认证是信息安全保障人员认证（Certified Information Security Assurance Worker，CISAW）中管理级（Ⅱ级）“医疗服务”专业方向的参考用书，主要针对医疗机构不同岗位从业人员，包括相关部门领导、工作人员，各医疗卫生机构的医务人员、科室领导和院级领导以及医疗业务系统信息安全从业人员，旨在提高学员的安全意识及安全保障能力。

本书主要针对医疗卫生领域的信息安全问题展开讨论，全书共分 11 章。第 1 章概述，从医疗卫生信息系统的概念和发展出发，重点介绍医疗卫生信息安全形势及相关案例；第 2 章合规要求，介绍医疗卫生相关法律法规要求、国家标准要求及监管要求；第 3 章安全策略，定义医疗卫生信息安全要实现的目标和实现这些安全目标的途径和规则；第 4 章风险评估，介绍风险评估的相关知识，介绍风险识别和处置的方法；第 5 章保障措施，介绍医疗卫生信息安全监测与评价体系及实施方法；第 7 章、第 8 章、第 9 章，从医疗卫生信息系统主要涉及的运维、集成和开发等环节介绍安全需求和实施的过程；第 10 章从领域前沿的角度，介绍医疗卫生信息安全的前沿知识；第 11 章通过对《网络安全法》解读，分析医疗卫生领域网络安全保护的法律体系。

本书按照信息安全保障人员认证考试大纲的要求进行编写，适合广大申请认证考试的人员使用的同时，也适合所有从事与医疗卫生信息安全有关的工作人员、期望了解相关安全相关知识的人员使用。本书配套教程《网络安全意识提升》详细介绍相关信息安全基础知识及在安全意识方面的素养提升，可供相关人员参考。

本书由张剑、钱伟中、万里冰、张会平、张徐亮、程瑜琦、吴凤翼、赵平等共同编写完成，在此对各位的辛勤付出表示感谢。

本书在成书过程中得到了《信息安全保障人员认证考试用书》编委会的指导，得到了中国信息安全认证中心、四川省中认信安技术服务有限公司的大力支持，在此表示衷心感谢。

本书作者力图以明确的思路、清晰的结构和流畅的语言来展现本书的知识体系，但也难免会出现疏漏、差错和不足，在此，恳请广大读者和同行批评指正，以便我们再版修订时加以改正和完善。

是为序。

张　剑

2016 年 10 月 31 日

丛书编委会

医疗服务信息安全

主　编： 张　剑

副主编： 钱伟中　万里冰　张会平

编　委： 张徐亮　程瑜琦　吴凤翼　赵　平

目 录

第 1 章

概　述

近年来，在《2006—2020 年国家信息化发展战略》的指导下，医疗卫生信息化作为国家信息化建设的重要组成部分得到了快速的发展。医疗卫生信息安全问题也随之成为该领域讨论的热点之一。

本章从医疗卫生信息化相关的基本概念出发，讲述医疗卫生信息化建设的历史、现状及发展趋势，分析医疗卫生信息化面临的安全风险，并利用实际案例来分析和讨论相关安全技术在医疗卫生信息系统中的应用。

医疗卫生信息化离不开计算机及通信技术的发展及相关领域的标准和协议的建设开发。随着医疗卫生信息化进程的推进，形成了医疗卫生信息系统的基本框架，同时在医疗卫生领域涌现了诸多的信息化相关的新概念。

在进一步阐述医疗卫生信息化相关安全问题之前，我们首先介绍一些基本概念。

1.1　基本概念

作为非医疗卫生专业的技术人员，首先要了解一些该领域的基本概念，如：医疗卫生、病历、健康档案等。

1. 医疗卫生

医疗卫生可分为医疗和公共卫生两个方面。一个国家的医疗卫生包括该国家内所有保障和提高人民的健康、治疗疾病和受伤的人员、组织、系统、过程。医疗卫生机构包括医院、卫生院、社区卫生服务中心、疾病预防控制中心等各类组织。

《中共中央国务院关于深化医药卫生体制改革的意见》中提出的：大力推进医药卫生信息化建设。此处“医药卫生”不仅包括了医疗和公共卫生，同时也包括了药品的监督管理方面的工作。

2. 健康档案

卫生部发布的《健康档案基本架构与数据标准》中定义："健康档案是居民健康管理（疾病防治、健康保护、健康促进等）过程的规范、科学记录。是以居民个人健康为核心，贯穿整个生命过程，涵盖各种健康相关因素、实现多渠道信息动态收集，满足居民自我保健和健康管理、健康决策需要的信息资源。"

3. 病历

卫生部信息化领导小组《基于健康档案的区域卫生信息平台建设技术解决方案》中指出："病历"是医疗机构对门诊、住院患者（或保健对象）临床诊疗、指导干预的卫生服务工作记录。健康档案与"病历"既有区别、更有联系。"病历"是健康档案的主要信息来源和重要组成部分，健康档案对"病历"的信息需求并非"病历"的全部，而是具有高度的目的性和抽象性。

以上是医疗卫生领域的基本概念。在医疗卫生信息化的建设过程中有以下一些基本概念和信息系统。医疗已生信息系统框架如图1－1所示。

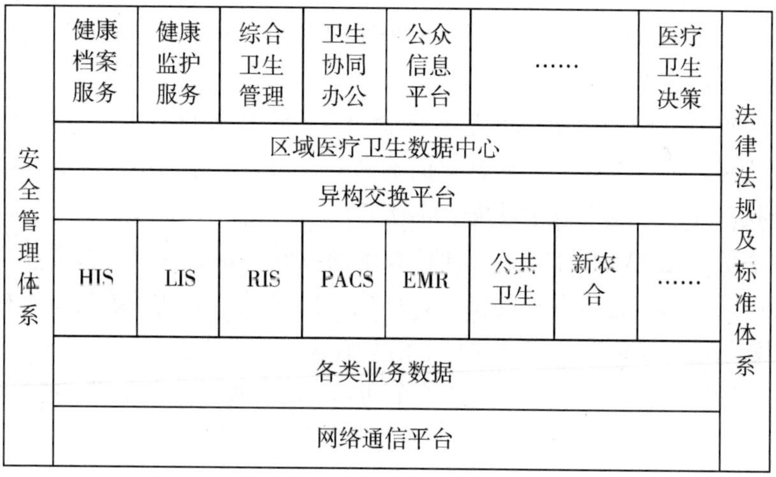

图 1－1 医疗卫生信息系统框架

1. 数字化医院

数字化医院简单讲就是利用计算机及网络通信技术，将患者的诊疗信息、卫生信息、档案信息与医院管理信息等进行有效的采集、传输、储存，并与社会医疗保健数据库互联互通的医院。

2. 数字化医院系统

数字化医院系统是包含了医院业务管理系统、临床信息系统等组成的复杂的综合信息系统。它通过资源整合和流程优化，降低了运行成本，提高了服务质量、工作效率和管理水平。患者及用户在任何能够访问互联网的地方，都能够轻松查询个人的健康档案、进行健康咨询等操作。

3. 区域医疗卫生信息化平台

卫生部《区域医疗卫生框架》中，将区域医疗卫生信息化平台定义为："连接区域内的医疗卫生机构基本业务信息系统的数据交换和共享平台，是不同系统间进行信息整合的基础和载体。从业务角度看，平台可支撑多种业务，而非仅服务于特定应用层面。"

4. 医疗保险

医疗保险是为补偿疾病所带来的医疗费用的一种保险。职工因疾病、负伤、生育时，由社会或企业提供必要的医疗服务或物质帮助的社会保险。如中国的公费医疗、劳保医疗。中国职工的医疗费用由国家、单位和个人共同负担，以减轻企业负担，避免浪费。发生保险责任事故需要进行治疗是按比例付保险金。

5. 临床信息系统

卫生部《基于电子病历的医院信息平台建设技术解决方案》中指出：临床信息系统（Clinical Information System，CIS）是数字化医院系统的组成部分，它对在医疗活动各阶段产生的数据进行采集、储存、处理、提取、传输、汇总并加工生成各种信息，支持医院医护人员的临床活动，丰富和积累临床医学知识，并提供临床咨询、辅助诊疗、辅助临床决策，以提高医疗质量和工作效率。主要包括医嘱处理系统、病人床边系统、医生工作站系统、检验医学信息系统、药物咨询系统等。

6. 医院信息系统

医院信息系统（Hospital Information System，HIS），是指利用计算机软硬件技术、网络通信技术等现代化手段，对医院及其所属各部门的人流、物流、财流进行综合管理，对在医疗活动各阶段产生的数据进行采集、储存、处理、提取、传输、汇总、加工生成各种信息，从而为医院的整体运行提供全面的、自动化的管理及各种服务的信息系统。

7. 检验医学信息系统

检验医学信息系统（Laboratory Information Management System，LIS）是临床信息系统的一个重要的组成部分，它的主要功能是将检验仪器传出的各类检验数据经分析、处理，生成检验报告，并通过网络及时将结果反馈给临床医生及患者。它的功能还包括标本流管理、报告管理、仪器设备质量控制及设备实时控制等。

8. PACS系统

影像归档与传输系统（Picture Archiving and Communication Systems，PACS）是应用在医院影像科室的信息系统，主要任务是把各种医学影像（包括核磁，CT，超声，各种X光机，各种红外仪、显微仪等设备产生的图像）通过各种接口（模拟，DICOM，网络）以数字化的方式利用海量存储设备进行保存，便于调回使用和辅助诊断。它在各种影像设备间传输数据和组织存储数据具有重要作用。

9. 放射信息系统

放射信息系统（Radiation Information System，RIS）是放射科的登记、分诊、影像诊断报告以及放射科的各项信息查询、统计等工作的管理系统，RIS 系统与 PACS 系统紧密相连，构成医院数字医疗设备、影像及报告管理的解决方案。

10. 电子病历

电子病历（Electronic Medical Record，EMR），也叫计算机化的病案系统或称基于计算机的病人记录（Computer-Based Patient Record，CPR），是用电子设备（计算机、健康卡等）保存、管理、传输和重现的数字化的病人医疗记录。美国国立医学研究所将其定义为："基于一个特定系统的电子化病人记录，该系统提供用户访问完整准确的数据、警示、提示和临床决策支持系统的能力。"与传统病历相比，电子病历不仅指静态病历信息，还包括提供的相关服务。它是以电子化方式管理的有关个人终生健康状态和医疗保健行为的信息，涉及病人信息的采集、存储、传输、处理和利用的所有过程信息。

11. 新型农村合作医疗卫生信息系统

新型农村合作医疗卫生信息系统，简称新农合，主要功能包括新型农村合作医疗的费用测算、基金收缴、支付补偿、监督审计、决策分析和政策公告等功能。它是公共卫生建设的重要组成部分。

1.2 发展

医疗卫生信息系统随着计算机技术及通信技术的应用而产生，在相关技术的推动下不断发展，并在新时期呈现出新的特征。

1. 医疗卫生信息系统发展历程

医疗卫生信息系统的发展，从体系结构上来看，经历单机阶段、网络互联阶段、数字化阶段和区域共享阶段 4 个阶段，如图 1－2 所示。

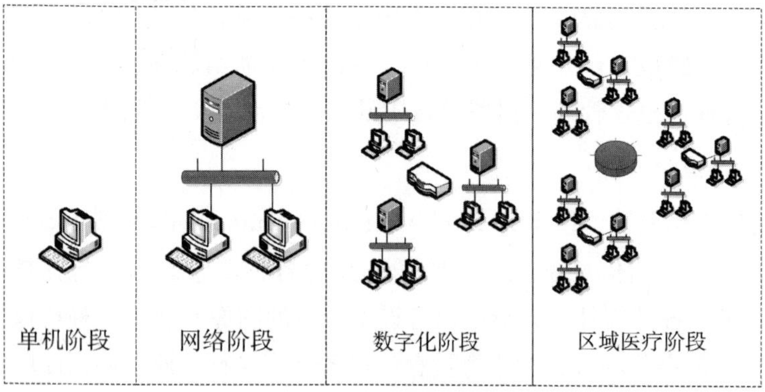

图 1－2　发展历程图

单机阶段：20 世纪末，随着电子技术及计算机技术的发展，电子医疗仪器得到广泛应用，计算机也应用于医疗设备的数据处理和医疗信息管理中。由于计算机网络技术尚未成熟，该阶段的信息系统主要以单机版软件为主，如图 1−3 所示。这个阶段的核心对象主要是数据采集处理。由于系统采用单机形式实现，该阶段面临的主要安全问题是数据安全和系统安全问题，就安全性而言，主要指数据的完整性和系统的可靠性。根据第 1 章的介绍，此时的信息安全技术尚处于计算机系统安全阶段。

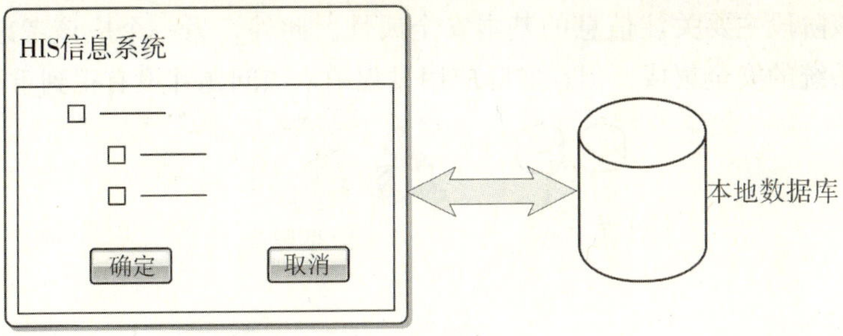

图 1−3　单机系统

网络互联阶段：21 世纪初，随着网络通信技术的发展和互联网产品的普及，在国家信息化建设的推动下，医疗卫生信息系统利用网络技术，在网络数据库的支撑下，由单机阶段过渡到了网络互联阶段，如图 1−4 所示。它实现了一定范围内的信息共享，而此时的共享程度一般仅限于某个部门，如医院的某个科室。就医疗卫生信息系统而言，该阶段典型的信息系统是 HIS 和 LIS 系统。前者主要以医院的财务管理和电子处方为主要内容，后者以检验数据采集处理为主要内容，并为临床提供服务。由于采用了网络技术及网络数据库技术，该阶段面临的安全问题主要是网络安全问题。

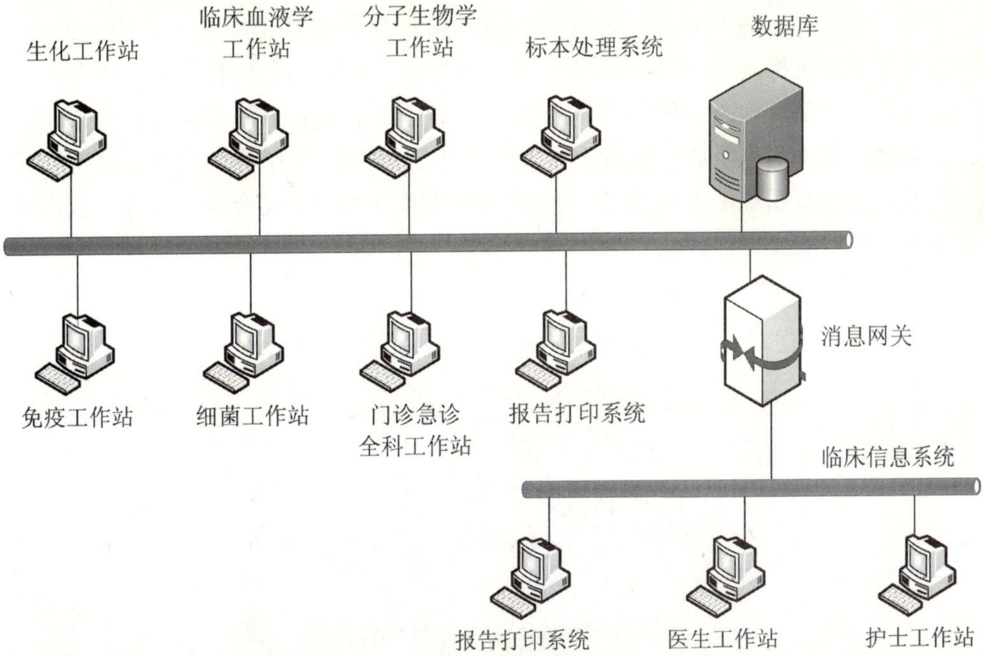

图 1−4　典型基于网络互联的信息系统

数字化阶段：随着信息化建设的进一步推进、各类信息系统的出现以及物联网技术的发展，医疗卫生信息系统逐步完善和扩展，实现了从医疗数据采集、传输、处理及反馈全过程的数字化，形成了医疗信息流，完善了业务流程，并较大幅度地提高了医疗工作效率，如图 1-5 所示。部分机构还实现了自动化流水线作业。该阶段实现了机构内部的信息共享，建立了互联互通的、集成化的综合信息系统。该阶段典型的信息系统为数字化医院系统。这样，系统所面临的安全问题更加复杂。随着信息安全技术的发展，该阶段主要关注信息的基本安全属性。此外，另一个应该考虑的问题是如何进行信息系统的安全集成，但在实际应用过程中，该问题并没有得到重视和解决。

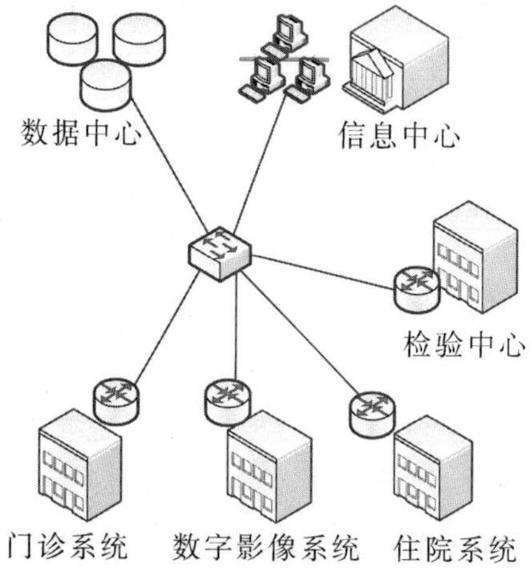

图 1-5　数字化医院系统

区域共享阶段：2005 年，在国家科技支撑计划的推动下，区域医疗系统平台在北京、上海、成都等地展开试点。云技术的发展给医疗信息共享提供一个明确的方向，同时，多个医疗机构之间的信息共享也成为急需解决的技术上、管理上、规范上的难题。信息共享也是医疗改革的一项重要内容。信息共享有利于提高医疗服务质量，降低医疗费用，解决医患矛盾。区域医疗以及基于云服务的医疗信息服务是这个阶段的主要特征，其示意图如图 1-6 所示。信息安全技术进入信息安全保障阶段，该阶段面临着全面的信息安全保障问题。

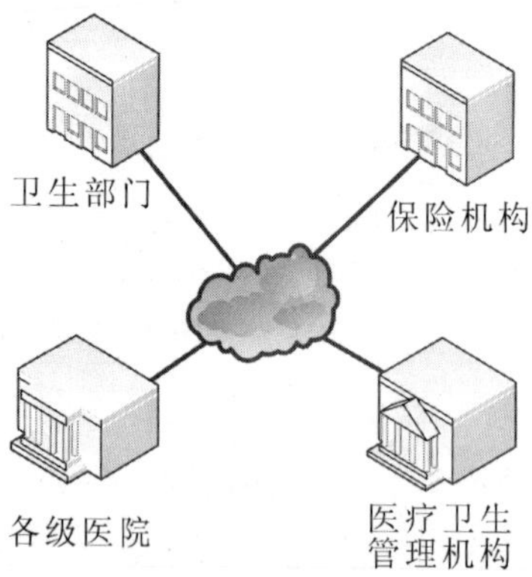

图 1-6　区域医疗系统平台

期间，医疗卫生信息系统也经历了以财务管理为中心、以病人为中心和以电子病历为中心的三个发展阶段，不再赘述。

2. 现状

2009年，国务院正式发布了《关于深化医药卫生体制改革的意见》和《国务院关于印发医药卫生体制改革近期重点实施方案（2009—2011）的通知》，把卫生信息化建设作为深化医改的八大支撑之一，要求建立实用共享的医药卫生信息系统，大力推进医药卫生信息化建设，以推进公共卫生、医疗、医保、药品、财务监管信息化建设为着力点，整合资源，加强信息标准化和公共服务信息平台建设，逐步实现统一高效、互联互通。

2013年，为适应新医改形势下的卫生信息化建设需求，卫生部在充分借鉴国内外经验的基础上，研究提出了“十二五”期间卫生信息化建设总体框架，简称“3521工程”，即建设国家、省和地市3级卫生信息平台，加强公共卫生、医疗服务、新农合、基本药物制度和综合管理等5项业务应用，建设居民电子健康档案、电子病历2个基础数据库和1个专用网络。

为配合新医改形势下的卫生信息化建设，卫生部信息化工作领导小组组织全国近千名专家，开展了健康档案、电子病历及相关技术规范标准的科技攻关和试点应用工作，取得了包括《健康档案基本架构与数据标准（试行）》《电子病历基本架构与数据标准（试行）》《基于健康档案的区域卫生信息平台建设指南（试行）》《基于健康档案的区域卫生信息平台建设技术解决方案（试行）》《基于区域卫生信息平台的妇幼保健信息系统建设技术解决方案（试行）》在内的一系列重要成果，为卫生信息化建设奠定了良好的基础。

在卫生部的有力推动下，中国医疗信息建设稳步进行。经过了10年左右的信息化建设，目前大部分医疗机构都实现了信息化，不仅在信息服务、日常办公，更主要的是在核心业务即临床医疗业务均实现了信息化。大部分医院完成了数字化医院建设，实现了电子病历和个人健康档案的信息化管理。随着区域医疗信息平台的建设和推广，部分医疗机构实现了在区域医疗信息平台下的信息共享。

3. 发展趋势

随着“十二五”区域医疗卫生信息系统的建设，大型数据中心和大规模系统集成工作将会逐步展开。云计算在医疗行业应用逐步深入，两种云计算应用模式将逐步得到开展。一是区域医疗信息平台建设自己的云计算数据中心，二是区域医疗借助政府的公共政务云平台来建设医疗云计算服务。目前这两种模式都处于试用阶段。

IDC2017年3月发布的报告《IDC FutureScape：2017医疗IT十大预测——中国启示》，对中国医疗IT给出了如下预测：

（1）到2018年，中国医疗机构的网络勒索病毒攻击将增长20%。

（2）到2020年，中国医院使用的机器人数量将增加20%，这些机器人主要用于在医院内运送医用器材、食品等工作。

（3）到2019年，中国医疗行业中30%的医疗软件会提供实时来自IoT设备的场景数据，并嵌入到具有认知能力和总结能力的应用中，自动生成医疗所需的文档文件，因此节省医护人员20%的时间。

（4）到2021年，中国20%的医疗支付方（保险公司等）将会根据客户提供的健康数据来为客户提供个性化的保障方案，以此达到动态降低费率的目的，并有机会减少患者的自付金额。

（5）到2020年底，中国的医疗支付方（保险公司等）通过实施机器人流程自动化相关工具、技能和流程再造等，将会节约5亿美元左右的费用。

（6）在2018年，中国医疗服务中患者参与生命科学、治疗过程以及整个生态系统的过程，将会从被动转变为主动。

（7）到2019年，中国政府社保中的个人购买或者企业购买医疗保险将会与商业医疗保险之间实现均衡化，居民对两类保险认可程度将会相近，保险服务产品将处于同一水平。

（8）到2019年，20%的中国医疗机构将会使用基于IoT的生物传感器技术。用自动的方式来度量患者的关键体征和其他生物特征。

（9）到2021年，中国医疗服务将会实现护理计划实时调整，这需要认知/人工智能技术使用来自可穿戴设备的数据作为支持，这使得使用基于认知保健计划的患者人数增长20% 。

IDC2017年7月发布的《中国互联网医疗市场预测，2017—2021》显示，2016年互联网医疗问诊量达到370万人次，预计2017年将达到2340万人次，后续几年将一直维持高速增长。预计到2021年问诊量达到4.8亿人次，大约占到全部就医问诊量的6%。2016年互联网医疗直接的问诊服务收入大约在10.6亿元人民币，到2021年预计互联网问诊的收入将达到342亿元人民币，2016年互联网医疗增值服务收入（主要是药品增值和住院治疗服务增值）将达到1.7亿元人民币，预计到2021年这一数据将达到560亿元人民币。

IDC中国行业研究与咨询服务部高级研究经理肖宏亮表示："互联网医疗业务经过几年的探索期，在2016年逐渐建立起成熟的运行模式，2017年5月出台的《互联网诊疗管理办法（试行）（征求意见稿）》为互联网医疗的发展打开了新的发展窗口。互联网医疗发展的关键要素逐步完善，更多的医生开始从事互联网医疗服务，分级诊疗、医联体发展来促进实体医院开展互联网医疗服务，互联网医疗保险、第三方检验检查服务的发展等以及年轻一代对于互联网医疗的需求。这些要素的发展将会促成创新型医疗服务体系的形成，并在未来保持长期高速发展。”

1.3 安全形势

正如网络协议的安全问题一样，医疗卫生信息系统在建设过程中也存在着先天性的缺陷，同时也面临着后天人为破坏等方面的威胁。这些缺陷和威胁直接关系信息系统中核心业务对象的安全问题。我们将从 CISAW 信息安全保障的数据、载体、环境及其边界四个实体对象来认识医疗卫生信息系统的典型安全问题。

1.3.1 数据安全问题

数据安全问题主要从数据的几个安全属性进行考虑。

1. 数据安全

医患/用户个人信息被窃取是日常生活中常见的安全问题。

安全事件：用户信息被盗

某医院 8 万多条孕产妇及婴儿信息被盗，制作成光盘销售，并实时更新。

医患/用户个人信息、临床记录都面临着被窃取、篡改、伪造等威胁。这些威胁将导致个人隐私被侵犯，进而导致当事者被骚扰、欺骗、威胁，甚至由于数据的篡改而导致个体死亡。

安全事件：借刀杀人

据报道，欧美医疗机构曾发生通过篡改处方达到杀人目的的恶性医疗实践。目前，类似的恶性黑客攻击导致的医疗实践，在中国还没有报道。但在搜狐网有一则报道称，某医院医生因处置不当致使他人死亡后篡改处方以掩盖错误。

2. 数据机密性问题

除口令等系统认证信息外，医疗卫生信息系统中存在大量的敏感信息和个人隐私信息。为保证这些信息的机密性，系统的实现需避免明文保存等简单实现机制，需采用加密算法对敏感及隐私信息进行适当加密处理。然而，这样的机制会带来密钥管理问题，因此系统需建立密钥管理和保护机制。

3. 数据完整性问题

破坏数据完整性有可能是用户的错误操作，也有可能是恶意代码的攻击。多数软件在错误操作的防止、数据恢复方面尚需改进。

用户的错误操作是不可避免的，但由于软件功能问题及安全审计问题导致数据无法恢复，责任无法界定，证据无法获取，从而导致安全事件无果而终。这将无法有效提高安全管理。

安全事件：错误操作

因管理员操作失误导致成都市某二乙医院体检信息系统与临床检验信息系统接口服务器部分配置失效，致使体检业务中断 8 小时。

1.3.2 环境及边界安全问题

根据 1.1.2 节的描述，医疗卫生信息系统的保护对象主要包括数据和信息系统"环境"。作为数据形式存在的用户基本信息、医疗临床记录和个人健康记录面临着第 6 章所述的数据安全问题。实际应用中，用户主要面临的还是信息系统这个"环境"对象的脆弱性问题。这些安全问题根据引发的原因如下所述。

1. 开发团队成熟度引发的脆弱性问题

活跃于医疗信息行业的 IT 企业开发团队技术水平参差不齐，小作坊式的开发团队较多。这些团队存在建制不完整、技术水平低、能力成熟度低、管理体制不完善、安全意识淡薄等诸多问题。企业的软件产品维护成本很高，且多数由用户来支付昂贵的维护费用。管理体制不完善导致版本混乱，无法实现有效的软件缺陷管理，导致用户系统软件缺陷频出，带来诸多安全问题。同时，企业苦于应付软件的售后服务。

成熟度不足的另外一个方面表现为系统欠测试问题。开发团队没有成熟的测试技术和工具作为支撑来完成软件测试，仅仅对系统进行功能性测试便草草了事。这样做的原因也可能是成本的考虑，也可能是团队自身的管理和技术问题。然而，最终导致的是系统欠测试，缺陷频出。

2. 开发者安全意识不足引发的脆弱性

多年来，开发团队的主要问题还是关注如何实现系统的功能，对系统如何安全构架、如何安全设计、如何安全编码实现、如何测试和验证系统安全方面没有太多考虑，甚至是丝毫没有考虑。在最基本的基于口令的用户登录认证上都没有考虑安全及安全策略问题，更不用说从软件开发的生命周期的各个环节中考虑安全和安全策略问题。

3. 用户安全意识引发的脆弱性

由于医疗卫生行业的领域特点，多数人员，尤其是老一代工作者，对计算机的操作和认识较少。经过多年来计算机的应用普及，初步解决了计算机的操作问题，但绝大多数医疗卫生工作者不了解、不知道信息安全问题，存在信息安全意识淡薄的严重问题。

4. 缺乏行业管理

由于相关技术标准和管理规范的缺乏，医疗卫生信息共享存在着很大的障碍。最直接的问题就是数据完整性的一致性问题。由于缺乏统一的规范和标准，各个软件企业产品的数据格式、表现形式存在很大差异。这给区域医疗信息平台建设带来诸多建设难题和信息安全问题。

医疗卫生数据不一致，导致医疗、临床诊断、健康体检等方面的理解和操作错误，这将给用户或患者带来极大的危险。

5. 平台安全问题

医疗卫生信息系统工作在一定的计算机系统平台之上，其运行安全由平台的安全性提供保障。平台的安全问题将直接威胁到医疗卫生信息系统的直接保护对象。这些问题包括系统漏洞、恶意代码、网络安全等。

6. 物理安全问题

医疗卫生行业存在诸多特殊的物理环境，如放射检查的强磁场强电场环境，检验实验室的生物生化安全危险环境，特殊病区（如传染性疾病）的物理安全问题等。

这些环境中，一方面信息系统所依存的计算机系统容易遭到电磁、射线辐射，生化生物腐蚀等；另一方面，这些环境下的计算机系统很容易成为疾病传播的媒介。

7. 口令安全问题

基于口令的认证是诸多信息系统采用的用户认证形式。医疗卫生信息系统也多采用这种形式。但由于开发者设计的安全策略问题以及用户的安全意识淡薄，口令的设置往往比较简单。有些用户甚至只采用一位数字作为口令，而不设置口令的用户也大有人在。

另外，在口令的保存上也存在大量问题。有些系统采用明文形式将用户口令保存在数据库中。这样，具有数据库访问权限的人员可以读取任意用户的口令，给信息系统的安全带来极大隐患。

常见的口令问题还有自动注销问题。目前普遍存在的是系统缺陷和安全隐患，医疗卫生信息系统没有超时自动注销功能。这样，往往是用户登录到信息系统后将终端界面保留在登录状态，而登录者长时间不在。这给非法用户带来可乘之机。

8. 访问控制问题

常见的医疗卫生信息系统中，多采用简单的访问控制机制，直接控制用户访问信息系统的功能模块，即功能模块作为客体，而数据库中的数据是通过统一的一个数据库账号来访问的。信息系统的授权管理与操作系统、数据库授权脱离，这样，用户只要登录了信息系统，原理上就能够访问该数据库账号下的所有数据。

有些系统采用角色模型。将权限分为一般用户、高级用户和管理员等几个级别。针对不同的级别粗略划分了若干权限，没有针对用户进行详细授权。这些做法违反了最小特权原则，从而存在滥用的风险。

9. 用户认证问题

在没有安全设计考虑的信息系统中，存在明文保持用户口令的现象。这将导致口令在网络中明文传输和系统中明文存储，从而导致口令的泄露。

基于消息散列值的认证方案中，将用户口令用MD5计算后消息摘要保存在数据库中。这种方案能够防止口令在数据库中泄露，但仍然不能防止在网络传输过程中被监听的威胁。

10. 操作日志问题

操作日志是医疗卫生信息系统中非常重要的部分。通过操作日志记录用户的操作活动，从而在出现安全事件时能够有效实现数据恢复，保证数据完整性；另一方面，利用操作日志能够确定安全事件的责任，便于进行取证和进行安全事件追踪。

11. 代码安全问题

由于开发人员的惰性，软件在实现过程中，更注重功能的实现，而对系统在异常捕捉、处理、回滚等方面实现较少。这导致数据在提交过程中的一致性问题和系统出现故障后的恢复问题。

1.4 相关安全措施

为解决上述的安全问题所采取的相关措施主要但不限于包括以下几种。

1. 用户认证

用户认证是指信息系统对登录的用户进行身份确认的过程。它是医疗卫生信息系统启动后，用户进入系统的第一次安全检查的工作，主要完成对用户的确认和权限分配。通常用户通过用户名、代号或姓名等信息作为系统的标识，并利用口令认证作为用户验证机制。

常见的用户验证技术主要包括基于口令的验证机制、基于共享密钥的验证机制、基于物理形式的用户验证机制以及基于生物识别的用户验证机制等。

当然以上各种机制并不互相冲突，可以有效地结合。在医疗卫生信息系统中，一般采用口令的验证机制及基于硬件的验证机制。

相关技术及措施能够防止入侵者针对用户认证环节的攻击，能够防止非法操作。

2. 访问控制

访问控制是对作为主体的用户对客体资源进行访问和操作的控制机制。它在对主体和客体进行标识的基础上，在一定的访问和操作规则的限制下，控制主体对客体的访问及操作，保证作为主体的用户能够在符合安全策略的前提下，按照要求进行访问和操作系统的软硬件及数字资源。

常见的访问模型主要有自主访问控制（DAC）、强制访问控制（MAC）及基于角色的访问控制（RBAC）等。

访问控制技术的应用能够防止合法用户对医疗信息系统资源的越权使用。

3. 高可用性

在医疗卫生信息系统中，高可用性在很多关键部门非常重要。它确保了基于信息化的医疗系统的正常运转，也就确保了核心医疗业务的正常开展。

常见的高可用性是通过多方面实现的。其中，系统的热备份技术和服务器集群技术是常见的相关安全技术。

4. 数据安全技术

数据对象是医疗卫生信息系统中的直接安全保障对象。机密性和完整性是数据对象的两个重要的安全属性。数据的机密性是指防止非授权用户获取信息内容。完整性是指数据不被修改、删除、插入、乱序、延迟等行为破坏。

以上两种安全属性的实现离不开密码技术和备份技术。

相关技术的应用能够有效抵御医患/用户个人信息、临床记录所面临的被窃取、篡改、伪造等威胁。

5. 安全审计

安全审计是为确保系统的安全性而对用户的操作和相关数据进行审查与分析的过程。安全审计有助于发现系统的非法操作及越权操作的行为，便于实现跟踪和取证。

1.5 安全保障及案例

本节将结合具体的应用实例，分析和介绍案例中的安全问题，并给出具体的安全措施。一般地，医疗领域的数据及环境安全问题主要采取如下的措施。

1. 数据安全问题

1）数据机密性

采用 3DES、AES 或 SMS4 密码算法及相关模式对敏感数据进行加密存储。建立密钥管理机制，定期更新加密密钥，做好密钥归档和销毁工作。

2）数据完整性

对系统中重要数据采用 HASH 函数计算数字摘要（消息鉴别码）保存到受保护的摘要数据库中，便于验证数据的完整性；或采用数字签名方式对相关重要数据进行数字签名处理。

2. 环境安全问题

1）身份认证

采用基于口令的认证方式，同时结合验证码、动态口令或指纹识别等强认证方式，提高认证强度。加强口令安全策略，对口令的长度、复杂度、有效期等方面进行限制。

2）访问控制

结合数据库 RBAC 访问控制模型及配置，实现医疗卫生信息系统的访问控制，便于实现安全管理。具体实现过程中遵循最小特权原则、角色互斥原则、职责分离原则等安全原则。

3）网络安全问题

网络安全问题可以通过部署网络安全设备（如防火墙、安全网关、入侵检测系统等）得到解决。

4）平台安全问题

平台安全问题采用平台防护技术，部署主机防火墙、主机入侵检测、主机防御系统、杀毒软件等软件产品，并同时进行加固和优化来解决。

5）编码安全问题

采用最新版本软件开发环境，完成漏洞修补，并进行漏洞管理。此外，在软件开发过程中需遵守相关语言的安全编码规则。利用安全测试工具对编码进行安全测试，减少安全漏洞的出现。

1.6 保障模型

本书作为信息安全保障人员认证（CISAW）培训配套用书，与 CISAW 各个认证培训方向的教材保持一致，共同遵循一个统一的模型，即 CISAW 信息安全保障模型（简称 CISAW 模型），如图 1－7 所示。

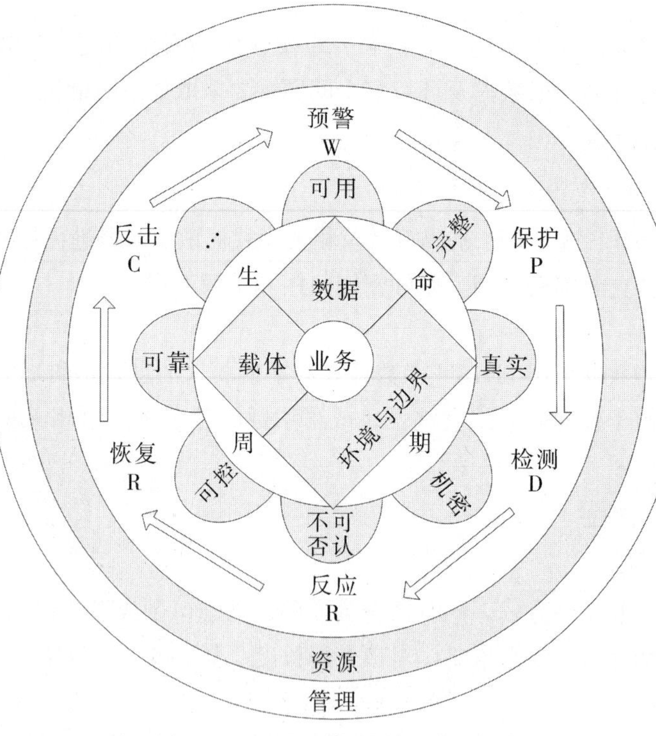

图 1－7　CISAW 信息安全保障模型

1.6.1 CISAW 模型

CISAW 信息安全保障模型是在 WPDRRC 模型的基础上，明确信息安全保障的本质对象，抽象出数据、载体、环境及其边界四个实体对象，增加管理和资源两大基本要素形成的。在 CISAW 模型基础上结合各个认证的专业和领域方向我们提出了一系列的信息安全保障模型。模型中的资源具体包括了人、财务、信息和技术四类资源。这些资源在管理的基础上服务于信息安全保障模型中的各个要素。

CISAW 模型通过实现数据、载体、环境及其边界四个实体对象全生命周期的可用性、完整性、真实性、机密性、不可否认性等若干安全属性来支撑“业务”的正常进行。并在实现安全属性的过程中采取了预警、保护、检测、响应、恢复和反击六个动态安全环节的技术手段与措施。模型中为实现上述对象的安全属性及六个环节需要充足的人力、财务、技术、信息资源提供保障。而以上的各类对象、环节、资源都必须进行综合有效的管理。关于模型的具体解释请参阅本书的配套教材《信息安全技术应用》和《信息安全技术》。

1.6.2 医疗服务信息安全保障模型

在 CISAW 模型的基础上，结合医疗卫生领域的具体情况，在分析医疗卫生领域数据、载体、环境、边界、安全属性的要求，安全保障环节等特殊安全需求的基础上，我们提出了 CISAW 医疗服务信息安全保障模型（简称 CISAW 医疗安全模型），如图1－8所示。

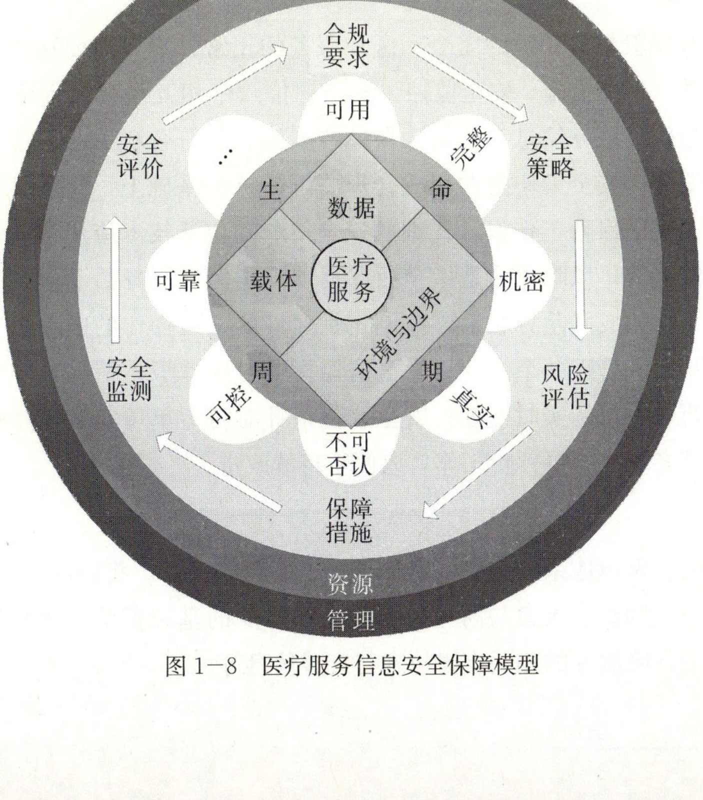

图1－8 医疗服务信息安全保障模型

具体讲，CISAW 医疗安全模型包括以下几个要素。

1. 对象

模型中本质对象是“医疗服务”，也是核心对象。医疗卫生领域的服务正常进行应建立在具体实体对象的安全之上，通过实体对象安全的实现得到保障。实体对象包括数据、载体、环境及其边界。数据是信息的表现形式，通过载体来存储、传输、处理、加工。数据和载体处于一定的环境中，而环境是存在边界的，具有局部性和多层次性。

2. 生命周期

对上述实体对象的安全保障，当从实体的整个生命周期的角度全方位实施，任何时段的疏漏都将导致本质对象的安全隐患。数据需从采集、产生、传输、存储、使用、处理、归档、废弃及销毁等生命周期的各个环节中得到保护；载体需从其设计、发放、部署、使用、保存和销毁的生命周期的各个环节中进行防护；环境及其边界需从其设计、部署、实施、访问、运行、更新、卸载、废弃等生命周期的各个环节进行全方位防护。

3. 安全属性

CISAW 信息安全保障模型中，给出了可用性、完整性、真实性、机密性、不可否认性等若干属性。在医疗卫生领域，可用性、完整性、机密性是排在前面三位的安全属性。在这些属性中，可用性、完整性和机密性等在医疗卫生领域具有特定要求和需求。

4. 六个环节

为了保障医疗服务中对象的安全和医疗服务的正常开展，需要从合规要求、安全策略、风险评估、保障措施、安全监控、安全评价六个相互衔接的保障环节来共同支撑。合规要求指医疗服务信息系统安全保障的实施必须符合相关法律法规、标准规范和监管部门的要求；安全策略指在完成合规要求分析的基础上，应针对所在部门的医疗卫生信息系统安全保障工作设计详细的安全策略，包括技术应用策略、风险应对策略、安全管理策略等；风险评估是指全面评估和识别医疗服务活动面对的潜在安全风险；保障措施指在完成风险评估后，应制定针对性的、可操作的医疗服务信息安全保障措施，包括技术和管理两个方面；安全监控指针对医疗卫生信息系统安全存在的潜在威胁，应进行全方位的实时监控；安全评价指针对特定单位实施医疗服务信息安全保障工作的上述各环节开展评价工作，以便于持续改进。

5. 资源

上述信息安全保障体系的构建，离不开充足资源的保障。我们认为资源包括人力、财务、技术和信息四类。人力与财务资源是必不可少的基础资源。技术与信息资源主要指为信息安全保障服务的相关支撑技术与支撑信息等。

6. 管理

管理是整个模型的基础，并渗透到模型的各个要素中去。模型中的任何要素都是离不开管理的。业务活动需要管理；实体对象及其生命周期需要管理；安全属性的实现需要管理；安全保障的各个环节也需要管理。此外，资源与管理两者也是密不可分的。管理是资源得以有效协调与运用的重要因素。资源离不开管理，没有管理的资源是无法发挥有效作用的；没有资源的管理自然是无米之炊。

1.6.2.1 信息安全保障对象

CISAW 医疗安全模型中，信息安全保障的本质对象是“医疗服务”。模型利用数据、载体、环境与边界实体对象的相关安全技术，实现对信息安全的保障，而信息安全保障的最终目的则是提供医疗服务的正常运行。

信息安全保障利用与数据、载体、环境与边界对象相关的安全技术来保障信息的安全。这些技术包括数据安全、载体安全、环境安全和边界安全等几方面内容。

1. 本质对象

“医疗服务”是一个医疗机构赖以生存的核心活动，是其本职工作。医疗服务的正常进行直接关系医疗机构能否继续履行其职能。

无论是哪个行业的生产活动，都离不开数据、载体、环境与边界实体对象的运用。生产活动的正常进行也是通过实体对象安全属性的实现来提供。此外，业务活动的正常进行还需要组织投入人力、财务、信息和技术资源。

随着信息化水平的提高，生产活动对信息系统的依赖性愈来愈大，这对信息系统的安全性提出了严格的要求，也使信息安全保障成为当今各类工厂所必不可少的支撑工作。

2. 实体对象

业务对象涉及数据、载体、环境和边界 4 个实体对象。其中，载体在一定的环境中承载数据，并在边界上得到控制。

1）数据

数据是信息的展现形式，信息是数据的含义。

就数据的定义而言，广义的数据是指描述事物的符号记录，具体形式包括图形、声音、文字、数、字符和符号等。

本书中的数据是指在医疗服务信息系统中传输的各类数值、控制状态和控制指令。

数据作为实体对象的一种，它通过载体以某种具体的形式来承载。这些形式在信息系统中可以具体到某种数字组织形式，如视频、声音、图形等，进一步可具体到数据的存储格式，即二进制字节、数据位。这样，保证了具体数据的安全也就确保了其所承载的信息的安全。

2）载体

由于数据本身不是有形实体，所以必须利用某种媒介对其进行存储和传递。

载体是一种对数据进行存储和传输的媒介，是数据赖以附载的基础。它是用于记录、传输、积累和保存数据的实体，包括以能源和介质为特征，运用声波、光波、电波传递数据的无形载体和以实物形态记录为特征，运用纸张、胶卷、胶片、磁带、磁盘等存储介质来传递和贮存数据的有形载体；也包括数据所依存的程序代码等逻辑层面的载体。

信息系统采用物理安全技术以确保介质物理形式的安全，利用数据安全技术确保数据在其存储介质内逻辑形式的安全。

从某种角度来说，保护载体就是保护数据本身。数据与载体的关系极为紧密，载体的损毁将直接导致数据的损毁。

3）环境与边界

这里的环境指数据与载体所处的环境，即数据及承载数据的载体在整个生命周期中所赖以生存的外部条件。

就环境的形式而言，我们可以将环境分为逻辑环境和物理环境。逻辑环境又可具体细化为计算环境、网络环境等。在逻辑环境中，数据在一定的数据结构中存放、在信息系统中处理、在网络系统中传输。在物理环境中，通过为数据和载体提供可靠的外部物理环境来实现数据和载体的安全。

一个环境的边缘是该环境与外部的边界。它指示着环境的相对独立性，以及环境外部的差异性。环境在整个生命周期中都存在着边界及边界安全问题。这意味着环境之间的交互需遵循一定的规则，以确保环境安全及交互的正常有序进行。

4）对象之间的关系

数据由一定的载体承载，数据的安全依赖于载体的安全，同时也依赖于加工和处理数据的计算环境的安全以及物理环境的安全；载体处于一定的环境中，载体的安全依赖于环境及其边界的安全。其相互关系如图 1－9 所示。

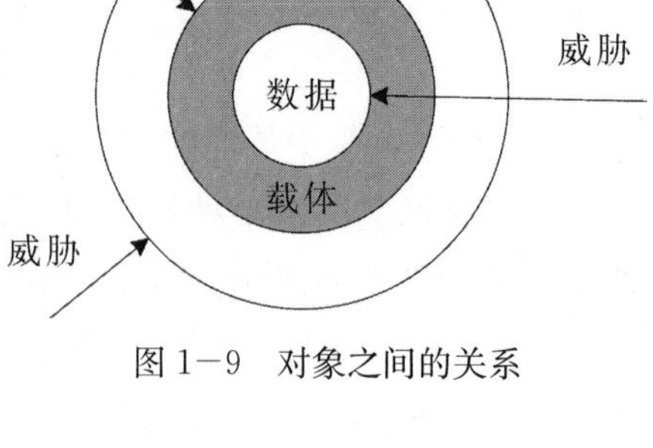

图 1－9　对象之间的关系

可见，环境的安全事件，是载体和数据安全的威胁主要来源；对载体的安全事件，是数据安全的主要威胁。

换个角度说，环境的安全事件可能导致载体安全问题，进而破坏数据安全；载体的安全事件可能直接导致数据安全问题。

3. 对象的生命周期

自然界中的任何实体都存在着从其产生到灭亡的生命周期。CISAW 医疗安全模型中的核心对象，数据、载体、环境与边界 4 个实体对象都存在着生命周期。数据的生命周期包括数据的采集、产生、传输、存储、使用、处理、归档、废弃及销毁等过程；载体的生命周期具体涉及载体的设计、发放、部署、使用、保存和销毁；环境与边界的生命周期包括其设计、部署、实施、访问、运行、更新、卸载和废弃。

在这些对象的生命周期中，不同阶段对对象的安全属性的要求是不同的。医疗服务信息系统工程声明周期的描述请参阅本书第 8 章内容。

从对象的生命周期的保护，我们可以得出信息安全保障是一个动态的过程，不同时期对资源、管理、技术措施等的需求具有不同特征。

1.6.2.2 资源

我们认为，在 CISAW 医疗安全模型中，资源服务于模型中的各个实体、各个环节，具体可分为人力、财务、技术和信息 4 个方面内容。

1. 人力资源

人力资源可理解为一定时期内组织中的人所拥有的、能够被组织所用的且对价值创造起贡献作用的教育、能力、技能、经验、体力等的总称。

人是具有能动性的实体，在医疗服务信息系统安全保障中发挥重要作用。在医疗卫生领域，人力资源的开发和管理具有重要作用。它包括了人力资源规划、招聘与配置、培训与开发、绩效管理、薪酬福利管理、劳动关系管理等方面。在具体的应用中，人力资源开发和管理工作通过员工工作的组织管理、绩效管理系统、员工的教育培训、职业发展、员工满意度、员工能力等诸多方面来实现人员在知识、技能、经验等各方面综合素质的评价、选择、培养及开发。

通过上述活动，确保医疗卫生领域人员的安全性、可用性和有效性是实现医疗服务信息安全保障的基础。

2. 财务资源

财务资源是信息安全保障中一个必不可少的重要资源。财务资源是保障信息安全的重要因素之一，确保信息安全保障各个环节的人员、物资、知识、技术等各项费用支出。

财务资源管理是模型中所需考虑的主要内容，它涉及财务规划与预算、成本费用控制、科学的管理制度等内容。有效的财务资源管理能够确保资金供给、提高资金周转率，是信息安全保障活动正常开展的保障。财务资源管理的最终目的同样是确保信息安全保障活动及组织业务的正常进行，这是与 CISAW 医疗安全模型的核心目标一致的。

3. 技术资源

技术资源指一个组织在开展核心活动过程中所采用的知识、技巧和积累的经验。技术资源在管理的基础上，通过实现 6 个动态安全环节、保障实体对象生命周期的安全属性作用于医疗服务活动。

技术作为资源离不开有效的管理，技术只有在管理的基础上才能有效发挥其保障要素的作用。组织需要确保所拥有技术的先进性和适用性，并通过技术管理进行积极的技术改进，或通过识别和引进先进技术等手段来不断提高安全保障能力。

4. 信息资源

信息资源是信息安全保障的另一个重要资源，是服务于信息安全保障中各个对象的、各个环节中的、非组织核心业务的、各类信息的总和。这些信息并不直接作用于组织的核心业务，但通过在实体对象的各个保障环节中发挥作用来服务于整个安全保障体系。

信息作为资源具有时效性和动态性等特征，同时作为资源有真实性、完整性、可用性、正确性、有效性等特性的要求。信息资源管理的主要任务也就是围绕上述内容展开。组织通过配备必要的设施，为信息的获取、传递、分析和发布提供必要的保障。

1.6.2.3 管理

在 CISAW 医疗安全模型中，将管理作为整个模型的基础。

通常，管理可以理解为社会组织结合人力、物力、财力、技术、信息等资源，利用计划、组织、协调、指挥、控制等手段，为达到组织目标，以人为中心所开展的活动和过程。

在模型中，人力、财务、技术和信息资源有效发挥作用离不开管理。此外，管理渗透到信息安全保障的各个环节，包括医疗服务活动。

因此，在这里我们可以将信息安全管理理解为：组织为实现其信息安全保障目标，结合人力、财务、技术和信息资源，利用管理手段所开展的各项活动及其过程。

信息安全管理是一个内容丰富的领域。就 CISAW 医疗安全模型而言，涉及生产活动管理、实体对象生命周期管理、数据安全管理、载体安全管理、环境与边界安全管理、安全保障手段与措施管理、资源管理（人员管理、财务管理、技术管理和信息管理）等诸多方面。

依据 ISO 27000 系列标准，建立医疗服务的信息安全管理体系是非常有必要的。具体内容可参考相关标准。

1.7 对象

上述所提到的诸多信息系统是目前我国医疗机构所采用的主要信息系统。本章所介绍的医疗卫生信息安全主要围绕如何提供这些系统的信息安全保障而展开。

依据本书第1章所介绍的CISAW信息安全保障，医疗卫生信息安全保障的最终目的是确保医疗卫生活动的正常有序开展，即本质对象——医疗卫生服务的正常进行。我们采用信息安全保障措施，通过保护医疗卫生信息系统中“数据”和“载体”这两类直接对象，来保障医疗卫生业务的正常开展。

就CISAW信息安全保障中的“数据”对象而言，医疗卫生数据主要可分为用户基本信息、医疗临床记录、个人健康记录、系统配置数据等。

1. 用户基本信息

医疗卫生信息系统中，用户的基本信息主要包括医护工作人员基本信息、患者/客户基本信息以及档案信息等。

2. 医疗临床记录

临床记录主要包括患者在接受治疗过程中的检验/检查数据、护理记录、电子处方处治数据、诊断信息、电子病历等；也包括体检者、孕妇、儿保等客户在进行身体检查等过程中产生的相关数据。

3. 个人健康记录

个人健康记录是指公民作为个体和被服务对象，从出生到死亡在医疗卫生信息系统中的产生和留存的与个人生命体征相关的所有信息。它的具体内容主要包括每个人的生活习惯、以往病史、诊治情况、家族病史、现病史、体检结果及疾病的发生、发展、治疗和转归的过程等。

就CISAW信息安全保障中的载体对象而言，本节主要考虑医疗卫生信息系统及存储载体安全。医疗卫生信息系统，主要指医疗卫生信息系统作为载体的自身及其物理环境和设备的安全。

1.8 相关法律法规标准

这里主要考虑法律法规与标准规范对医疗信息安全的约束性。

1.8.1 法律法规

1. 医疗卫生法律

目前我国医疗卫生法律主要包括：

1）《中华人民共和国药品管理法》：于 1984 年 9 月 20 日由第六届全国人民代表大会常务委员会第七次会议通过，自 1985 年 7 月 1 日起施行。现行版本为 2015 年 4 月 24 日十二届全国人大常委会第十四次会议修改。

2）《中华人民共和国国境卫生检疫法》：1986 年 12 月 2 日由第六届全国人民代表大会常务委员会第十八次会议通过。

3）《中华人民共和国红十字会法》：由第八届全国人民代表大会常务委员会第四次会议于 1993 年 10 月 31 日通过，自公布之日起施行。

4）《中华人民共和国母婴保健法》：由第八届全国人民代表大会常务委员会第十次会议于 1994 年 10 月 27 日通过，自 1995 年 6 月 1 日起施行。

5）《中华人民共和国食品卫生法》：由第八届全国人民代表大会常务委员会第十六次会议于修订通过，自 1995 年 10 月 30 日起施行。

6）《中华人民共和国献血法》：1997 年 12 月 29 日第八届全国人民代表大会常务委员会第二十九次会议通过，自 1998 年 10 月 1 日起施行。

7）《中华人民共和国执业医师法》：由第九届全国人民代表大会常务委员会第三次会议于 1998 年 6 月 26 日修订通过，自 1999 年 5 月 1 日起施行。

8）《中华人民共和国人口与计划生育法》：2001 年 12 月 29 日由第九届全国人民代表大会常务委员会第二十五次会议通过，根据 2015 年 12 月 27 日第十二届全国人民代表大会常务委员会第十八次会议《关于修改〈中华人民共和国人口与计划生育法〉的决定》进行了修正。

9）《中华人民共和国职业病防治法》：经 2001 年 10 月 27 日九届全国人大常委会第 24 次会议通过，2002 年 5 月 1 日起施行。根据 2016 年 7 月 2 日最新修正。

10）《中华人民共和国传染病防治法》：由第十届全国人民代表大会常务委员会第十一次会议于 2004 年 8 月 28 日修订通过，自 2004 年 12 月 1 日起施行。

11）《中华人民共和国国境卫生检疫法》；由全国人民代表大会常务委员会发布，1987 年 5 月 1 日开始施行，2007 年 12 月 29 日最新修订。

2. 医疗卫生法规

目前我国医疗卫生法规主要包括：

1）《医疗事故处理条例》：于 1987 年 6 月 29，由国务院颁布。最新的条例于 2002 年 2 月 20 日国务院第 55 次常务会议通过，于 2002 年 9 月 1 日起公布施行。

2）《公共场所卫生管理条例》：于 1987 年 4 月 1 日由国务院发布。2016 年 1 月 13 日最新修订。

3）《医疗用毒药品管理办法》：1988 年 11 月 15 日由国务院第二十五次常务会议通过，1988 年 12 月 27 日发布执行。

4）《放射性药品管理办法》：根据《中华人民共和国药品管理法》制定，于 1989

年 1 月 13 日国务院令第 25 号发布，自发布之日起施行。

5)《放射性同位素与射线装置放射防护条例》：由国务院第 44 号令于 1989 年 10 月 24 日发布，自发布之日起施行。

6)《医疗机构管理条例》：1994 年 2 月 26 日由国务院第 149 号令颁布，从 1994 年 9 月 1 日起施行。

7)《血液制品管理条例》：于 1996 年 12 月 6 日，由国务院第 52 次常务会议通过。于 1996 年 12 月 30 国务院第 208 号令发布施行。

8)《中华人民共和国药品管理法实施条例》：于 2002 年 8 月 4 日由国务院第 360 号令颁布。自 2002 年 9 月 15 日起施行。2016 年 2 月 6 日根据国务院第 666 号令《国务院关于修改部分行政法规的决定》修订。

9)《中华人民共和国中医药条例》：于 2003 年 4 月 2 日国务院第 3 次常务会议通过，2003 年 4 月 7 日发布，自 2003 年 10 月 1 日起施行。

10)《医疗废物管理条例》：根据《中华人民共和国传染病防治法》和《中华人民共和国固体废物污染环境防治法》制定。由国务院于 2003 年 6 月 16 日发布，自公布之日起施行。

11)《病原微生物实验室生物安全管理条例》：经 2004 年 11 月 5 日国务院第 69 次常务会议通过的条例，由 2004 年 11 月 12 日国务院第 424 号令公布。自公布之日起施行。

12)《麻醉药品和精神药品管理条例》：2005 年 7 月 26 日由国务院第 100 次常务会议通过，自 2005 年 11 月 1 日起施行。2013 年 12 月 7 日进行了部分修改。

13)《艾滋病防治条例》：根据《传染病防治法》制定，经 2006 年 1 月 18 日国务院第 122 次常务会议通过，自 2006 年 3 月 1 日起施行。

14)《人体器官移植条例》：于 2007 年 3 月 21 日国务院第 171 次常务会议通过，2007 年 3 月 31 日发布，自 2007 年 5 月 1 日起施行。

15)《突发公共卫生事件应急条例》：由国务院于 2003 年 5 月 9 日发布，自公布之日起施行。根据 2010 年 12 月 29 日国务院第 138 次常务会议通过的《国务院关于废止和修改部分行政法规的决定》修正，2011 年 1 月 8 日公布并实施。

3. 卫生部的文件

2005 年卫生部办公厅下发《新型农村合作医疗卫生信息系统基本规范》。该规范应作为各级卫生主管部门在采购新型农村合作医疗卫生信息系统软件或计算机企业开发相应软件时的基本技术标准。卫生部将按照本规范的要求建立全国新型农村合作医疗数据交换中心，同时要求各省依照本规范上报数据。

2009 年 3 月 25 日，卫生部部务会议审议通过《互联网医疗保健信息服务管理办法》，于 2009 年 7 月 1 日起施行。

2009 年，卫生部办公厅印发《健康档案基本架构与数据标准（试行）》的通知。

2010 年，卫生部办公厅印发《关于做好卫生系统电子认证服务体系建设工作的通知》。

2011 年，卫生部为贯彻落实国家信息安全等级保护制度，规范和指导全国卫生行业信息安全等级保护工作，按照公安部《关于开展信息安全等级保护安全建设整改工作的指导意见》（公信安〔2009〕1429 号）要求，卫生部结合卫生行业实际，研究制定了《卫生行业信息安全等级保护工作的指导意见》。

1.8.2 相关标准

在医疗领域内，信息化建设过程中，国内和国际形成和出现了一些相关的标准和协议，如 DICOM、HL7、ICD－10、SNOMED－CT 等。

1. DICOM

医学数字成像和通信（Digital Imaging and Communications in Medicine，DICOM）是医学图像和相关信息的国际标准（ISO 12052）。它定义了质量能满足临床需要的可用于数据交换的医学图像格式。PACS 系统中采用该标准作为图像传输及存储标准。

2. HL7

卫生信息交换标准（Health Level 7，HL7）又称健康信息第七层，是医疗领域不同应用之间电子传输的国际医疗信息交换协议。HL7 汇集了不同厂商用来设计应用软件之间界面的标准格式，它将允许各个医疗机构在异构系统之间，进行数据交互。部分医疗仪器设备也采用了这个标准作为消息的传输标准。

3. CDA

临床文档框架（Clinical Document Architecture，CDA）是 HL7 第三版标准（HL7 V3）的一部分，专门规定临床文档内容的标准化。卫生部《基于电子病历的医院信息平台建设技术解决方案》中指出：“CDA 是一项基于 XML 的标记标准，旨在规定用于交换的临床文档的编码、结构和语义。CDA 是第 3 版 HL7 标准的组成部分，与第 3 版 HL7 标准的其他组成部分类似，CDA 基于 HL7 参考信息模型（Reference Information Model，RIM）以及第 3 版 HL7 数据类型（Data Types）。CDA 只规范文档内容表达，不涉及文档的交换机制。”

4. IHE

医疗企业集成（Integrating the Healthcare Enterprise，IHE）是由北美放射学会（RSNA）及医院信息系统协会（HIMSS）等联合推出。它利用现有的 DICOM 和 HL7 等医疗信息交换标准，实现不同厂家设备产生的诊断信息集成。IHE 的框架包括了检查申请、预约登记、检查实施、影像管理、报告处理等诸多内容，规范了信息管理过程，为医疗卫生信息系统集成提供了参考标准。

5. ICD-10

国际疾病分类（International Classification of Diseases，ICD），是 WHO（世界卫生组织）制定的国际统一的疾病分类方法，它根据疾病的病因、病理、临床表现和解剖位置等特性，将疾病分门别类，使其成为一个有序的组合，并用编码的方法来表示的系统。全世界通用的是第 10 次修订本《疾病和有关健康问题的国际统计分类》，仍保留了 ICD 的简称，并被统称为 ICD−10。

6. SNOMED CT

医学系统命名法——临床术语（Systematized Nomenclature of Medicine—Clinical Terms，SNOMED CT）是当前国际上广为使用的一种临床医学术语标准。这套术语集，提供了一套全面统一的医学术语系统，涵盖大多数方面的临床信息，如疾病、所见、操作、微生物、药物等，可以协调一致地在不同的学科、专业和照护地点之间实现对于临床数据的标引、存储、检索和聚合，便于计算机处理。同时，它还有助于组织病历内容，减少临床照护和科学研究工作中数据采集、编码及使用方式的变异。对于临床医学信息的标准化和电子化起着十分重要的作用。

7. LOINC

观测指标标识符逻辑命名与编码系统（Logical Observation Identifiers Names and Codes，LOINC）。LOINC 数据库旨在促进临床观测指标结果的交换与共享。其中，LOINC 术语涉及用于临床医疗护理、结局管理和临床研究等目的的各种临床观测指标。该系统可用于解决实验室检验项目和临床观测指标相关的一致性问题。

1.9 小结

本章从医疗卫生信息化的背景知识出发，介绍了医疗卫生信息系统安全的范畴及相关基本概念和定义，描述了医疗领域信息化建设发展情况。

本章在明确范畴的基础上，阐述医疗领域核心的保护对象（如医患信息、诊疗记录等），并对这些对象自身脆弱性、面临的威胁及典型安全问题进行讲解。为解决上述安全问题，本章还明确给出相关安全技术措施、标准规范及协议。

思考题

1. 医疗卫生信息化的现状和趋势如何？
2. 医疗卫生信息系统一般面临哪些安全问题？
3. 医疗卫生信息系统的核心对象包括哪些？
4. 有哪些安全技术可用于医疗卫生信息系统的安全性？

第 2 章

合 规 要 求

合规是信息安全保障工作的基础。合规要求包含法律法规要求、国家标准要求、监管要求。本章主要梳理了我国信息安全法律法规建设历程、我国信息安全标准建设历程，并且介绍了与医疗卫生信息安全相关的法律法规、标准规范，及医疗卫生主管机构对医疗卫生信息安全工作的要求、与医疗卫生信息安全相关的监管机构。明确合规要求，能够为医疗卫生信息安全提供一个清晰的规范。

2.1 法律法规要求

本节首先从时间维度出发，对我国信息安全法律法规的建设历程进行梳理，分为三个阶段，给出每个阶段的特点和比较有代表的法律法规；然后，根据法律、行政法规、部门规章和规范、司法解释的四个类别，列出了与医疗卫生信息安全有关的法律法规。

2.1.1 我国信息安全法律法规建设历程

自 20 世纪 80 年代初，我国公安部成立计算机安全监察机构以来，我国信息安全法律法规建设大致经历了起步、发展、快速发展三个阶段。

1. 起步阶段（2000 年之前）

2000 年之前是我国信息安全法律法规建设的起步阶段。该阶段的特点是以制定行政法规、部门规章和规范为主，缺乏专门法律的颁布；同时，法规保障的对象主要是针对计算机信息系统和计算机信息网络。

本阶段制定的比较有代表的法律法规如下所述。

1）1988 年 9 月 5 日，全国人民代表大会常务委员会通过的《保守国家秘密法》。其中，第三章第十七条提出“采用电子信息等技术存取、处理、传递国家秘密的办法，由国家保密部门会同中央有关机关规定”。

2）1991 年 6 月 4 日，国务院颁布的《计算机软件保护条例》（国务院令第 84 号）。该条例对计算机软件在开发、传播和使用中发生的利益关系如何调整进行了规范。

3）1994 年 2 月 18 日，国务院颁布的《中华人民共和国计算机信息系统安全保护条例》（国务院令第 147 号）。该条例明确了计算机信息系统实行等级保护，计算机信息系统的使用单位应建立健全管理制度。

4）1997 年 5 月 20 日，国务院颁布的《中华人民共和国计算机信息网络国际联网管理暂行规定》（国务院令第 218 号）。该规定对从事国际联网经营活动的和从事非经营活动的接入单位应具有的条件进行了规范。

5）1997 年 12 月 16 日，公安部颁布的《计算机信息网络国际联网安全保护管理办法》。该办法规定了互联单位、接入单位及使用计算机信息网络国际联网的法人和其他组织应当履行的安全保护职责。

6）1999 年 10 月 7 日，国务院颁布的《中华人民共和国商用密码管理条例》。该条例对商业密码产品的生产、销售和使用进行了规范。

2. 发展阶段（2000—2010 年）

2000—2010 年是我国信息安全法规建设的发展阶段。该阶段的特点是开始颁布信息安全领域的相关法律，同时颁布的行政法规、部门规章更具针对性。

本阶段制定的比较有代表的法律法规如下所述。

1）2000 年 4 月 26 日，公安部颁布的《计算机病毒防治管理办法》。该办法明确了计算机信息系统的使用单位在计算机病毒防治工作中应当履行的职责。

2）2000 年 12 月 28 日，第九届全国人民代表大会常务委员会第十九次会议通过的《全国人民代表大会常务委员会关于维护互联网安全的决定》。该决定从法律角度对如何保障互联网的运行安全和信息安全进行了规范。

3）2003 年 9 月 7 日，中共中央办公厅、国务院办公厅转发的《国家信息化领导小组关于加强信息安全保障工作的意见》（中办发〔2003〕27 号）。该意见提出了加强信息安全保障工作的总体要求。

4）2004 年 8 月 28 日，颁布的《中华人民共和国电子签名法》（中华人民共和国主席令第十八号）。该法律规范了电子签名行为，确立了电子签名的法律效力。

5）2005 年 12 月 13 日，公安部颁布的《互联网安全保护技术措施规定》。该规定明确了互联网服务提供者和联网使用单位应当落实的互联网安全保护技术措施。

6）2007 年 6 月 22 日，公安部颁布的《信息安全等级保护管理办法》（公通字〔2007〕43 号）。该办法明确了公安机关、国家保密部门、国家秘密管理部门及其他职能部门在信息安全等级保护工作中的职责，以及信息系统的运营、使用单位应履行的信息安全等级保护的义务和责任。

7）2010年4月29日，全国人民代表大会常务委员会修订的《中华人民共和国保守国家秘密法》。该法律要求机关、单位应当加强对涉密信息系统的管理，明确了任何组织和个人在涉密计算机系统和网络管理不得有的行为。

3. 快速发展阶段（2011年以来）

2011年以来是我国信息安全法律法规建设的快速发展阶段。该阶段的特点是开始从整体和宏观层面推进信息安全立法，如从国家主权角度制定《中华人民共和国国家安全法》、适时推出了《网络安全法》；并且根据整体和宏观要求对已经颁布的法律法规进行修订以满足新形势、新问题的要求。另外，本阶段开始重视网络信息的保护，特别是从公民角度审视如何保障个人信息安全。

本阶段制定的比较有代表的法律法规如下所述。

1）2011年1月8日，公布的《国务院关于废止和修改部分行政法规的决定》（国务院令第588号）。该决定对《中华人民共和国计算机信息系统安全保护条例》《计算机信息网络国际联网安全保护管理办法》《互联网信息服务管理办法》进行了修订和完善。

2）2011年11月29日，颁布的《卫生行业信息安全等级保护工作的指导意见》（卫办发〔2011〕85号）。该意见指出“卫生行业信息安全等级保护工作实行行业指导、属地管理”和“在信息系统规划设计与建设过程中，同步开展信息安全等级保护工作”。

3）2012年10月26日，修订的《中华人民共和国治安管理处罚法》（中华人民共和国主席令第六十七号）。对侵入、破坏计算机信息系统的行为如何定罪进行了规范。

4）2012年12月28日，第十一届全国人民代表大会常务委员会第三十次会议通过的《全国人民代表大会常务委员会关于加强网络信息保护的决定》。该决定要求网络服务提供者和其他企业事业单位应当采取技术措施和其他必要措施保护公民个人电子信息的安全。

5）2014年5月5日，国家卫生和计划委员会颁布的《人口健康信息管理办法（试行）》。该办法明确了县级以上人民政府卫生计生行政部门（含中医药行政部门）是人口健康信息主管部门，各级各类医疗卫生计生服务机构（含中医药服务机构）负责人口健康信息的采集、利用、管理、安全和隐私保护，是人口健康信息管理中的责任单位。

6）2015年7月1日，颁布的《中华人民共和国国家安全法》（中华人民共和国主席令第二十九号）。该法律明确指出国家建设网络与信息安全保障体系，提升网络与信息安全保护能力。

7）2016年11月7日，第十二届全国人民代表大会常务委员会第二十四次会议通过《网络安全法》。该法律不仅明确规定了网信部门和有关部门履行网络安全保护职责，而且清晰规定了网络运营者、关键信息基础设施运营者以及个人的网络安全保护义务。

2.1.2 我国医疗卫生信息安全法律法规

本小节按照法律、行政法规、部门规章和规范、司法解释四个类别，将与医疗卫生信息安全相关的法律规范进行梳理，针对每个法律法规给出了相应的文号、发布日期、生效日期、修订情况，并且摘选出了部分条款。

2.1.2.1 相关法律

《中华人民共和国国家安全法》

发布日期：2015年7月1日

生效日期：2015年7月1日

摘　　选：

第二十五条　国家建设网络与信息安全保障体系，提升网络与信息安全保护能力，加强网络和信息技术的创新研究和开发应用，实现网络和信息核心技术、关键基础设施和重要领域信息系统及数据的安全可控；加强网络管理，防范、制止和依法惩治网络攻击、网络入侵、网络窃密、散布违法有害信息等网络违法犯罪行为，维护国家网络空间主权、安全和发展利益。

《中华人民共和国网络安全法》

文　　号：中华人民共和国主席令第二十九号

发布日期：2016年11月7日

生效日期：2017年6月1日

摘　　选：

第一条　为了保障网络安全，维护网络空间主权和国家安全、社会公共利益，保护公民、法人和其他组织的合法权益，促进经济社会信息化健康发展，制定本法。

第二条　在中华人民共和国境内建设、运营、维护和使用网络，以及网络安全的监督管理，适用本法。

第三条　国家坚持网络安全与信息化发展并重，遵循积极利用、科学发展、依法管理、确保安全的方针，推进网络基础设施建设和互联互通，鼓励网络技术创新和应用，支持培养网络安全人才，建立健全网络安全保障体系，提高网络安全保护能力。

第四条　国家制定并不断完善网络安全战略，明确保障网络安全的基本要求和主要目标，提出重点领域的网络安全政策、工作任务和措施。

第五条　国家采取措施，监测、防御、处置来源于中华人民共和国境内外的网络安全风险和威胁，保护关键信息基础设施免受攻击、侵入、干扰和破坏，依法惩治网络违法犯罪活动，维护网络空间安全和秩序。

《全国人民代表大会常务委员会关于维护互联网安全的决定》

2000年12月28日第九届全国人民代表大会常务委员会第十九次会议通过。

摘　　选：

七、各级人民政府及有关部门要采取积极措施，在促进互联网的应用和网络技术的普及过程中，重视和支持对网络安全技术的研究和开发，增强网络的安全防护能力。有关主管部门要加强对互联网的运行安全和信息安全的宣传教育，依法实施有效的监督管理，防范和制止利用互联网进行的各种违法活动，为互联网的健康发展创造良好的社会环境。从事互联网业务的单位要依法开展活动，发现互联网上出现违法犯罪行为和有害信息时，要采取措施，停止传输有害信息，并及时向有关机关报告。任何单位和个人在利用互联网时，都要遵纪守法，抵制各种违法犯罪行为和有害信息。人民法院、人民检察院、公安机关、国家安全机关要各司其职，密切配合，依法严厉打击利用互联网实施的各种犯罪活动。要动员全社会的力量，依靠全社会的共同努力，保障互联网的运行安全与信息安全，促进社会主义精神文明和物质文明建设。

《全国人民代表大会常务委员会关于加强网络信息保护的决定》

发布日期：2012年12月28日

生效日期：2012年12月28日

摘　　选：

一、国家保护能够识别公民个人身份和涉及公民个人隐私的电子信息。

任何组织和个人不得窃取或者以其他非法方式获取公民个人电子信息，不得出售或者非法向他人提供公民个人电子信息。

四、网络服务提供者和其他企业事业单位应当采取技术措施和其他必要措施，确保信息安全，防止在业务活动中收集的公民个人电子信息泄露、毁损、丢失。在发生或者可能发生信息泄露、毁损、丢失的情况时，应当立即采取补救措施。

《中华人民共和国电子签名法》

文　　号：中华人民共和国主席令第十八号

发布日期：2004年8月28日

生效日期：2005年4月1日

修订情况：根据2015年4月24日第十二届全国人民代表大会常务委员会第十四次会议《关于修改〈中华人民共和国电力法〉等六部法律的决定》修正。

摘　　选：

第十三条 电子签名同时符合下列条件的，视为可靠的电子签名：

（一）电子签名制作数据用于电子签名时，属于电子签名人专有；

（二）签署时电子签名制作数据仅由电子签名人控制；

（三）签署后对电子签名的任何改动能够被发现；

（四）签署后对数据电文内容和形式的任何改动能够被发现。

当事人也可以选择使用符合其约定的可靠条件的电子签名。

第十四条 可靠的电子签名与手写签名或者盖章具有同等的法律效力。

《中华人民共和国保守国家秘密法》

文　　号：中华人民共和国主席令第二十八号

发布日期：2010年4月29日

生效日期：2010年10月1日

通过与修订情况：1988年9月5日第七届全国人民代表大会常务委员会第三次会议通过；2010年4月29日第十一届全国人民代表大会常务委员会第十四次会议修订。

摘　　选：

第二十三条　存储、处理国家秘密的计算机信息系统（以下简称涉密信息系统）按照涉密程度实行分级保护。

涉密信息系统应当按照国家保密标准配备保密设施、设备。保密设施、设备应当与涉密信息系统同步规划，同步建设，同步运行。

涉密信息系统应当按照规定，经检查合格后，方可投入使用。

第二十四条　机关、单位应当加强对涉密信息系统的管理，任何组织和个人不得有下列行为：

（一）将涉密计算机、涉密存储设备接入互联网及其他公共信息网络；

（二）在未采取防护措施的情况下，在涉密信息系统与互联网及其他公共信息网络之间进行信息交换；

（三）使用非涉密计算机、非涉密存储设备存储、处理国家秘密信息；

（四）擅自卸载、修改涉密信息系统的安全技术程序、管理程序；

（五）将未经安全技术处理的退出使用的涉密计算机、涉密存储设备赠送、出售、丢弃或者改作其他用途。

《中华人民共和国治安管理处罚法》

文　　号：中华人民共和国主席令第六十七号

发布日期：2012年10月26日

生效日期：2013年1月1日

通过与修订情况：经2005年8月28日十届全国人大常委会第17次会议通过，2005年8月28日中华人民共和国主席令第38号公布，自2006年3月1日起施行。根据2012年10月26日十一届全国人大常委会第29次会议通过、2012年10月26日中华人民共和国主席令第67号公布的《全国人民代表大会常务委员会关于修改〈中华人民共和国治安管理处罚法〉的决定》修正。

摘　　选：

第二十九条　有下列行为之一的，处五日以下拘留；情节较重的，处五日以上十日以下拘留：

（一）违反国家规定，侵入计算机信息系统，造成危害的；

（二）违反国家规定，对计算机信息系统功能进行删除、修改、增加、干扰，造成计算机信息系统不能正常运行的；

（三）违反国家规定，对计算机信息系统中存储、处理、传输的数据和应用程序进行删除、修改、增加的；

（四）故意制作、传播计算机病毒等破坏性程序，影响计算机信息系统正常运行的。

2.1.2.2　相关行政法规

《中华人民共和国计算机信息系统安全保护条例》

文　　号：中华人民共和国国务院令第 147 号

发布日期：1994 年 2 月 18 日

生效日期：1994 年 2 月 18 日

摘　　选：

第九条 计算机信息系统实行安全等级保护。安全等级的划分标准和安全等级保护的具体办法，由公安部会同有关部门制定。

第十三条 计算机信息系统的使用单位应当建立健全安全管理制度，负责本单位计算机信息系统的安全保护工作。

《中华人民共和国计算机信息网络国际联网管理暂行规定》

文　　号：中华人民共和国国务院令第 218 号

发布日期：1997 年 5 月 20 日

生效日期：1997 年 5 月 20 日

通过与修订情况：1996 年 2 月 1 日中华人民共和国国务院令第 195 号发布，根据 1997 年 5 月 20 日《国务院关于修改〈中华人民共和国计算机信息网络国际联网管理暂行规定〉的决定》修正。

摘　　选：

第九条　从事国际联网经营活动的和从事非经营活动的接入单位都必须具备下列条件：

（一）是依法设立的企业法人或者事业法人。

（二）具有相应的计算机信息网络、装备以及相应的技术人员和管理人员；

（三）具有健全的安全保密管理制度和技术保护措施；

（四）符合法律和国务院规定的其他条件。

《互联网信息服务管理办法》

文　　号：中华人民共和国国务院令第 292 号

发布日期：2011 年 1 月 8 日

生效日期：2011 年 1 月 8 日

通过与修订情况：2000 年 9 月 25 日中华人民共和国国务院令第 292 号公布；根据 2011 年 1 月 8 日《国务院关于废止和修改部分行政法规的规定》修订。

摘　　选：

第四条　国家对经营性互联网信息服务实行许可制度；对非经营性互联网信息服务实行备案制度。

未取得许可或者未履行备案手续的，不得从事互联网信息服务。

第五条　从事新闻、出版、教育、医疗保健、药品和医疗器械等互联网信息服务，依照法律、行政法规以及国家有关规定须经有关主管部门审核同意的，在申请经营许可或者履行备案手续前，应当依法经有关主管部门审核同意。

《中华人民共和国商用密码管理条例》

文　　号：中华人民共和国国务院第 273 号令

发布日期：1999 年 10 月 7 日

生效日期：1999 年 10 月 7 日

摘　　选：

第十四条　任何单位或者个人只能使用经国家密码管理机构认可的商用密码产品，不得使用自行研制的或者境外生产的密码产品。

第十五条　境外组织或者个人在中国境内使用密码产品或者含有密码技术的设备，必须报经国家密码管理机构批准；但是，外国驻华外交代表机构、领事机构除外。

第十六条　商用密码产品的用户不得转让其使用的商用密码产品。商用密码产品发生故障，必须由国家密码管理机构指定的单位维修。报废、销毁商用密码产品，应当向国家密码管理机构备案。

2.1.2.3　相关部门规章和规范

《国家信息化领导小组关于加强信息安全保障工作的意见》

文　　号：中办发〔2003〕27 号

发布日期：2003 年 9 月 7 日

生效日期：2003 年 9 月 7 日

摘　　选：

加强信息安全保障工作的总体要求是：坚持积极防御、综合防范的方针，全面提高信息安全防护能力，重点保障基础信息网络和重要信息系统安全，创建安全健康的网络环境，保障和促进信息化发展，保护公众利益，维护国家安全。

《信息安全等级保护管理办法》

文　　号：公通字〔2007〕43 号

发布日期：2007 年 6 月 22 日

生效日期：2007 年 6 月 22 日

摘　　选：

第三条　公安机关负责信息安全等级保护工作的监督、检查、指导。国家保密工作部门负责等级保护工作中有关保密工作的监督、检查、指导。国家密码管理部门负责等级保护工作中有关密码工作的监督、检查、指导。涉及其他职能部门管辖范围的事项，由有关职能部门依照国家法律法规的规定进行管理。国务院信息化工作办公室及地方信息化领导小组办事机构负责等级保护工作的部门间协调。

第四条　信息系统主管部门应当依照本办法及相关标准规范，督促、检查、指导本行业、本部门或者本地区信息系统运营、使用单位的信息安全等级保护工作。

第五条　信息系统的运营、使用单位应当依照本办法及其相关标准规范，履行信息安全等级保护的义务和责任。

《计算机信息网络国际联网安全保护管理办法》

文　　号：公安部令第 33 号

发布日期：1997 年 12 月 16 日

生效日期：1997 年 12 月 30 日

修订情况：根据 2011 年 1 月 8 日《国务院关于废止和修改部分行政法规的决定》修订。

摘　　选：

第十条　互联单位、接入单位及使用计算机信息网络国际联网的法人和其他组织应当履行下列安全保护职责：

（一）负责本网络的安全保护管理工作，建立健全安全保护管理制度；

（二）落实安全保护技术措施，保障本网络的运行安全和信息安全；

（三）负责对本网络用户的安全教育和培训；

（四）对委托发布信息的单位和个人进行登记，并对所提供的信息内容按照本办法第五条进行审核；

（五）建立计算机信息网络电子公告系统的用户登记和信息管理制度；

（六）发现有本办法第四条、第五条、第六条、第七条所列情形之一的，应当保留有关原始记录，并在 24 小时内向当地公安机关报告；

（七）按照国家有关规定，删除本网络中含有本办法第五条内容的地址、目录或者关闭服务器。

《互联网安全保护技术措施规定》

文　　号：公安部令第82号

发布日期：2005年12月13日

生效日期：2006年3月1日

摘　　选：

第七条 互联网服务提供者和联网使用单位应当落实以下互联网安全保护技术措施：

（一）防范计算机病毒、网络入侵和攻击破坏等危害网络安全事项或者行为的技术措施；

（二）重要数据库和系统主要设备的冗灾备份措施；

（三）记录并留存用户登录和退出时间、主叫号码、账号、互联网地址或域名、系统维护日志的技术措施；

（四）法律、法规和规章规定应当落实的其他安全保护技术措施。

《计算机病毒防治管理办法》

文　　号：公安部令第51号

发布日期：2000年4月26日

生效日期：2000年4月26日

摘　　选：

第十一条　计算机信息系统的使用单位在计算机病毒防治工作中应当履行下列职责：

（一）建立本单位的计算机病毒防治管理制度；

（二）采取计算机病毒安全技术防治措施；

（三）对本单位计算机信息系统使用人员进行计算机病毒防治教育和培训；

（四）及时检测、清除计算机信息系统中的计算机病毒，并备有检测、清除的记录；

（五）使用具有计算机信息系统安全专用产品销售许可证的计算机病毒防治产品；

（六）对因计算机病毒引起的计算机信息系统瘫痪、程序和数据严重破坏等重大事故及时向公安机关报告，并保护现场。

《卫生行业信息安全等级保护工作的指导意见》

文　　号：卫办发〔2011〕85号

颁布日期：2011年11月29日

生效日期：2011年11月29日

摘　　选：

（一）遵循标准，重点保护。遵循国家信息安全等级保护相关标准规范，结合卫生行业信息系统特点，优先保护重要卫生信息系统，优先满足重点信息安全需求。

（二）行业指导，属地管理。卫生行业信息安全等级保护工作实行行业指导、属地管理。地方各级卫生行政部门要按照国家信息安全等级保护制度有关要求，做好本地区卫生信息系统安全等级保护的指导和管理工作。卫生行业各单位要按照“谁主管、谁负责，谁运营、谁负责”的要求，落实信息安全责任。

（三）同步建设，动态完善。在信息系统规划设计与建设过程中，同步开展信息安全等级保护工作。因信息和信息系统的业务类型、应用范围等条件改变导致安全需求发生变化时，应当重新调整信息系统安全保护等级，及时完善安全保障措施。

《人口健康信息管理办法（试行）》

文　　号：国卫规划发〔2014〕24 号

发布日期：2014 年 5 月 5 日

生效日期：2014 年 5 月 5 日

摘　　选：

第五条　县级以上人民政府卫生计生行政部门（含中医药行政部门，下同）是人口健康信息主管部门。国家卫生计生委负责制订全国人口健康信息发展规划和管理规范，统筹指导全国人口健康信息管理工作；县级以上地方人民政府卫生计生行政部门负责推进、指导、监督本行政区域人口健康信息管理工作。

各级各类医疗卫生计生服务机构（含中医药服务机构，下同）负责人口健康信息的采集、利用、管理、安全和隐私保护，是人口健康信息管理中的责任单位。

第十六条　责任单位应当做好人口健康信息安全和隐私保护工作，按照国家信息安全等级保护制度要求，加强建设人口健康信息相关系统安全保障体系，制定安全管理制度、操作规程和技术规范，保障人口健康信息安全。

利用单位和个人应当按照授权要求，做好所涉及的人口健康信息安全和隐私保护工作。

2.1.2.4　相关司法解释

《最高人民法院、最高人民检察院关于办理危害计算机信息系统安全刑事案件应用法律若干问题的解释》

文　　号：法释〔2011〕19 号

发布日期：2011 年 8 月 1 日

生效日期：2011 年 9 月 1 日

摘　　选：

第四条 破坏计算机信息系统功能、数据或者应用程序，具有下列情形之一的，应当认定为刑法第二百八十六条第一款和第二款规定的“后果严重”：

（一）造成十台以上计算机信息系统的主要软件或者硬件不能正常运行的；

（二）对二十台以上计算机信息系统中存储、处理或者传输的数据进行删除、修改、增加操作的；

（三）违法所得五千元以上或者造成经济损失一万元以上的；

（四）造成为一百台以上计算机信息系统提供域名解析、身份认证、计费等基础服务或者为一万以上用户提供服务的计算机信息系统不能正常运行累计一小时以上的；

（五）造成其他严重后果的。

2.2 相关国家标准要求

本节首先从时间维度出发，对我国信息安全标准的建设历程进行了梳理，分为三个阶段，给出了每个阶段的特点和比较有代表性的标准规范；然后，根据技术标准、管理标准、工程标准的三个类别，列出了与医疗卫生信息安全有关的国家标准。

2.2.1 我国信息安全标准建设历程

自20世纪90年代中期以来，我国信息安全标准建设取得了重要进展。据不完全统计，已经正式发布的国家标准有160多项，正在制定的国家标准有200余项。我国信息安全法律法规建设大致经历了起步、发展、完善阶段三个阶段。

1. 起步阶段（2005年之前）

2005年之前是我国信息安全标准建设的起步阶段，该阶段的主要特点是标准建设主要围绕迫切的现实技术需要，制定相应的标准，规范相应的技术应用；标准建设还未进行体系化设计。

该阶段主要发布的国家标准包括：

- 《GB/T 15851—1995 信息技术安全技术带消息恢复的数字签名方案》
- 《GB 17859—1999 计算机信息系统安全保护等级划分准则》
- 《GB/T 17900—1999 网络代理服务器的安全技术要求》
- 《GB/T 17901.1—1999 信息技术 安全技术 密钥管理 第1部分：框架》
- 《GB/T 17902.1—1999 信息技术 安全技术 带附录的数字签名 第1部分：概述》
- 《GB/T 18238.1—2000 信息技术 安全技术 散列函数 第1部分：概述》
- 《GB/T 15843.5—2005 信息技术 安全技术 实体鉴别 第5部分：使用零知识技术》
- 《GB/T 16264.8—2005 信息技术 开放系统互连 目录 第8部分：公钥和属性证书框架》
- 《GB/T 19713—2005 信息技术 安全技术 公钥基础设施 在线证书状态协议》
- 《GB/T 19714—2005 信息技术 安全技术 公钥基础设施 证书管理协议》

- 《GB/T 19715.1—2005 信息技术 信息技术安全管理指南 第1部分：信息技术安全概念和模型》
- 《GB/T 19715.2—2005 信息技术 信息技术安全管理指南 第2部分：管理和规划信息技术安全》
- 《GB/T 20008—2005 信息安全技术 操作系统安全评估准则》
- 《GB/T 20009—2005 信息安全技术 数据库管理系统安全评估准则》
- 《GB/T 20010—2005 信息安全技术 包过滤防火墙安全评估准则》
- 《GB/T 20011—2005 信息安全技术 路由器安全评估准则》

2. 发展阶段（2006—2009年）

2006—2009年是我国信息安全标准建设的起步阶段，该阶段的主要特点是开始从系统角度设计信息安全标准，同时发布了大量与管理相关的信息安全标准，逐步体现管理在信息安全管理中的重要性，尤其是围绕信息系统安全保障评估框架给出了相应的技术、管理和工程标准。

该阶段主要发布的国家标准包括：

- 《GB/T 20274.1—2006 信息安全技术 信息系统安全保障评估框架 第1部分：简介和一般模型》
- 《GB/T 20274.2—2008 信息安全技术 信息系统安全保障评估框架 第2部分：技术保障》
- 《GB/T 20274.3—2008 信息安全技术 信息系统安全保障评估框架 第3部分：管理保障》
- 《GB/T 20274.4—2008 信息安全技术 信息系统安全保障评估框架 第4部分：工程保障》
- 《GB/Z 20283—2006 信息安全技术 保护轮廓和安全目标的产生指南》
- 《GB/T 20282—2006 信息安全技术 信息系统安全工程管理要求》
- 《GB/T 20984—2007 信息安全技术 信息安全风险评估规范》
- 《GB/Z 20985—2007 信息技术 安全技术 信息安全事件管理指南》
- 《GB/Z 20986—2007 信息安全技术 信息安全事件分类分级指南》
- 《GB/T 20988—2007 信息安全技术 信息系统灾难恢复规范》
- 《GB/T 20987—2007 信息安全技术 网上证券交易系统信息安全保障评估准则》
- 《GB/T 21052—2007 信息安全技术 信息系统物理安全技术要求》
- 《GB/T22080—2008 信息技术 安全技术 信息安全管理体系要求》
- 《GB/T 22081—2008 信息技术 安全技术 信息安全管理实用规则》
- 《GB/T 22239—2008 信息安全技术 信息系统安全等级保护基本要求》
- 《GB/T 22240—2008 信息安全技术 信息系统安全等级保护定级指南》

- 《GB/T 24363—2009 信息安全技术 信息安全应急响应计划规范》
- 《GB/Z 24364—2009 信息安全风险管理指南》
- 《GB/Z 24294—2009 信息安全技术 基于互联网电子政务信息安全实施指南》

3. 完善阶段（2010年以后）

2010年以后是我国信息安全标准建设的完善阶段，该阶段的主要特点是面向技术应用的标准更为具体和细致，同时管理标准的制定更多从评估角度展开；开始设计云计算环境下的安全标准，并考虑信息系统中个人信息安全和隐私保护；另外，对一些不再符合技术发展和社会需要的国家标准进行了淘汰和更新。

该阶段主要发布的国家标准包括：

- 《GB/T 25058—2010 信息安全技术 信息系统安全等级保护实施指南》
- 《GB/T 25063—2010 信息安全技术 服务器安全测评要求》
- 《GB/T 25066—2010 信息安全技术 信息安全产品类别与代码》
- 《GB/T 25067—2010 信息技术安全技术信息安全管理体系审核认证机构的要求》
- 《GB/T 25069—2010 信息安全技术 术语》
- 《GB/T 25070—2010 信息安全技术 信息系统等级保护安全设计技术要求》
- 《GB/T 28448—2012 信息安全技术 信息系统安全等级保护测评要求》
- 《GB/T 28449—2012 信息安全技术 信息系统安全等级保护测评过程指南》
- 《GB/T 28450—2012 信息安全技术 信息安全管理体系审核指南》
- 《GB/T 28451—2012 信息安全技术 网络型入侵防御产品技术要求和测试评价方法》
- 《GB/T 28452—2012 信息安全技术 应用软件系统通用安全技术要求》
- 《GB/T 28453—2012 信息安全技术 信息系统安全管理评估要求》
- 《GB/Z 28828—2012 信息安全技术公共及商用服务信息系统个人信息保护指南》
- 《GB/T 29244—2012 信息安全技术 办公设备基本安全要求》
- 《GB/T 29245—2012 信息安全技术 政府部门信息安全管理基本要求》
- 《GB/T 29246—2012 信息技术 安全技术 信息安全管理体系 概述和词汇》
- 《GB/T 29765—2013 信息安全技术 数据备份与恢复产品技术要求与测试评价方法》
- 《GB/Z 29830.1—2013 信息技术 安全技术 信息技术安全保障框架 第1部分：综述和框架》
- 《GB/Z 29830.2—2013 信息技术 安全技术 信息技术安全保障框架 第2部分：保障方法》

• 《GB/Z 29830.3—2013 信息技术 安全技术 信息技术安全保障框架 第3部分：保障方法分析》

• 《GB/T 30270—2013 信息技术 安全技术 信息技术安全性评估方法》

• 《GB/T 30271—2013 信息安全技术 信息安全服务能力评估准则》

• 《GB/T 30273—2013 信息安全技术 信息系统安全保障通用评估指南》

• 《GB/T 30276—2013 信息安全技术 信息安全漏洞管理规范》

• 《GB/T 30278—2013 信息安全技术 政务计算机终端核心配置规范》

• 《GB/T 30283—2013 信息安全技术 信息安全服务 分类》

• 《GB/T 30285—2013 信息安全技术 灾难恢复中心建设与运维管理规范》

• 《GB/Z 30286—2013 信息安全技术 信息系统保护轮廓和信息系统安全目标产生指南》

• 《GB/T 31167—2014 信息安全技术 云计算服务安全指南》

• 《GB/T 31168—2014 信息安全技术 云计算服务安全能力要求》

• 《GB/T18336.1—2015 信息技术 安全技术 信息技术安全性评估准则 第1部分：简介和一般模型》

• 《GB/T18336.2—2015 信息技术 安全技术 信息技术安全性评估准则 第2部分：安全功能组件》

• 《GB/T18336.3—2015 信息技术 安全技术 信息技术安全性评估准则 第3部分：安全保障组件》

• 《GB/T 31495.1—2015 信息安全保障指标体系及评价方法 第1部分：概念和模型》

• 《GB/T 31495.2—2015 信息安全保障指标体系及评价方法 第2部分：指标体系》

• 《GB/T 31495.3—2015 信息安全保障指标体系及评价方法 第3部分：实施指南》

• 《GB/T 31496—2015 信息技术 安全技术 信息安全管理体系实施指南》

• 《GB/T 31506—2015 信息安全技术 政府门户网站系统安全技术指南》

• 《GB/T 25067—2016 信息技术 安全技术 信息安全管理体系审核和认证机构要求》

2.2.2 我国医疗卫生信息安全标准

本小节介绍的技术标准、管理标准、工程标准三个类别，将与医疗卫生信息安全相关的国家标准进行了梳理，针对每个标准给出了相应的标准编号、标准名称、发布日期、实施日期、编制目的和标准构成。

2.2.2.1 相关技术标准

★标准编号：GB/T 20274.2－2008

标准名称：信息安全技术　信息系统安全保障评估框架　第2部分：技术保障

发布日期：2008－07－18；实施日期：2008－12－01

编制目的：说明信息系统安全技术体系建设和评估中反映组织机构信息安全的技术体系架构能力级，以及组织机构信息系统安全的技术要求。

★标准编号：GB/T 19715－2005

标准名称：信息技术　信息技术安全管理指南

发布日期：2005－04－19；实施日期：2005－10－01

编制目的：定义和描述与IT安全管理相关的概念；标识IT安全管理和一般IT管理的关系；提出几个可用来解释IT安全的模型；提供关于IT安全管理的一般指南。

标准组成：第1部分，信息技术安全概念和模型；第2部分，管理和规划信息技术安全；第3部分，信息技术安全管理技术；第4部分，防护措施的选择；第5部分，外部连接的防护措施。

★标准编号：GB 17859－1999

标准名称：计算机信息系统安全保护等级划分准则

发布日期：1999－09－13；实施日期：2001－01－01

编制目的：规定计算机系统安全保护能力的五个等级，即用户自主保护级、系统审计保护级、安全标记保护级、结构化保护级、访问验证保护级。指导计算机信息系统安全保护技术能力等级的划分。

★标准编号：GB/T 25058－2010

标准名称：信息安全技术　信息系统安全等级保护实施指南

发布日期：2010－09－02；实施日期：2011－02－01

编制目的：规定信息系统安全等级保护实施的过程，指导信息系统安全等级保护的实施。

★标准编号：GB/T 20270－2006

标准名称：信息安全技术　网络基础安全技术要求

发布日期：2006－05－31；实施日期：2006－12－01

编制目的：指导设计者设计和实现具有所需要安全保护等级的网络系统，主要说明每一个安全保护等级的安全要求，网络系统应采取的安全技术措施，以及各安全技术要求在不同安全等级保护中的具体差异。

★标准编号：GB/T 20271－2006

标准名称：信息安全技术　信息系统通用安全技术要求

发布日期：2006－05－31；实施日期：2006－12－01

编制目的：说明每一个安全保护等级的安全功能要求应采取的安全技术措施，以及各安全保护等级的安全功能在具体实现上的差异。

★标准编号：GB/T 20272－2006

标准名称：信息安全技术　操作系统安全技术要求

发布日期：2006－05－31；实施日期：2006－12－01

编制目的：说明为实现每一个安全保护等级的要求，操作系统应采取的安全技术措施，以及各安全技术要求在不同安全保护等级中具体实现上的差异。

★标准编号：GB/T 20273－2006

标准名称：信息安全技术　数据库管理系统安全技术要求

发布日期：2006－05－31；实施日期：2006－12－01

编制目的：说明为实现每一个安全保护等级的要求，数据库系统应采取的安全技术措施，以及各安全技术要求在不同安全保护等级中具体实现上的差异。

★标准编号：GB/T 20275－2006

标准名称：信息安全技术　入侵检测系统技术要求和测试评价方法

发布日期：2006－05－31；实施日期：2006－12－01

编制目的：规定入侵检测系统的技术要求和测试评价方法，技术要求包括产品的功能要求、产品安全要求、产品保证要求，并提出入侵检测系统的分级要求。

★标准编号：GB/T 20280－2006

标准名称：信息安全技术　网络脆弱性扫描产品测试评价方法

发布日期：2006－05－31；实施日期：2006－12－01

编制目的：规定对采用传输控制协议和网际协议（TCP/IP）的网络脆弱性扫描产品的测试、评价方法。

★标准编号：GB/T 20281－2006

标准名称：信息安全技术　防火墙技术要求和测试评价方法

发布日期：2006－05－31；实施日期：2006－12－01

编制目的：规定对采用传输控制协议和网际协议（TCP/IP）的防火墙类信息安全产品的测试、评价方法。

★标准编号：GB/T 21028－2007

标准名称：信息安全技术　服务器安全技术要求

发布日期：2007－06－29；实施日期：2007－12－01

编制目的：依据安全保护等级的划分，规定服务器所需要的安全技术要求，以及每一个安全保护等级的不同安全技术要求。

★标准编号：GB/T 21052－2007

标准名称：信息安全技术　信息系统物理安全技术要求

发布日期：2007－08－23；实施日期：2008－01－01

编制目的：规定信息系统物理安全的分等级技术要求，指导等级化信息系统物理安全的设计和实现，对按安全保护等级要求建设的信息系统物理安全进行测试和管理。

★标准编号：GB/T 20988－2007

标准名称：信息安全技术　信息系统灾难恢复规范

发布日期：2007－06－14；实施日期：2007－11－01

编制目的：规定信息系统灾难恢复应遵循的基本要求，指导信息系统灾难恢复的规划、审批、实施和管理。

★标准编号：GB/T 18336－2008

标准名称：信息技术　安全技术　信息技术安全性评估准则

发布日期：2008－06－26；实施日期：2008－11－01

编制目的：旨在作为评估信息技术产品和系统安全特性的基础准则。通过建立这样的通用准则库，信息技术安全性评估的结果才能被更多的人理解。

标准组成：第1部分，简介和一般模型；第2部分，安全功能要求；第3部分，安全保证要求。

2.2.2.2 相关管理标准

★标准编号：GB/T 20274.1－2006

标准名称：信息安全技术　信息系统安全保障评估框架　第1部分：简介和一股模型

发布日期：2006－05－31；实施日期：2006－12－01

编制目的：给出信息系统安全保障的基本概念和模型，建立信息系统安全保障框架。

★标准编号：GB/T 20274.3－2008

标准名称：信息安全技术　信息系统安全保障评估框架　第3部分：管理保障

发布日期：2008－07－18；实施日期：2008－12－01

编制目的：说明信息系统安全管理保障中反映组织机构信息安全管理保障能力的安全管理能力级，以及提供组织机构信息安全管理保障内容的管理保障控制类要求。

★标准编号：GB/Z 30286－2013

标准名称：信息安全技术　信息系统保护轮廓和信息系统安全目标产生指南

发布日期：2013－12－31；实施日期：2014－07－15

编制目的：给出编制信息系统保护轮廓（Information System Protection Profile，ISPP）和信息系统安全目标（Information System Security Target，ISST）的过程，为编写ISPP和ISST提供指导。

★标准编号：GB/T 22080－2008

标准名称：信息技术　安全技术　信息安全管理体系 要求

发布日期：2008－06－19；实施日期：2008－11－01

编制目的：为建立、实施、运行、监视、评审、保持和改进信息安全管理体系（Information Security Management System，ISMS）提供模型。采用ISMS应当是一个组织的一项战略性决策。

★标准编号：GB/T 31496－2015

标准名称：信息技术　安全技术　信息安全管理体系实施指南

发布日期：2015－01－12；实施日期：2015－01－12

编制目的：描述信息安全管理体系（Information Security Management System，ISMS）规范及其设计的过程，从开始到产生实施计划。针对ISMS实施，描述获得管理者的批准的过程，为实施ISMS定义一个项目，并就如何规划该ISMS项目提供了相应的指导，产生最终的ISMS项目实施计划。

★标准编号：GB/T 22081－2008

标准名称：信息技术　安全技术　信息安全管理实用规则

发布日期：2008－06－19；实施日期：2008－11－01

编制目的：给出一个组织启动、实施、保持和改进信息安全管理的指南和一般原则。可作为建立组织的安全准则和有效安全管理实践的实用指南，并有助于在组织间的活动中构建互信。

★标准编号：GB/T 20269－2006

标准名称：信息安全技术　信息系统安全管理要求

发布日期：2006－05－31；实施日期：2006－12－01

编制目的：对信息和信息系统的安全保护提出分等级安全管理的要求，阐述安全管理要素及其强度，并将管理要求落实到信息安全等级保护所规定的五个等级上，便于安全管理的实施、评估和检查。

★标准编号：GB/T 20984－2007

标准名称：信息安全技术　信息安全风险评估规范

发布日期：2007－08－12；实施日期：2007－10－01

编制目的：提出风险评估的基本概念、要素关系、分析原理、实施流程和评估方法，风险评估在信息系统生命周期不同阶段的实施要点和工作形式。

★标准编号：GB/Z 20985－2007

标准名称：信息技术　安全技术　信息安全事件管理指南

发布日期：2007－06－14；实施日期：2007－11－01

编制目的：描述信息安全事件的管理过程，提供规划和制定信息安全事件管理策略和方案的指南，给出管理信息安全事件和开展后续工作的相关过程和规程。

★标准编号：GB/Z 20986－2007

标准名称：信息安全技术　信息安全事件分类分级指南

发布日期：2007－06－14；实施日期：2007－11－01

编制目的：为信息安全事件的分类分级提供指导，用于信息安全事件的防范与处置，为事前准备、事中应对、事后处理提供一个基础指南。

★标准编号：GB/T 28453－2012

标准名称：信息安全技术　信息系统安全管理评估要求

发布日期：2012－06－29；实施日期：2012－10－01

编制目的：从信息系统生命周期的不同阶段，规定对信息系统进行安全管理评估的原则和模式、组织和活动、方法和实施，提出信息安全等级保护第一级到第五级的信息系统安全管理评估的要求。

★标准编号：GBZ 28828－2012

标准名称：信息安全技术公共及商用服务信息系统个人信息保护指南

发布日期：2012－11－05；实施日期：2013－02－01

编制目的：规范全部或部分通过信息系统进行个人信息处理的过程，为信息系统中个人信息处理不同阶段的个人信息保护提供指导。

★标准编号：GB/T 31495－2015

标准名称：信息安全技术　信息安全保障指标体系及评价方法

发布日期：2015－05－15；实施日期：2016－01－01

编制目的：界定信息安全保障评价的基本概念，确定信息安全保障评价的一般模型，设计信息安全保障评价的指标体系，给出信息安全保障评价的实施指南。

标准组成：第1部分，概念和模型；第2部分，指标体系；第3部分，实施指南。

2.2.2.3　相关工程标准

★标准编号：GB/T 20274.4－2008

标准名称：信息安全技术　信息系统安全保障评估框架　第4部分：工程保障

发布日期：2008－07－18；实施日期：2008－12－01

编制目的：说明信息系统安全工程保障工作中反映组织机构信息安全工程保障能力的安全工程能力级，以及提供组织机构信息安全工程保障内容的安全工程保障控制类要求。

★标准编号：GB/T 20282－2006

标准名称：信息安全技术　信息系统安全工程管理要求

发布日期：2006－05－31；实施日期：2006－12－01

编制目的：规定信息系统安全工程的管理要求，对信息系统安全工作中所涉及到的需求方、实施方与第三方工程实施进行指导，各方可以此为依据建立安全工程管理体系。

★标准编号：GB/T 25066—2010

标准名称：信息安全技术　信息安全产品类别与代码

发布日期：2010—09—02；实施日期：2011—02—01

编制目的：规定信息安全产品的主要类别与代码，包括物理安全类、主机及其计算环境安全类、网络通信安全类、边界安全类、应用安全类、数据安全类、安全管理与支持类及其他类八个方面。

★标准编号：GB 50174—2008

标准名称：电子信息系统机房设计规范

发布日期：2008—11—12；实施日期：2009—06—01

编制目的：规范电子信息系统机房设计，确保电子信息系统设备安全、稳定、可靠地运行，做到技术先进、经济合理、安全适用、节能环保。

★标准编号：GB/T 30285—2013

标准名称：信息安全技术　灾难恢复中心建设与运维管理规范

发布日期：2013—12—31；实施日期：2014—07—15

编制目的：规定灾难恢复中心建设与运维的管理过程。

★标准编号：GB/T 29263—2012

标准名称：信息技术　面向服务的体系结构（SOA）应用的总体技术要求

发布日期：2012—1231；实施日期：2013—06—01

编制目的：规定SOA应用的概念模型、技术参考模型及基本技术要求，指导SOA应用的设计、开发、运行和维护。

★标准编号：GB/T 30847—2014

标准名称：系统与软件工程　可信计算平台可信性度量

发布日期：2014—06—24；实施日期：2015—02—01

编制目的：致力于构建可信技术平台及可信性度量体系，分别从信任链、用户反馈、服务行为的角度对可信技术平台的度量方法进行规范。

标准组成：第1部分，概述与词汇；第2部分，信任链；第3部分，用户反馈；第4部分，服务行为。

★标准编号：GB/T 31167—2014

标准名称：信息安全技术　云计算服务安全指南

发布日期：2014—09—03；实施日期：2015—04—01

编制目的：描述云计算可能面临的主要安全风险，提出政府部门采用云计算服务的安全管理基本要求及云计算服务的生命周期各阶段的安全管理和技术要求。

★标准编号：GB/T 20261—2006

标准名称：信息技术　系统安全工程　能力成熟度模型

发布日期：2006-03-14；实施日期：2006-07-01

编制目的：涉及整个生命周期的安全产品或可信系统的系统安全工程活动，明确对产品开发商、安全系统开发和集成商，以及提供计算机安全服务和计算机安全工程组织的要求。

2.3　监管机构要求

医疗卫生信息安全不仅要满足医疗卫生主管机构的监管要求，而且还要满足国家信息安全主管机构的监管要求，以及其他信息安全重要机构的监管要求。

2.3.1　医疗卫生主管机构

国家卫生和计划生育委员会信息化工作领导小组负责对全国卫生行业信息安全工作的组织协调、监督指导，并组织开展部属机关信息安全工作。省级、地市级卫生行政部门信息化工作领导小组负责对本地区卫生行业信息安全工作的组织协调、监督指导，并组织开展本单位信息安全工作。

2.3.1.1　信息安全等级保护要求

国家信息安全等级保护制度将信息安全保护等级分为五级：第一级为自主保护级，第二级为指导保护级，第三级为监督保护级，第四级为强制保护级，第五级为专控保护级。以下重要卫生信息系统安全保护等级原则上不低于第三级。

（1）卫生统计网络直报系统、传染性疾病报告系统、卫生监督信息报告系统、突发公共卫生事件应急指挥信息系统等跨省全国联网运行的信息系统；

（2）国家、省、地市三级卫生信息平台，新农合、卫生监督、妇幼保健等国家级数据中心；

（3）三级甲等医院的核心业务信息系统；

（4）卫生部网站系统；

（5）其他经过信息安全技术专家委员会评定为第三级以上（含第三级）的信息系统。

2.3.1.2　人口健康信息管理要求

为了规范人口健康信息的管理工作，促进人口健康信息的互联互通和共享利用，推动卫生计生事业科学发展，2014 年 5 月 5 日，国家卫生和计划生育委员会印发《人口健康信息管理办法（试行）》。

该办法指出：县级以上人民政府卫生计生行政部门（含中医药行政部门，下同）

是人口健康信息主管部门。国家卫生计生委负责制订全国人口健康信息发展规划和管理规范，统筹指导全国人口健康信息管理工作；县级以上地方人民政府卫生计生行政部门负责推进、指导、监督本行政区域人口健康信息管理工作。

各级各类医疗卫生计生服务机构（含中医药服务机构，下同）负责人口健康信息的采集、利用、管理、安全和隐私保护，是人口健康信息管理中的责任单位。

办法要求：责任单位应当做好人口健康信息安全和隐私保护工作，按照国家信息安全等级保护制度要求，加强建设人口健康信息相关系统安全保障体系，制定安全管理制度、操作规程和技术规范，保障人口健康信息安全。

另外，人口健康信息相关系统的信息技术产品和服务提供者应当遵守国家有关信息安全审查制度，不得中断或者以其他方式中断合理的技术支持与服务，并应当为人口健康信息在不同系统间的迁移、交互、共享提供安全与便利条件。

2.3.2 信息安全主管机构

在长期发展过程中，在我国形成了多部门（公安部、安全部、保密局、密码局、工信部、质检总局、国资委、银监会、保监会、证监会等）协同管理信息安全的局面。2014 年 2 月国家成立“中央网络安全和信息化领导小组”，体现了我国最高层全面深化改革、加强顶层设计的意志，显示出在保障网络安全、维护国家利益、推动信息化发展的决心。

2.3.2.1 中央网络安全和信息化领导小组

2014 年 2 月 27 日，中央网络安全和信息化领导小组成立，在北京召开了第一次会议。中共中央总书记、国家主席、中央军委主席习近平亲自担任组长；李克强、刘云山任副组长。由国家互联网信息办公室承担具体职责，国家互联网信息办公室主任鲁炜兼任中央网络安全和信息化领导小组办公室主任。该领导小组的职责是：着眼国家安全和长远发展，统筹协调涉及经济、政治、文化、社会及军事等各个领域的网络安全和信息化重大问题，研究制定网络安全和信息化发展战略、宏观规划和重大政策，推动国家网络安全和信息化法治建设，不断增强安全保障能力。

领导小组将围绕“建设网络强国”，重点发力以下任务：要有自己的技术，有过硬的技术；要有丰富全面的信息服务，繁荣发展的网络文化；要有良好的信息基础设施，形成实力雄厚的信息经济；要有高素质的网络安全和信息化人才队伍；要积极开展双边、多边的互联网国际交流合作。会议还强调，建设网络强国的战略部署要与“两个一百年”奋斗目标同步推进，向着网络基础设施基本普及、自主创新能力增强、信息经济全面发展、网络安全保障有力的目标不断前进。

2.3.2.2 国家安全机关

国家安全机关是负责维护国家安全相关工作的执法机构。我国国家安全机关包括：

归中共中央国务院领导的中华人民共和国国家安全部，归省委、省政府领导的国家安全厅，直辖市设有国家安全局（厅级），地级市设有国家安全局（处级），归市委、市政府领导，并接受上级国家安全机关（省、自治区国家安全厅）的业务指导。

1985中央办公厅、国务院办公厅、中央军委办公厅以中办发〔1985〕48号文规定：国家安全机关负责对国内通信信道及其设备的安全保密检测。1993年，全国人大通过《中华人民共和国国家安全法》，赋予国家安全机关对组织、个人使用的电子通信设备的技术安全查验权和对党政机关信息网络的安全保卫任务。1997年中共中央政法委以中政法〔1997〕12号文重申了国家安全机关对党政机关信息网络技术安全检查的职责。

根据《中华人民共和国国家安全法》第二条“国家安全机关是本法规定的国家安全工作的主管机关”。明确了国家安全机关的任务是按照本法开展工作。第四条则具体说明国家安全局的职责和任务：“任何组织和个人进行危害中华人民共和国国家安全的行为都必须受到法律追究”。其中危害国家安全的行为是指境外机构、组织、个人实施或者指使、资助他人实施的，或者境内组织、个人与境外机构、组织、个人相勾结实施的下列危害中华人民共和国国家安全的行为：

（1）阴谋颠覆政府，分裂国家，推翻社会主义制度的；

（2）参加间谍组织或者接受间谍组织及其代理人的任务的；

（3）窃取、刺探、收买、非法提供国家秘密的；

（4）策动、勾引、收买国家工作人员叛变的；

（5）进行危害国家安全的其他破坏活动的。

2.3.2.3 公安机关

根据《中华人民共和国警察法》《全国人大常委会关于维护互联网安全的决定》和国务院《中华人民共和国计算机信息系统安全保护条例》等有关法律、条例规定，公安部主管全国计算机信息系统安全保护工作、计算机网络国际联网的安全保护管理工作，各级公安机关信息网络安全监察部门负责监督管理计算机信息系统的安全保护工作、公共信息网络安全监察等工作，防范和打击计算机犯罪，重点维护国家事务、经济建设、国防建设、尖端科学技术等重要领域的计算机信息系统的安全。公安机关对计算机信息系统安全保护工作行使下列监督职权：

（1）监督、检查、指导计算机信息系统安全保护工作；

（2）负责本省行政区域内的计算机病毒防治管理工作；

（3）负责计算机信息系统安全专用产品销售许可证的监督检查工作；

（4）查处危害计算机信息系统安全的违法犯罪案件；

（5）履行计算机信息系统安全保护工作的其他监督管理职责。

2.3.2.4 国家保密管理局

1988年，全国人大通过《中华人民共和国保守国家秘密法》。第五条，规定国家保密行政管理部门主管全国的保密工作，县级以上地方各级保密行政管理部门主管本行政区域的保密工作。1997年中共中央政法委以政法〔1997〕12号文重申了国家保密工作部门对全国保密政策、制度的管理与指导职责。1998年国家保密主管部门发布《计算机系统保密管理暂行规定》，规定各级保密部门和中央、国家机关保密工作机构主管本地区、本部门的计算机信息系统的保密工作。

因此国家保密管理局是一个负有检查、督促各政府机关履行《保密法》的行政主管部门。它可以确定政府机关的各类文件、汇报、报告、统计数据等材料的机密等级。同时还可以对所有涉及秘密以上的文件和部门行使督察检查以及指导的权力，依法要求该部门执行《保密法》的各项规定和要求。

国家保密管理局既是保密委员会办事机构，又是依法主管保密工作的职能机构。国家保密管理局的信息安全监管要求可以参看《保密法》的相关规定。

2.3.2.5 国家密码管理局

国家密码管理局全称为国家商用密码管理办公室。国家对密码的管理政策实行"统一领导、集中管理、定点研制、专控经营、满足使用"的发展和管理方针。

《电子认证服务密码管理办法》规定国家密码管理局对电子认证服务提供者使用密码的行为实施监督管理。《商用密码管理条例》规定国家密码管理委员会及其办公室（以下简称国家密码管理机构）主管全国的商用密码管理工作。省、自治区、直辖市负责密码管理的机构根据国家密码管理机构的委托，承担商用密码的有关管理工作。

国家密码管理局负责实施由中央统一制定的国家密码管理政策；负责密码算法的审批和商用密码产品许可证的管理；负责全国密码产品的研制、生产、销售与使用的管理。未经国家密码主管部门批准，任何单位和部门不得研制、生产和经销密码。需要使用密码技术手段加密保护信息安全的单位和部门，必须按照国家密码管理规定，使用国家密码管理委员会指定单位研制、生产的密码，不得使用自行研制的密码，也不得使用从国外引进的密码。

2.3.3 信息安全重要机构

2.3.3.1 国家计算机网络与信息安全管理中心

国家计算机网络与信息安全管理中心负责管理和运行国家计算机网络的内容监控和应急协调工作，在国家信息安全管理中发挥着技术支撑的作用。

2.3.3.2 中国信息安全认证中心

中国信息安全认证中心为国家质检总局直属事业单位。中心简称为信安中心；英文全称：China Information Security Certification Center；英文缩写：ISCCC。中国信息安全认证中心是经中央编制委员会批准成立，由国务院信息化工作办公室、国家认证认可监督管理委员会等八部委授权，依据国家有关强制性产品认证、信息安全管理的法律法规，负责实施信息安全认证的专门机构。负责管理和运行国家信息安全的测评认证体系，对信息安全产品、信息系统，对提供信息安全服务的单位以及提供信息安全服务的人员进行测试、考试和认证。所有政府采购的信息安全产品必须由本中心认证。

2.3.3.3 中国信息安全测评中心

中国信息安全测评中心（以下简称测评中心）是我国专门从事信息技术安全测试和风险评估的权威职能机构。

依据中央授权，测评中心的主要职能包括：负责信息技术产品和系统的安全漏洞分析与信息通报；负责党政机关信息网络、重要信息系统的安全风险评估；开展信息技术产品、系统和工程建设的安全性测试与评估；开展信息安全服务和专业人员的能力评估与资质审核；从事信息安全测试评估的理论研究、技术研发、标准研制等。

测评中心是国家信息安全保障体系中的重要基础设施之一，在国家专项投入的支持下，拥有国内一流的信息安全漏洞分析资源和测试评估技术装备；建有漏洞基础研究、应用软件安全、产品安全检测、系统隐患分析和测评装备研发等多个专业性技术实验室；具有专门面向党政机关、基础信息网络和重要信息系统开展风险评估的国家专控队伍。

2.3.3.4 国家信息技术安全研究中心

国家信息技术安全研究中心，是经中央编制委员会批准组建的从事信息安全核心技术研究、为国家信息安全保障服务的科研单位。

国家信息技术安全研究中心主要承担信息技术产品/系统的安全性分析与研究；承担国家基础信息网络和重要信息系统的信息安全保障任务；研发具有自主知识产权的信息安全技术。中心履行国家信息安全保障和科研攻关双重职能。

国家信息技术安全研究中心是国家确定的信息安全风险评估专控队伍，是公安部指定的信息安全等级保护测评单位，是《国家网络与信息安全事件应急预案》列入的应急响应技术支撑团队，是国家发改委、公安部和国家保密局联合发文明确的国家电子政务工程建设项目非涉密系统信息安全专业测评机构。能够进行总体技术研究、系统安全检测、网络渗透检测、产品安全检测、在线监测、可控技术研究、产品研发、信息安全发展研究、上海基地等业务实体和密码安全分析、硬件解剖分析联合实验室。

2.3.3.5 国家计算机病毒应急处理中心

国家计算机病毒应急处理中心的任务是发现、收集在我国流行的计算机病毒，对计算机病毒进行解剖、分析，向国家 CERT 中心和公安部提交病毒疫情分析报告，经主管机关授权后发布计算机病毒疫情，建立、维护中国计算机病毒流行列表，为国内用户提供计算机病毒防治的解决方案，指导用户建立和实施计算机病毒防治措施，为有关部门制定我国计算机病毒防治的政策、法规和标准提供技术支持，为遭受计算机病毒攻击破坏的我国计算机用户提供后援服务。

本章从医疗卫生信息化的背景知识出发，介绍了医疗卫生信息系统安全的范畴及相关基本概念和定义，描述了医疗领域信息化建设发展情况。

2.4 小结

本章在明确范畴的基础上，阐述医疗领域核心的保护对象（如医患信息、诊疗记录等），并对这些对象自身脆弱性、面临的威胁及典型安全问题进行讲解。

为解决上述安全问题，本章还明确给出相关安全技术、标准规范及协议。在上述阐述的基础上，给出领域内典型的检验医学信息系统的需求介绍、实际实施方案，并结合上述知识分析和讨论系统的安全技术的应用，最后给出了 LIS 系统加固建议并简单描述了 LIS 系统安全集成的建议方案。

思考题

1. 医疗卫生信息化的现状和趋势如何？
2. 医疗卫生信息系统一般面临哪些安全问题？
3. 医疗卫生信息系统的核心对象包括哪些？
4. 有哪些安全技术可用于提高医疗卫生信息系统的安全性？

第3章

安全策略

医疗卫生信息安全策略定义了医疗卫生信息安全要实现的目标和实现这些安全目标的途径和规则，是经过国家相关部门领导层审核通过并正式发布和实施的纲领性文件，是实现医疗卫生信息安全管理和技术措施的前提，其目标在于减少信息安全事件的发生，将信息安全事故的影响与损失降低到最小。本章首先介绍一般的信息安全策略的相关知识，使读者首先对安全策略有一个基本认识，然后再分别描述机构信息安全策略和系统信息安全策略。

3.1 信息安全策略概述

本节主要阐述信息安全策略的定义、类型与作用。

3.1.1 信息安全策略定义

国家标准 GB/T22081—2008 定义“策略”是管理者正式发布的总的宗旨和方向。国家标准 GB/T25069—2010《信息安全技术术语》对于安全策略的定义是：“安全策略（Security Policy）是用于治理组织及其系统内在安全上如何管理、保护和分发资产（包括敏感信息）的一组规则、指导和实践，特别是那些对系统安全及相关元素具有影响的资产”。

通俗地说，安全策略即是描述组织具有哪些重要信息资产，并说明这些信息资产如何被保护的一个计划，其目的就是对组织中成员阐明如何使用组织中的信息系统资源，如何处理敏感信息，如何采用安全技术产品，用户在使用信息时应当承担什么样的责任，详细描述对员工的安全意识与技能要求，列出被组织禁止的行为。安全策略由组织管理层批准、印制及向全体工作人员公布，并能让有关人员访问和透彻理解，这是整个安全管理体系有效动作的根本保证。但是策略不是具体的执行程序，程序是执行的详细步骤，而一个策略是对安全目标的声明。

安全策略是一个组织机构中解决信息安全问题最重要的部分，它反映出组织对于现实和未来安全风险的认识水平，以及对于组织内部业务人员和技术人员安全风险的假定与处理。无论是国际公认的信息安全保障体系模型，还是信息安全管理标准，都将信息安全策略置于核心地位，确定信息安全策略是实现信息安全管理和技术措施的前提。

医疗卫生信息安全策略定义了医疗卫生要实现的安全目标和实现这些安全目标的途径，是经过国家相关部门领导层审核通过，正式发布和实施的纲领性文件，为医疗卫生组织的每一个人提供基本的规则、指南、定义，从而在医疗卫生组织中建立一套医疗卫生信息资源保护标准，防止医疗卫生工作人员的不安全行为引入风险。它描述应该做什么，而不是如何去做，一份安全策略就像是一份工程管理计划书，这意味着它隐藏了执行的细节，是进一步制定控制规则、安全程序的必要基础。

安全策略为医疗卫生信息安全提供了一个框架、一个总体规划，明确描述了安全保护的对象范围，提供了管理安全的方法，规定了各部门的规范及应负的责任，能够保证后续的控制措施被合理执行，能够对安全产品的选择及安全管理实践起到指导和约束作用。遵循安全策略的安全保障和管理将会形成一个统一的整体，通过协调各方面的力量来共同维护医疗卫生信息安全，使医疗卫生信息安全有了切实的依据。任何医疗卫生部门，无论大小都应该有信息安全策略，并有相应的措施保证安全策略能够被执行。遵守本部门的安全策略，是对医疗卫生工作人员的基本要求，应在其工作职能中描述。

3.1.2 信息安全策略层次

一个合理的安全策略体系可以包括以下三个不同层次的策略文档。

1. 总体安全策略

阐述指导性的战略纲领性文件，阐明了组织对于信息安全的看法和立场、信息安全的目标和战略、信息安全所涉及的范围、管理组织构架和责任认定以及对于信息资产的管理办法等内容。

2. 针对特定问题的具体策略

阐述了组织对于特定安全问题的声明、立场、适用办法、强制要求、角色、责任认定等内容。例如，针对 Internet 访问操作、计算机和网络病毒防治、口令的使用和管理等特定问题，制定有针对性的安全策略。

3. 针对特定系统的具体策略

更为具体和细化，阐明了特定系统与信息安全有关的使用和维护规则等内容，如防火墙配置策略、电子邮件安全策略等。

一套信息安全策略应该全面地保护信息系统整体的安全，在设计安全策略时，主要考虑以下范围的策略。

（1）物理安全策略：包括环境安全、设备安全、媒体安全、信息资产的物理分布、人员的访问控制、审计记录、异常情况的追查等。

（2）网络安全策略：包括网络拓扑结构、网络设备的管理、网络安全访问措施（如防火墙、入侵检测系统、VPN 等）、安全扫描、远程访问、不同级别网络的访问控制方式、识别/认证机制等。

（3）数据加密策略：包括加密算法、适用范围、密钥交换和管理等。

（4）数据备份策略：包括适用范围、备份方式、备份数据的安全存储、备份周期、负责人等。

（5）病毒防护策略：包括防病毒软件的安装、配置、对移动盘的使用和网络下载等做出的规定等。

（6）系统安全策略：包括 WWW 访问策略、数据库系统安全策略、邮件系统安全策略、应用服务器系统安全策略、个人桌面系统安全策略、其他业务相关系统安全策略等。

（7）身份认证及授权策略：包括认证及授权机制、方式、审计记录等。

（8）灾难恢复策略：包括负责人员、恢复机制、方式、归档管理、硬件、软件等。

（9）事故处理、紧急响应策略：包括响应小组、联系方式、事故处理计划、控制过程等。

（10）安全教育策略：包括安全策略的发布宣传、执行效果的监督、安全技能的培训、安全意识教育等。

（11）口令管理策略：包括口令管理方式、口令设置规则、口令适应规则等。

（12）补丁管理策略：包括系统补丁的更新、测试、安装等。

（13）系统变更控制策略：包括设备、软件配置、控制措施、数据变更管理、一致性管理等。

（14）商业伙伴、客户关系策略：包括合同条款安全策略、客户服务安全建议等。

（15）复查审计策略：包括对安全策略的定期复查、对安全控制及过程的重新评估、对系统日志记录的审计、对安全技术发展的跟踪等。

3.1.3 信息安全策略作用

安全策略是一种处理安全问题管理策略的描述。策略需要对每一个安全主题进行描述，探讨其必要性和重要性，解释清楚什么该做，什么不该做。如果组织中没有关于信息安全问题的策略，组织的成员在使用信息或者处理信息安全问题时缺乏正面的引导，很容易造成信息的滥用，也容易被用心不良的人钻空子，我们可以通过下面的例子来理解这种情况。

有一天，某医院所有员工都收到一封电子邮件，这个邮件警告如果有人收到标题为“加入社团”的邮件，就不该阅读，否则将会导致硬盘损坏，实际上这个警告邮件本身就携带着病毒。出于保护医院利益的考虑，医院里10%的雇员在医院内部向所认识的人转发了这个邮件，结果导致医院网络中很多机器感染病毒，技术人员花了大量时间去恢复系统。如果医院规定雇员应该怎么处理这种类型的邮件，就可以避免这些不必要的浪费。

类似这样的例子很多，信息安全事故的起因很多时候来自内部，因为如果有足够大的权限和足够多的知识，内部人员很容易绕过各种信息安全限制。而且许多还是非技术性的活动，许多只是由于某个人员的疏忽造成的。

而一个详尽的专业化的安全策略可以避免上面所提到的很多问题的发生。如果能够在信息安全事故发生之前，制定安全策略，对信息和信息处理设备进行管理、保护和分配，告诉员工在日常的工作中什么是可以做的，什么是必须做的，什么是不能做的，哪里是安全区，哪里是敏感区，那么多数的安全事故是能够避免的。

安全策略的制定与正确实施对组织的安全有着非常重要的作用，不仅能促进全体员工参与到保障组织信息安全的行动中来，而且能有效地降低由于人为因素所造成的信息安全事故带来的损害。信息安全策略能够保护信息资产，能够将安全责任进行分解到每位相关人员，增加全员安全意识，指导信息安全工作的具体实施。

3.1.4 信息安全策略目标

理想情况下，制定策略的最佳时间应当是在发生第一起网络安全事故之前。及早地做这些事情，有利于安全管理员了解什么需要保护，以及可以采取什么措施。制定信息安全策略的目的有以下几个。

1. 减少风险，减轻责任

一般来说，所有的业务运作过程都有一定程度的风险，所以要引入安全措施来减少这种风险。安全策略要考虑业务运作过程，应用最佳实践措施，这样可以在重要数据丢失时减轻责任。也可以在法律需要时，提供必要的证据。而且一个包括软件开发策略在内的安全策略对于开发更安全的系统是有指导作用的。通过创建这些指导方针和标准，开发者将会有章可循，测试者可以明了测试的对象，管理员也会清楚需求是什么，制定软件开发策略并作为开发者的指南，可以减轻以后的责任。

2. 发生安全事故以后的弥补

在安全事故发生以后来实施安全策略就像是亡羊补牢，尽管晚了，但至少可以避免同样的事故再发生。当发生过一次安全事故以后，在制定策略的时候，不能只把重点放在被攻破的地方，而应该从全局考虑，编写一个综合而全面的策略。

3. 顺应客户的需求

医疗卫生机构必须提供一种方法确保它们系统的安全性，医疗卫生系统的用户越来越多地要求明确定义的信息安全策略。拥有一份安全策略可以在一定程度上表明医疗卫生机构在满足客户的需求，对客户所关心的安全问题抱着很认真的态度。

医疗卫生机构制定安全策略，规定医疗卫生机构如何遵守这些安全策略，同时还要遵守它们自己已有的条例，对安全策略的需求也会增多。一份安全策略应该是医疗卫生机构首先要关注的事项。

4. 展示质量控制过程

除了展示对用户安全需求的顺应，医疗卫生机构也应该展示它们的运作过程是符合质量控制标准的。国际标准化组织（ISO）9001 规定了一个验证质量控制的标准，该标准适用于所有的商业运作过程。对于质量控制标准所要求的可评价的安全程序来说，安全策略可以作为该程序实施的指导方针。

3.2 机构信息安全策略

本节主要阐述机构安全策略的编制原则、编制过程，并且介绍了一个具体的机构安全案例。

3.2.1 机构信息安全策略原则。

在制定机构信息安全策略时，要遵循以下的原则。

1. 先进的安全技术是安全的根本保证

用户对自身面临的威胁进行风险评估，决定其所需要的安全服务种类，选择相应的安全机制，然后集成先进的安全技术，形成一个全方位的安全系统。

2. 严格的安全管理是确保安全策略落实的基础

各计算机系统使用机构、企业和单位应建立相应的安全管理办法，加强内部管理，建立合适的安全管理系统，加强用户管理和授权管理，建立安全审计和跟踪体系，提高整体安全意识。

3. 严格的法律、法规是安全保障的坚强后盾

严格依据法律、法规的要求和监管机构的要求来制定安全策略。

3.2.2 机构信息安全策略过程

制定安全策略的目的是保证医疗卫生机构信息安全、保护工作的整体性、计划性及规范性，保证各项措施和管理手段的正确实施，使信息系统及信息数据的机密性、完整性及可用性受到全面、可靠的保护。制定安全策略的一般步骤如下所述。

1. 合规分析

首先，分析组织安全保障必须遵循法律、法规、标准、监管机构的合规要求；其次，还要分析相应的安全保障合同及合作方的安全要求。相关法律、法规和标准等请参阅本书第 2 章的内容。

2. 组织需要分析

1）进行机构的业务分析

充分了解组织业务特征是设计信息安全策略的前提，对机构业务的了解包括对其业务内容、性质、目标及其价值进行分析。确定内部信息对外开放的种类及发布方式和访问方式，确定哪些业务部分是孤立的，哪些业务部分是相互连接的，内部信息对外开放的种类及发布方式，系统内部人员采用什么通信方式，各个部门采用什么业务运作方式，组织成员如何访问到内部和外部信息等。

2）确定机构安全目标

无论为了保护机构以及合作伙伴，还是保护整个系统数据流的安全性，首先应确定要保护什么以及为什么要保护它们。通过防止和最小化安全事故的影响，保证业务持续性，使业务损失最小化，并为业务目标的实现提供保障，必须保证已经把所有可能需要信息安全策略的地方都考虑到了。

3）确定安全策略范围

机构需要根据自己的实际情况确定信息安全策略要涉及的范围，可以在整个机构范围内、或者在个别部门或领域制定信息安全策略。信息安全策略应当有足够的范围广度，包括组织的所有信息资源、设施、硬件、软件、信息、人员。要分析在所要管理的网络中有哪些资源，其中哪些资源是重要的，比如硬件、软件、数据、访问、用户、连接、网络、通信等，什么人可以使用这些资源，哪些人可能会对资源构成威胁，以及如何保护这些资源。

4）进行风险评估与选择安全控制

要求被保护的资源被定义之后，就需要定义可能对资源构成威胁的因素，以确定可能造成信息丢失和破坏的潜在因素，确定威胁的类型。只有了解了对资源安全构成威胁的来源与类型，才能针对这些问题提出保护方法。确定针对潜在风险采取的安全保护措施的主要构成方面，制定安全存取、访问规则，明确安全控制的办法。

风险评估的结果是选择适合组织的控制目标与控制方式的基础，机构选择了适合自己安全需求的控制目标与控制方式后，安全策略的制定才有了最直接的依据。

3. 制定安全策略，编写安全策略文档

在制定安全策略之前，可以阅读类似机构的安全策略、安全标准和安全管理经验。特别要重视那些安全策略执行得比较成功的组织的经验，搜集好的实践案例，以便制定的安全策略达到业界较好的水平。如果一个机构之前没有任何积累，从头开始编写信息安全策略是很困难的，因此利用成功的组织的安全策略模板，或者对具有相同性质和目标的组织的安全策略进行修改，编写适合自己的安全策略文档，也是较合理的选择。

但最关键还是要按照制定安全策略的原则，依据机构自身安全策略的目标，制定安全策略。安全策略的内容应该包括目标、范围、策略内容、角色责任、执行纪律、专业术语、版本历史等。安全策略要尽可能地涵盖所有的风险和控制，没有涉及的内容要说明原因，并阐述如何根据具体的风险和控制来决定制订什么样的安全策略。

安全策略的制定也可以参照国家标准 GB/T22081—2008《信息技术　安全技术　信息安全管理实用规则》。该标准提供了一个组织启动、实施、保持和改进信息安全管理的较全面的指南和一般原则，一共定义了 11 个安全控制措施的章节，包括资产管理、人力资源安全、物理和环境安全、通信和操作管理、访问控制、信息系统获取、开发和维护、信息安全事件管理、业务连续性管理、符合性等，含有 39 个主要安全类别。

4. 安全策略评审

安全策略编写完成之后，必须由机构的领导层批准，并正式发布。在批准之前，按照惯例对安全策略进行审查，具体的审查过程不仅要从技术方面考虑，还要从法律方面考虑。要审查安全策略是否符合法律、法规、技术标准及合同的要求；审查安全策略是否损害机构、机构人员及第三方的利益；审查安全策略是否实用、可操作并可以在组织中全面实施；审查安全策略是否满足组织在各个方面的安全要求；审查安全策略是否已传达给机构中的人员与相关利益方，并得到了他们的同意。审查的过程需要安全策略涉及的所有部门的人员参与，最终由高级领导层批准。

5. 实施安全策略

安全策略必须得到有效的实施和贯彻执行，如果在被批准之后就被束之高阁，那么将起不到任何作用。所以机构可以把安全策略编制成组织信息安全策略手册，然后发布到机构中的每个组织人员与相关利益方。机构中几乎所有层次的所有人员都会涉及，机构中的主要资源也应该被这些策略所涵盖。

机构要引入许多新的条款、程序和活动来执行安全策略。为了保证安全策略得到有效的贯彻执行，要培训、教育宣传到个人，必须配以相应的检查和奖惩措施，否则，机构内人员很可能不会严肃对待安全策略，甚至任意违反它，而安全策略的执行规定和保障措施能够解决这些问题。

随着应用环境的变化，信息安全策略也必须随之变化和发展才能够继续发挥作用。通常机构应该每个季度进行一次策略的评估，每年至少应该进行一次策略更新修订。

3.2.3 机构信息安全策略案例

某某医院信息安全管理办法

总　则

为加强我院计算机和网络的稳定，充分发挥医院计算机设备及网络的工作效率，保障医院计算机和网络的安全运行，特制定本管理办法。具体内容如下：

第一章　计算机安全管理

1. 医院计算机操作人员必须按照计算机正确的使用方法操作计算机系统。严禁暴力使用计算机或蓄意破坏计算机软硬件。

2. 未经许可，不得擅自拆装计算机硬件系统，若需拆装，则通知网络管理技术人员进行。

3. 计算机的软件安装和卸载工作必须由网络管理员进行。

4. 计算机的使用必须由其合法授权者使用，未经授权不得使用。

5. 医院计算机仅限于医院内部工作使用，原则上不许接入互联网。因工作需要接入互联网的，需书面向医务科提出申请，经签字批准后交网络管理员负责接入。接入互联网的计算机必须安装正版的反病毒软件。并保证反病毒软件实时升级。

6. 医院任何科室如发现或怀疑有计算机病毒侵入，应立即断开网络，同时通知网络管理员负责处理。网络管理员应采取措施清除，并向主管院领导报告备案。

7. 医院计算机内不得安装游戏、即时通信等与工作无关的软件，尽量不在院内计算机上使用来历不明的移动存储工具。

8. 未经部门领导批准，任何人不得改变网络拓扑结构、网络设备的布置和参数的配置。

第二章　网络使用人员行为规范

1. 不得在医院网络中制作、复制、查阅和传播国家法律、法规所禁止的信息。

2. 不得在医院网络中进行国家相关法律、法规所禁止的活动。

3. 未经允许，不得擅自修改计算机中与网络有关的设置。

4. 未经允许，不得私自添加、删除与医院网络有关的软件。

5. 未经允许，不得进入医院网络或者使用医院网络资源。

6. 未经允许，不得对医院网络功能进行删除、修改或者增加。

7. 未经允许，不得对医院网络中存储、处理或者传输的数据和应用程序进行删除、修改或者增加。

8. 不得故意制作、传播计算机病毒等破坏性程序。

9. 不得进行其他危害医院网络安全及正常运行的活动。

第三章 网络硬件的管理

网络硬件包括服务器、路由器、交换机、通信线路、不间断供电设备、机柜、配线架、信息点模块等提供网络服务的设施及设备。

1. 各职能部门、各科室应妥善保管安置在本部门的网络设备、设施及通信

2. 不得破坏网络设备、设施及通信线路。由于事故原因造成的网络连接中断的，应根据其情节轻重予以处罚或赔偿。

3. 未经允许，不得中断网络设备及设施的供电线路。因生产原因必须停电的，应提前通知网络管理人员。

4. 不得擅自挪动、转移、增加、安装、拆卸网络设施及设备。特殊情况应提前通知网络管理员，在得到允许后方可实施。

5. 各科主任指定本科室工作站的计算机由专人管理，并把管理人员的名字连同管理机的机器号报到信息中心，由计算机中心做统一登记。

6. 各科室交换机、路由器设备由科主任、护士长监督管理，不得让其它电脑任意接入院内网络。

7. 在各科工作站计算机上，除了医院指定用系统外，不得安装运行任何程序及游戏，不得私自卸载任何软件，不得私自存储任何文件，不得任意外接任何设备（如U盘、移动硬盘、移动光驱、蓝牙等），不得私自更换计算机及网络设备，必须保证各工作站的单一工作状态。计算机中心将不定期检查，如果发现将追究管理计算机指定人员的责任并上报医院给予行政和经济处罚或回收电脑使用权。

8. 各科室计算机禁止无关人员在工作站上进行系统操作，实习生须在代教医生的指导下才可以使用计算机，代教医生不得为自己方便私自让实习生单独为病人做开医嘱等的系统操作，实习生不可单独使用计算机。任何操作员离开计算机后必须先退出系统，下班后必须关闭计算机，或做好交班工作。

9. 计算机操作员（医生、护士）不得将其本人系统操作密码任意告诉其他人，包括实习生。

10. 当计算机出现故障时，操作员应该积极主动地配合维修人员，尽快恢复工作状态。

11. 计算机出现故障后，当维修人员检查出是人为破坏或操作失误等情况后，维修人员需把情况向计算机所属部门的科主任汇报，并要求科主任提出处理意见。

12. 各科室必须严格保证计算机周围卫生、通风情况，不得乱放杂物在计算机周

围，爱护计算机，让水、强磁性物品、零食等远离计算机。

13. 电脑或网络出现故障后应及时报告网络管理办公室安排处理，不得擅自拆卸机箱和插拔网线。

14. 各科室负责人要加强对本科室计算机的使用管理，如操作人员违反制度，造成不良后果的，除追究当事人责任外，还要追究科室负责人的责任。

15. 在接入电脑的电路上不得任意接入其他任何电器，以防止意外发生。

第四章　软件及信息安全

1. 未经部门领导批准，任何人不得改变网络拓扑结构、网络设备的布置和参数的配置。

2. 不得在医院局域网上利用计算机技术侵占其他用户的合法利益，不得制作、复制和传播妨害医院稳定的有关信息。

3. 禁止在医院局域网上制造传播计算机病毒木马，不得故意引入计算机病毒木马。

4. 在工作时间内，不得在计算机上打游戏、听歌、看电视、下载、偷菜、随意安装软件。

5. 爱护计算机，下班时请按时关闭电脑。

6. 计算机等办公设施均由专人使用负责，使用人应加以爱护，如系人为损坏，则由使用人负责承担维护费用。

7. 计算机及外设所配软件及驱动程序交网络管理人员保管，以便统一维护和管理。

8. 管理系统软件由网络管理员按使用范围进行安装，其他任何人不得安装、复制、传播此类软件。

9. 网络资源及网络信息的使用权限由网络管理员按医院的有关规定予以分配，任何人不得擅自超越权限使用网络资源及网络信息。

10. 网络的使用人员应妥善保管各自的密码及身份认证文件，不得将密码及身份认证文件交与他人使用。

11. 任何人不得将含有医院信息的计算机或各种存储介质交予无关人员，更不得利用医院数据信息获取不正当利益。

3.3 系统信息安全策略

本节主要阐述系统安全策略的编制原则、编制过程，并且结合一个具体的系统安全案例进行讲解。

3.3.1 系统信息安全策略原则

1. 满足网络的分级管理需求

根据医院机构众多和以后拓展对普通百姓开展工作的需要，对系统信息安全实施分级管理的解决方案，将对它的控制点分为三级实施安全管理。

第一级：中心级网络，主要实现内外网隔离；内外网用户的访问控制；内部网的监控；内部网传输数据的备份与稽查。

第二级：部门级，主要实现内部网与外部网用户的访问控制；同级部门间的访问控制；部门内部的安全审计。

第三级：终端/个人用户级，实现部门内部主机的访问控制；数据库及终端信息资源的安全保护。

2. 需求、风险、代价平衡的原则

对任一系统，绝对安全难以达到，也不一定是必要的。对一个系统进行实际研究（包括任务、性能、结构、可靠性、可维护性等），并对网络面临的威胁及可能承担的风险进行定性与定量相结合的分析，然后制定规范和措施，确定本系统的安全策略。

3. 综合性、整体性原则

应用系统工程的观点、方法，分析医疗信息系统的安全及具体措施。安全措施主要包括：行政法律手段、各种管理制度（人员审查、工作流程、维护保障制度等）以及专业措施（识别技术、存取控制、密码、低辐射、容错、防病毒、采用高安全产品等）。一个较好的安全措施往往是多种方法适当综合的应用结果。一个计算机网络，包括个人、设备、软件、数据等，这些环节在系统中的地位和影响作用，也只有从系统综合整体的角度去看待、分析，才能取得有效、可行的措施。即计算机网络安全应遵循整体安全性原则，根据规定的安全策略制定出合理的网络安全体系结构。

4. 可用性原则

安全措施需要人为去完成，如果措施过于复杂，对人的要求过高，本身就降低了安全性，如密钥管理就有类似的问题。其次，措施的采用不能影响系统的正常运行，如不采用或少采用那些会极大地降低运行速度的密码算法。

5. 分步实施原则：分级管理，分步实施

由于医疗信息系统及其应用扩展范围广阔，随着系统规模的扩大及应用的增加，系统脆弱性也会不断增加。一劳永逸地解决系统安全问题是不现实的，同时由于实施信息安全措施需相当的费用支出。因此分步实施，即可满足系统信息安全的基本需求，亦可节省费用开支。

3.3.2 系统信息安全策略过程

系统信息安全策略过程主要包括两个环节：一是分析系统面临的主要安全问题；二是制定相应的信息安全防护措施。

1. 分析系统面临的主要安全问题

1）物理环境安全分析

信息中心机房安全对医院信息系统异常重要，它是承载整个信息系统的基础条件，直接影响信息系统能否正常工作。同时，中心机房工作环境影响设备能否长期正常工作。根据调查，机房环境温度每上升1℃，计算机系统寿命就会减少一半；机房湿度过低容易产生静电，大量静电容易损坏电路芯片，湿度太高容易腐蚀元器件等。从信息系统安全等级保护要求来看，物理环境安全分为设备物理安全、环境物理安全、系统物理安全三大方面。其中，设备物理安全主要包括静电放电、电磁辐射骚扰、电源适应能力等21项具体要求；物理环境安全主要包括场地选择、机房防火、机房屏蔽、供电系统、温湿度控制等19项具体要求；系统物理安全主要包括：灾难备份与恢复、防止非法设备接入、防止设备非法外联等6项具体要求。

2）网络安全分析

在医疗行业中大家对网络安全普遍的认识是以防火墙加防病毒来进行网络安全防护，但事实上网络安全问题涉及的内容很多。随着医院网络整体应用规模的不断扩大，大规模DOS侵入、黑客攻击、蠕虫病毒、外来工作人员等因素导致网络安全环境日益恶化，现有安全技术手段逐渐暴露出安全防护力度不够，强度不高等问题。由于网络安全引发重要数据的丢失、破坏，将造成难以弥补的损失，严重影响医院网络的正常运行。从等级保护要求考虑，网络安全应该从身份鉴别、自主访问控制、强制访问控制、安全审计、可行路径、防抵赖等11个方面来进行安全防护建设和实施防护。

3）主机安全分析

主机是医院信息系统的主要承载硬件设备，其安全性不言而喻，主机安全主要涉及：身份鉴别、访问控制、审计安全、入侵防范、资源控制等。影响主机安全的主要因素来源于两方面：一方面是针对操作系统的后门、木马与病毒攻击、黑客攻击、信息篡改、信息泄露、拒绝服务攻击等；另一方面是针对数据库的审计记录不足、拒绝服务、数据库通信协议泄露、身份验证问题等。

4）数据安全分析

数据库是医院信息系统数据存储的核心，从某种意义上说，医疗数据安全是医院信息安全的最主要防护重点，是整个安全防护的最重要核心。数据涉及信息覆盖面广，数据量大，信息种类繁多，要保持每天24小时不间断运行，一旦数据破坏或丢失，都会给医院造成不可估量的损失。

5）应用安全分析

我国信息安全采用信息安全等级保护制度，按照应用系统的安全等级进行划分，应用系统是等级保护的核心，所处的IT环境包括主机、数据库、网络传输、物理等，这些因素从客观上增加了应用系统的安全风险，这些风险是必然存在的。应用系统从自身架构上基本包含数据采集、数据处理与汇总分析、人机界面以及各层之间的API接口，这些组成部分从主观上增加了应用系统本身的安全风险，而应用系统本身安全又包括应用系统架构设计安全、模块之间的数据通信安全、数据存储安全设计、访问控制、身份认证等主要方面，因此每个层面都需要在系统设计时进行安全考虑和设计。

2. 制定相应的信息安全防护措施

1）加强安全意识教育

人是信息安全环节中最重要的因素，既是信息安全最大的防护者，也是信息安全问题的制造者。不仅要加强医务人员和信息管理人员自身的信息安全教育，同时也要提高信息安全意识。要从思想上认识信息安全工作的重要性，进一步确立信息化条件下的医院信息安全防护的指导思想。通过开展信息安全教育，把人员思想与单位制定的信息安全标准、规范、制度等紧密结合，高度统一。建立健全信息安全教育相关培训制度和机制。

2）建立完善的安全管理体系

加强医院信息系统安全防护制度建设、加强和建立技术防护规划和体系建设、建立人员安全防护体系、建立资产管理体系。形成制度、技术、人员管理和资产管理相结合的立体安全防护体系。信息安全工作要根据医疗行业、军队、国家的相关信息安全要求，从信息安全工作的宏观出发，着手微观。宏观上要制定总体方针和安全策略，建立整套的信息安全管理机构。微观上要制定信息安全管理机构的工作目标、工作的边界、工作的原则、建立信息系统安全域以及信息系统的安全框架。完善安全管理活动中的各类安全防护标准、制度、规范以及工作流程。应设立专门的安全岗位并确定职责，应成立指导和管理信息安全工作的领导小组，其最高领导由单位主管领导委任或者授权。同时，应根据国家和行业的信息安全要求，例如信息安全等级保护、风险评估等建立适合本医院的信息安全等级保护制度基线。从应用系统定级到测评和改造建立一套行之有效、适合自身的等级保护测评制度和流程，形成完善的信息安全生命周期环，使医院信息安全建设能够伴随应用系统建设不断滚动健全。

3）建立完善的安全技术体系

我国信息安全等级保护要求，以信息系统作为定级和保护对象，从物理安全、网络安全等5个层面进行了不同等级间、细颗粒度的具体要求。医院信息系统按照信息安全等级保护标准进行安全防护建设，从机房和网络的公共基础安全防护到数据和应用的系统化安全防护，建立完善的安全技术体系。

3.3.3 系统信息安全策略案例

基于可靠电子签名的电子病历系统安全解决方案

一、需求分析

随着电子病历系统在医院的普遍使用，病历无纸化存储再也不是空谈概念，消除纸张病历这一信息孤岛的思想已经深入人心。众所周知，病历不仅是病程记录，也是重要的、具有法律效力的文件，在解决医患纠纷中有着不可替代的作用。正因如此，在全面无纸化建设的过程中，医院心存诸多顾虑，包括，电子病历中的电子签名是否获得法律认可、电子病历容易复制是否能保证法律依据的唯一性，担心电子形态的病历会成为患者投诉医院的依据。归根结底，就是如何全面解决电子病历与纸质病历具有同等的法律效力。

我国《电子签名法》已明确了数据电文的法律效力，其核心是要引入可靠的电子签名。但可靠电子签名的技术实现尚未细化到医疗文书的书写和医疗文书的保存中，因此需要从医院实际使用需求出发，设计电子签名的技术实现，具体需求包括：

(1) 电子病历中需要进行签名的环节，均能够实现电子签名，包括医生、护士、患者等各类角色；

(2) 电子病历中能直观显示医生、护士、患者的签名字迹；

(3) 电子病历应该在规定时间内提交上级医师指导、修改，已经提交的病历不能再行修改；

(4) 各类病历资料整合成完整的版式文件存放在信息系统中，保证其真实、不能随意更改、不可抵赖，出现医患纠纷时，能够查询出来作为呈堂证供。

二、解决之道

针对医院的上述需求，遵照《中华人民共和国电子签名法》《卫生系统电子认证服务管理办法》以及《电子病历基本规范（试行）》相关规定，基于数字签名技术，为医院设计了一套无纸化安全解决方案，方案从“电子签名工具发放”“电子病历可信处理”和“电子病历合法化归档”三个方面设计，全面保障电子病历的合法性，从根本上扫清了电子病历应用的后顾之忧。

1) 电子签名工具发放

按照《电子签名法》的要求，为参与医疗活动的各类实体颁发属于电子签名人专有的电子签名工具，即“数字证书”。对于医护人员这类长期从事医疗活动的群体，为其签发长期有效的“个人数字证书”，对于患者/患者家属这类群体，为其签发“事件证书”，该证书的特点是只针对当前知情文书有效。

2) 电子病历可信处理

在医疗救助过程中，电子病历随时都可能作为法律文件，为使电子病历符合《电子签名法》对可信数据电文的要求，需对各类医疗文书进行可信处理。

(1) 电子化的处方、病历、检验检查单等：该类数据需进行医生的电子签名和可信时间戳处理。

(2) 电子化的患者知情文书：该类数据需进行医生的电子签名、患者的电子签名和可信时间戳处理。

(3) 转院纸质医疗文书：该类数据需先进行无纸化转化，由高清扫描设备转化为数字化图片，再由患者电子签名和可信时间戳处理。

3）电子病历合法化归档

医疗救助活动结束后，需对电子病历归档并长期保存。各类医疗文书通过首页生成ICD编码后，整合成完整的版式文件，版式化的电子病历数据同步到可信数据电文系统，由可信数据电文系统完成对电子病历文件的可信归档和数据加密。当出现医疗纠纷时，由该系统提供电子病历数据的举证查询和数据展示，从而保障了归档电子病历的合法可信。

三、技术特点

1）高效地实现了电子病历各环节可靠的电子签名

电子病历涉及病案首页、医嘱单、病程记录、护理记录、手术资料、产科记录等，为满足不同记录的医护人员签名需求，设计了针对不同存储类型数据签名实施方案、多级医生签名集成方案、医嘱批量签名处理技术、签名数据优化存储方案，从而有效地解决了电子签名效率低下、签名数据占用存储空间过大、签名技术集成复杂等实际问题。

2）创新实现患者/家属可靠的电子签名

针对患者/患者家属对电子知情文书的签名需求，采用了一次一签的事件证书，结合患者手写签字或按压指纹等个性化特征，实现对电子知情文书的可靠电子签名。该技术方案同时保证院方和患者的权益，并保留了手写签名的业务模式，大大简化了操作流程。

3）可信时间戳服务

针对《病历书写规范》对病历完成时限的要求，以及已经提交的病历不能再行修改的需求，设计了可信时间戳服务方案。该方案基于时间戳服务器，内置国家授时中心时间源模块，实现了对医院内网所有应用服务器的精准可信授时，同时对关键的电子病历数据加盖可信时间戳，保障了电子病历生产时间合法可信。

4）实现电子病历的归档安全

解决电子病历归档数据的真实性、不可抵赖需求，是医院能否彻底实现无纸化的关键环节。根据医院病案室的业务需求，结合医疗事故的司法举证流程，设计研发了可信数据电文系统，该系统收集电子病历归档数据和医疗事故产生的封存病历数据，为医院提供更安全可信的电子病历管理，并为证据查询提供方便、安全的途径。

5）完善的数字证书服务

数字证书作为电子签名工具，应保证其正确发放，保管安全，及时更新。针对医院应用数字证书的特点，设计了完善的数字证书服务方案，能够向医院承诺数字证书应用不会影响正常医疗活动的开展。具体解决手段包括以下4个方面。

（1）部署证书服务网关：提供医院内网医护人员数字证书静默更新服务，大大降低了数字证书更新的工作量。

（2）建立医院证书受理点，提供医院自助管理内部用户数字证书平台；提供备份证书服务，以应对医护人员丢失、忘记携带数字证书的紧急情况。

（2）提供多种数字证书存储介质形态：支持USBKey、射频卡、SDKey、卡Key合一等多种存储介质，能够满足医院对于工卡、门禁、饭卡、移动查房等结合数字证书的个性化应用需求。

（4）“事件证书”的及时签发，私钥及时销毁，杜绝伪造和假冒情况发生。

3.4 小结

本章从信息安全策略出发阐述了医疗卫生信息安全要实现的目标和实现这些安全目标的途径和规则。介绍一般的信息安全策略的相关知识，使读者首先对安全策略有一个基本认识，然后再分别描述机构信息安全策略和系统信息安全策略。

本章阐述机构安全策略和系统安全策略的编制原则、编制过程，并且结合一个具体的机构安全案例进行讲解。

思考题

1. 一个合理的安全策略体系可以包括三个不同层次的策略文档，它们各有什么特点？
2. 信息安全策略的作用是什么 ？
3. 信息安全策略目标包括哪些？
4. 如何对信息安全策略进行合规分析？
5. 机构信息安全策略过程主要包括哪些环节？

第 4 章

风险评估

信息安全风险普遍存在于各类信息系统中。医疗卫生信息系统也同样存在着安全风险。如何识别风险、跟踪风险，并对风险进行评估、评价和处置，是本章所讨论的主要内容。

4.1 风险评估概述

风险评估是对风险的识别、风险发生可能性和危害性的估计。在已颁布的《网络安全法》中对风险评估提出了严格要求，同时，在卫生部颁布的《卫生行业信息安全等级保护工作的指导意见》中，等级保护工作的开展也离不开风险评估活动的支持。在介绍风险评估之前，我们首先了解一些基本概念。

4.1.1 定义

1. 风险

ISO/IEC 31000 将风险定义为“对目标的不确定性影响”。

从 ISO 技术管理局对风险的定义可以看出：

风险是一种影响，影响可能是正面的，也可能是反面的。正面的影响会给我们带来机会与利益，相反，就会给我们带来威胁与损失。

风险是针对某个目标而言的，离开了目标而谈论风险是没有任何意义的。目标是组织的目标或者利益相关方的目标，并且它是具体的，而不是抽象的。

风险往往具有潜在事件与后果或者潜在事件与后果两者相结合的特征。如果没有安全威胁事件，就谈不上安全威胁事件的可能性及其影响。而没有了可能性与影响，风险也就无从谈起。所以，在我们的风险评估实践中，风险是由可能性与后果的组合来计算的。

当然，能够影响目标的因素有很多种，风险所涉及的只是其中的一种因素，那就是“不确定性”。从ISO对风险的定义我们可以看得出来，“不确定性”是风险最本质的特征，它指的是缺乏或者部分缺乏对某个事件及其后果或者该事件发生的可能性的相关信息的了解或者认识的状态。不确定性包含事件发生与否的不确定、发生时间的不确定与影响结果的不确定。

2. 风险评估

《GB/T 20984－2007 信息安全风险评估规范》中指出，风险评估（information security risk assessment）是参照信息安全技术与管理的相关标准，对信息系统及由其处理、传输和存储的信息的保密性、完整性和可用性等安全属性进行评价的过程。

该标准开展风险评估的基本过程是，首先评估资产面临的威胁，其次分析其将会导致安全事件的可能性，最后结合安全事件所涉及的资产价值来判断安全事件发生后会对组织造成的影响。

CISAW体系中《风险管理》方向对如何开展风险评估，提出了新的思路。我们认为应该从被评估信息系统所支撑的业务出发，了解业务所面临的风险，再来确认业务风险与数据、载体、环境和边界，乃至资源和管理的依赖关系。进而分析上述标准所识别的“信息资产”，及其所面临的威胁、存在的脆弱性，以及发生的可能性和带来的影响等，并进行综合分析和计算。

4.1.2 常见风险

依据CISAW医疗信息安全保障模型，常见的风险可以依据数据、载体、环境和边界几个方面进行梳理。

1. 数据的常见风险

患者信息、诊疗记录、电子处方、健康档案、电子病历等都属于医疗卫生信息系统中的重要数据，经常面临着隐私数据被获取、数据被肆意篡改、删除和破坏。其机密性、完整性、真实性需要给予保护。

2. 载体的常见风险

医疗卫生数据的载体主要包括存储载体和传输载体。随着信息化的建设，医疗卫生机构信息化程度愈来愈高，无线网络、移动介质、移动计算设备得到广泛应用。这些载体都面临着丢失、非法获取、非法连接等安全隐患。

3. 环境的常见风险

环境主要指医疗卫生信息系统、操作系统、数据库系统、网站等，其面临与其他信息系统同样的风险，如非法访问、恶意操作、网络攻击等。

4. 边界的常见风险

边界指上述的逻辑环境的登录和身份认证，机房、重要场所等物理环境的门禁等。登录和身份认证方面，最为常见的安全隐患是医疗行业人员信息安全常识不足和安全意识欠缺。

5. 资源的常见风险

资源包括了人力、财务、技术和信息。人力资源的风险主要在于人员的安全性和可用性等内容，包括人员的安全意识淡薄、安全与操作能力不足、容易受到诱惑，乃至存在道德品质隐患等问题；技术和信息资源更多的是体现在系统建设和维护等环节所采用技术和使用的信息等。技术过于先进，往往不够成熟，或技术人员无法熟练掌握和应用，进而引发安全隐患。信息不足是不确定性的主要原因。技术信息不足或不新，将导致评估风险和分析的不足和不全面。

6. 管理的常见风险

管理是信息安全保障工作的基础。管理上的风险在于制度不健全或有制度不执行，导致技术无法发挥作用，安全措施无法实现安全保障功能，人员意识淡薄、责任不清，乃至整体保障能力软弱。

4.1.3 风险的特性

风险除了不确定性之外，还具有客观性、普遍性、必然性、相对性、可识别性、可控性、损失性、不确定性、社会性和时效性等特性。

1）客观性：风险是一种不以人的意志为转移的客观存在。因为不管是自然界的物质运动，还是社会的发展规律，都是由事物的内因与事物发展的客观规律所决定的。

2）普遍性：风险存在于一切事物之中，并且贯穿于每一事物的整个生命周期，即事事有风险，时时有风险，这就是风险的普遍性。

3）必然性：风险是伴随着事物发展、变化过程中不可避免的一种存在趋势。因此，人们只能在一定的时间和空间内改变风险存在和发生的条件，降低风险发生的频率和损失程度，但是，从总体上说，风险是不可能彻底消除的。例如自然界的地震、飓风、洪涝灾害，社会领域的战争、瘟疫、冲突、意外事故等，都是不以人的意志为转移的客观存在。

4）相对性：风险的性质会因时空各种因素变化而有所变化。

5）可识别性：通过分析事物的内部因素、外部因素等，可以识别风险。

6）可控性：通过采取一定的控制措施，能够把风险控制在一定的范围内。

7）损失性：只要风险存在，就有发生损失的可能性。

8）不确定性：风险具有发生时间的不确定、损失的不确定以及是否发生的不确定性。从总体上看，一些风险是必然要发生的，但何时发生、是否发生却是不确定的。

9）社会性：风险的后果与社会的相关性决定了风险的社会性，某些风险会对社会构成很大的影响。

10）时效性：在一定的时间范围内风险会随着时间的推移而不断地变化，因为影响风险的各种因素会随着时间变化而变化，从而导致风险也会随着时间的推移而产生变化。

4.1.4 风险评估准则

在进行风险评估之前，应该确定其所遵循的原则。通常风险评估遵循以下原则。

1）标准性原则：评估信息系统的安全风险，应按照 GB/T 20984－2007 中规定的评估流程实施，对各阶段的工作进行评估。

2）关键业务原则：被评估组织的关键业务是信息安全风险评估工作的核心，涉及这些业务的相关网络与系统是评估工作的重点，包括基础网络、应用基础平台、业务网络、业务应用平台等。

3）可控性原则：（1）服务可控性。评估方应先与用户进行评估沟通会议，介绍整个评估服务的工作流程，明确用户需要提供的工作内容，保障整个安全评估服务工作的顺利进行。（2）人员与信息可控性。所有评估的工作人员均应签署保密协议，以保证项目信息的安全；应严格管理好工作过程中产生的中间数据和最后的结果数据，未经授权不得泄露给任何单位和个人。（3）过程可控性。应按照项目管理要求，成立项目实施团队，项目组长负责制，达到项目过程的可控。（4）工具可控性。安全评估人员所使用的评估工具应该事先通告用户，并在项目实施前获得用户许可，包括产品本身、测试策略等。

4）最小影响原则：对于类似在线的业务系统的风险评估，应基于最小影响原则，即首要保障业务系统运行的稳定，而对业务系统进行攻击性测试时，需沟通用户并做测试内容的应急备份，同时选择不在业务的高峰时间进行。

5）可恢复性原则：在风险评估实施前，在实施方案中应当明确指出意外情况下系统恢复的手段和具体的恢复策略。

6）保密性原则：在风险评估实施前，评估人员应当与被评估系统的项目负责人签署书面形式的保密协议。

4.2 风险评估过程

本节阐述风险评估的过程，包括评估准备、风险识别、风险分析、风险评价、风险处置五个环节。

在进行风险评估之前要确立好一个风险评估的过程框架。

风险评估的过程可大致分为三个阶段：风险识别，风险分析，风险评价，如图4－1

所示。风险识别是发现、认可并记录风险的过程，按工作流程分别进行资产识别、威胁识别、脆弱性识别及确认已有安全措施；风险分析为评价阶段提供输入，从而确定风险是否需要处理及最适当的处理策略和方法，该阶段包括风险值的计算和已有安全措施的确认；风险评价包括将风险分析的结果与预先设定的风险准则相比较，确定风险，同时制定和实施风险处理计划并评估残余风险及是否接受残余风险等。图 4-1 的工作流程不断重复循环，在实际环境下，因不同目的和条件，不同阶段的风险评估工作可以得到简化或者某些步骤得到充实。

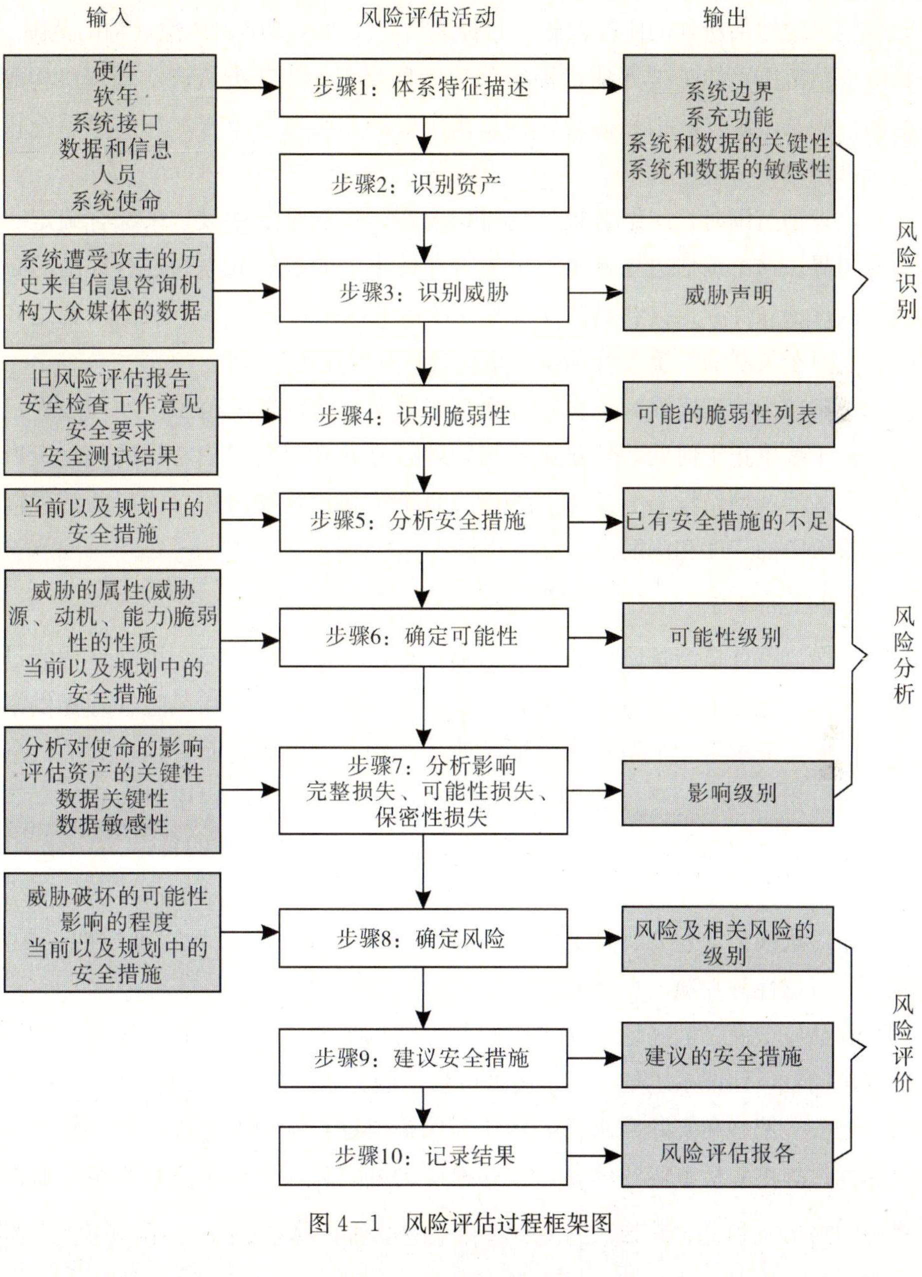

图 4-1 风险评估过程框架图

4.2.1 评估准备

1. 确定风险评价准则

组织应该确定用于评定风险重要性的准则，该准则应该反映组织的价值观、目标和资源。一些准则可以服从或引用法律法规要求或组织签署的其他要求。风险准则宜与组织风险管理方针一致，在风险管理过程开始时予以确定，并予以持续评审。

2. 风险评估范围

在确定风险评估所处的阶段及相应目标之后，应进一步确认风险评估的范围。

风险评估范围可能是被评估机构全部的信息及相关的各类资产、管理机构等，也可能是机构中某个独立的信息系统、信息系统中的关键业务流程、与信息系统相关联的系统或部门等。

在确定评估范围时，应结合被评估机构的实际信息系统建设，来综合确定一个清晰的评估边界。这个评估边界就相当于风险评估小组的授权范围和进行评估的必要信息，例如硬件、软件、人员和基础设施等。评估的范围可能是单个系统或者是多个关联的系统，对于关联的系统要特别注意相互之间接口描述。

组织通常按照物理边界和逻辑边界来描述某次风险评估的范围。物理边界定义了一个系统起于哪里止于何处，信息系统的物理边界元素包括我们常见的信息资产，如工作站、服务器、网络设备、线路、外设、建筑物和建筑物内独立的房间。逻辑边界定义了分析所需的广度和深度。

3. 风险评估目标

信息安全风险评估准备阶段首先应明确目标，为整个信息安全风险评估的过程提供正确的导向，也为下一步完善管理制度以及今后的安全建设和风险管理提供第一手资料。信息安全需求是一个组织为保证其业务正常、有效运转而必须达到的信息安全要求，通过分析组织必须符合的相关法律法规，组织在业务流程中对信息安全等的保密性、完整性、可用性等方面的需求，来确定信息安全风险评估的目标。

风险评估的目标是提高通过信息网安全的防护能力、发现隐患的能力、网络应急反应能力、对抗能力，并要保障信息及其服务的保密性、完整性、可用性、真实性、可核查性、可靠性等六项安全性能。

风险评估应全面、准确地了解组织及其中信息系统的安全现状、发现系统可能会出现的安全问题，保证系统处于一个高度可信任的状态。同时要分析组织的安全需求，找出目前的安全策略和实际需求的差距，为保护信息系统的安全提供科学依据。风险评估旨在通过提供分析事实的信息，在处理特定风险和选择风险应对策略方面提供科学决策。

4. 组建适当的评估管理与实施团队

在评估的准备阶段，评估组织应当组建专门的评估团队，负责执行组织的信息安全风险评估工作。对信息安全风险评估工作的现状进行全面深入了解，提出开展信息安全风险评估的对策和方法，为进一步建设和管理信息安全做准备。风险评估团队成员是指被评估过程中的管理者以及具体评估活动的实施者。风险评估实施团队由管理层、IT 技术等成员组成风险评估小组。风险评估领导小组由评估方、被评估方领导和相关部门负责人组成。

5. 确定信息安全风险评估的依据和方法

根据系统调研结果，确定信息安全风险评估的依据和方法。

信息安全风险评估依据有如下四种：现有国际或国家有关信息安全的标准、组织的信息系统互联单位的安全要求、组织的行业主管机关的业务的要求和制度、组织的信息系统本身的实时性或性能要求等。

根据信息安全风险评估依据和信息安全风险评估的目的、范围、时间、效果、评估人员素质等因素，选择一种具体的风险计算方法，并依据组织业务实施对系统安全运行的要求，确定相关的评估判断依据，使之能够与组织环境和安全要求相适应。

6. 制定信息风险评估方案

信息安全风险评估方案一般包括如下内容：

（1）团队组织：评估团队成员、角色、组织结构、责任等；

（2）工作计划：整个信息安全风险评估每个阶段的工作计划，即工作内容、形式、成果等；

（3）进度安排：包括时间进度、内容进度等；

信息安全风险评估活动是一个复杂的人为参与过程，为保证评估活动的成功，需制定详细可行的计划，并严格按照时间进度安排实施。

7. 前期调研

风险评估前期调查的主要工作是进行系统调研，系统调研是了解、熟悉被评估对象的过程。风险评估团队应进行充分的系统调研，以确定风险评估依据和方法的选择，为实施评估内容而奠定基础。调研内容应包括主要的战略及管理制度、主要的业务功能和要求、网络结构与环境、系统边界、数据和信息、主要的硬件软件、系统和数据的敏感性、支持和使用系统的人员等。

系统调研应采取调查问卷、人员访谈、现场考察、核查表等形式进行，对信息系统的业务、组织结构、管理、技术等方面进行调查。

8. 工具准备

在进行评估识别阶段之前，评估单位和被评估组织都应根据评估时具体所用到的实施方案来确定具体的工作内容，积极准备开展评估工作时所必需的条件，选择完成评估活动所要用到的软硬件工具和表格。

4.2.2 风险识别

本小节主要介绍风险识别环节所要完成的主要工作。

依据《GB/T 20984－2007 信息安全风险评估规范》，风险识别包括了资产识别、威胁识别、脆弱性识别几个步骤。

4.2.2.1 资产识别

信息资产是具有价值的资源或者信息，它以多种形式存在，包括有形的和无形的服务名誉等。风险评估中的资产价值应包括资产的经济价值及资产在机密性、完整性和有用性三个安全属性上的程度或者安全属性未达成时所造成的影响程度来决定。不同等级的安全属性将使资产的价值相差甚远，而资产的脆弱性，面临着的威胁以及所使用的安全措施都将极大影响资产安全属性的等级。为此，有必要对组织中的资产进行识别，且应清晰地识别所有的资产，特别是划入风险评估范围和边界的所有资产都应被确认和评估。在实际环境中，信息系统是非常复杂的，划分了大量的子系统、应用以及模块，还包括了各种元素。对资产的划分如果不够细致，风险评估的工作就意义不大，获得的安全等级、安全建议及技术方案等都不够准确。在资产识别过程中，除了对资产进行合理分类之外，还应体现出资产之间的关联和层次。

1. 资产识别的工作内容

信息资产是信息系统的主要构成部分，不同信息资产因功能的不同其重要程度也不同。因此，对信息资产需要合理分类，做安全需求方面的分析，从而确定资产的重要程度。

2. 评估范围内的业务识别

在一个企业中，各个部门因业务不同在企业的整体经营中的重要程度也不同，因此，要将企业各项业务赋值一个重要性级别，方便评估报告里的分析和对比。

3. 资产的识别与分类

每个类别的资产都具有一定的安全属性；同一资产类别中的不同资产之间安全属性的差别是将每个资产类别进一步划分为多个信息资产子类的依据。

4. 安全需求识别

安全需求识别的主要工作为按资产类别在业务或应用系统中的位置及作用分析资产类别在机密性（C）、完整性（I）和可用性（A）三个方面的要求。在进行安全需求分析时，需要考虑来自资产识别小组及被评估组织的参与人员的意见。

5. 资产的重要性识别

得到详细的资产清单后，组织应该对每项资产进行评价。

信息安全风险评估中资产的价值不是以资产的经济价值来衡量，而是以资产的保密性、完整性和可用性三个安全属性为基础进行衡量。资产在保密性、完整性和可用性三个属性的要求不同，则资产的最终价值也不同。

(1) 机密性赋值：资产对机密性的不同要求把机密性划分成五个不同的等级，每个等级决定了资产的机密性程度或者机密性缺失的负面影响。

(2) 完整性赋值：资产对完整性的不同要求把完整性划分成五个不同的等级，每个等级决定了资产的完整性程度或者完整性缺失的负面影响。

(3) 可用性赋值：资产对可用性的不同要求把可用性划分成五个不同的等级，每个等级决定了资产的可用性程度或者可用性缺失的负面影响。

综合评定资产的机密性、完整性和可用性的赋值等级，得出资产价值。综合评定方法结合自身的特点，比较资产机密性、完整性和可用性三大属性，得出最为重要的一个属性的赋值等级，最终赋值给资产；也可以对资产机密性、完整性和可用性三大属性的不同等级进行加权计算，最终赋值给资产。加权方法可结合组织的业务特点自行确定。为对应上述安全属性的赋值，按最终赋值结果划分资产为五个等级，资产的重要性随等级变动，也可以综合组织的实际情况得到资产识别中的赋值依据和等级。

4.2.2.2 威胁识别

威胁是指可能导致危害系统或组织的不希望事故的潜在起因。威胁是一个客观存在，正因为存在威胁，组织和信息系统才会存在风险。因此，风险评估工作中，需全面、准确地了解组织和信息系统所面临的各种威胁。威胁识别活动的主要目的是建立风险分析所需要的威胁场景。

1. 威胁识别的工作内容

威胁识别的主要工作内容有以下四点：威胁识别、威胁分类、威胁赋值和构建威胁场景。

2. 威胁识别

威胁可以分为实际威胁和潜在的威胁，故进行威胁识别的活动也需要区分开来。

在实际威胁中，对威胁进行识别的主要方法有人员访谈方式和工具检测方式。人员访谈可以快速了解被评估单位近期发生过何种威胁，通过面对面访谈关键资产的负责人，威胁识别小组的人员可以直接获得关键资产曾经遭受到的破坏，或在对一些安全事件进行分析后，间接得到威胁的源头。被评估单位的人员可能在能力或技术上有局限性，不能察觉所有发生过的威胁。这时威胁识别小组成员需用专业的工具或技能来检测这些未察觉的威胁。工具检测主要从网络流量和日志记录着手，网络流量方面的工具主要采用IDS来完成这项工作，特殊情况下还可以考虑使用协议分析工具来检测网络流量的异常。在日志记录方面，可以采用一些审计工具来完成，还可以利用日志分析工具快速获取威胁信息。

需要注意的是，工具检测过程中所有的原始数据都应保留下来，方便日后评估组织进行核查和加固。

而在安全性和实时性非常苛刻的系统中，威胁识别时使用的工具应谨慎。另外，工具检测的内容有限，威胁识别小组成员可能需要进行更深入的手工检查。

3. 威胁分类

根据威胁产生的起因、表现和后果不同，威胁还可分为下述几类。

（1）网络攻击。网络攻击是指利用网络存在的漏洞和安全缺陷对网络系统的硬件、软件及其系统中的数据进行的攻击，并造成信息系统异常或对信息系统当前运行造成潜在危害。网络攻击包括：后门攻击、漏洞攻击、拒绝服务攻击、网络扫描窃听、网络钓鱼、干扰和其他网络攻击。

（2）有害程序。有害程序是指插入到信息系统中的一段程序，危害系统中数据、应用程序或操作系统的保密性、完整性或可用性，或影响信息系统的正常运行。有害程序包括：计算机病毒、蠕虫、特洛伊木马、僵尸网络、混合攻击程序、网页内嵌恶意代码和其他有害程序。

（3）信息破坏。信息破坏是指通过网络或其他技术手段，造成信息系统中的信息被篡改、假冒、泄露、窃取等。信息破坏包括：信息篡改、信息假冒、信息泄露、信息窃取、信息丢失及其他信息破坏。

（4）信息内容攻击。信息内容攻击指利用信息网络发布，传播危害国家安全、社会稳定和公共利益、企业和个人利益的内容的攻击。

（5）设备设施故障。设备设施故障是指由于信息系统自身故障或外围保障设施故障，造成信息系统异常或对信息系统当前运行造成潜在危害。设备设施故障包括：软硬件自身造成的故障、外围保障设施产生的故障、人为破坏和其他设备设施造成的故障。

（6）灾害性破坏。灾害性破坏指由于不可抗力对信息系统造成物理破坏。灾害性破坏包括：水灾、台风、坍塌、火灾、恐怖袭击、战争等。

（7）其他威胁。

4. 构建威胁场景

在进行了威胁识别和威胁分类之后，可以为所有的关键资产构建威胁场景图，供后续的风险分析与风险计算。

构建威胁场景实质上是给所有的关键资产及其所面对的实际和潜在威胁建立对应关系。构建威胁场景可以得到两方面的好处：

首先，去除那些不可能存在的“关键资产－威胁”配对，减少后续的工作；

其次，威胁场景可以明确威胁的来源、途径和结果，有助于执行后续的风险分析和安全控制措施。

5. 威胁赋值

对资产造成威胁的另一个重要的因素是威胁出现的频率。威胁出现的频率在一定程度上决定了威胁严重程度，评估者应结合之前的评估经验和（或）相关统计数据来判断。在评估中，以下三个方面是频率统计的重点，决定了在某种评估环境中各种威胁出现的频率。

（1）过往安全事件报告中发生过的威胁及其频率；

（2）实际环境中检测工具以及各种日志发现的威胁及其频率；

（3）最近时间内国际组织对整个社会或特定行业的威胁及其频率和威胁预警。

可以等级化处理威胁出现的频率，与资产划分等级相对应，不同等级分别代表威胁出现的频率的高低。

4.2.2.3 脆弱性识别

脆弱性（vulnerability），是资产或资产组中存在的可能被威胁利用造成损害的薄弱环节，脆弱性一旦被威胁成功利用就可能损害到资产。漏洞可能存在于物理环境、过程、组织、人员、配置、管理、硬件、软件和信息等各个方面。

脆弱性是资产自身存在的，如没有被威胁利用，脆弱性本身不会对资产造成损害。如信息系统足够健壮，威胁难以导致安全事件的发生。也就是说，威胁是通过利用资产的脆弱性，才可能对系统造成危害。因此，组织一般通过尽可能消减资产的脆弱性，来阻止或消减威胁造成的影响，所以脆弱性识别是风险评估中最重要的一个环节。

1. 脆弱性识别的工作内容

各类技术脆弱性的存在导致了安全事件发生的概率大大增加，加大了信息系统的整体风险。故需要对信息系统中的脆弱性进行识别，脆弱性识别应包括以下工作内容：脆弱性识别、识别结果整理与展示和脆弱性赋值。

2. 脆弱性识别

脆弱性识别包括：脆弱性的基本特征、时间特征和环境特征的识别。

1）脆弱性的基本特征

（1）访问路径。该特征反映了脆弱性被利用的路径，包括：本地访问，邻近网络访问，远程网络访问。

（2）访问复杂性。该特征反映了攻击者能访问目标系统时利用脆弱性的难易程度，可用三个值高、中、低进行度量。

（3）鉴别。该特征反映了攻击者为了利用脆弱性需要通过目标系统鉴别的次数，可用多次、1次、0次三个值进行度量。

(4) 保密性影响。该特征表示威胁利用脆弱性时影响保密性的程度，可用完全泄密、部分泄密、不泄密三个值进行度量。

(5) 完整性影响。该特征表示威胁利用脆弱性时影响完整性的程度，可用完全修改、部分修改、不能修改三个值进行度量。

(6) 可用性影响。该特征表示威胁利用脆弱性时影响可用性的程度，可用完全不可用、部分可用、可用性不受影响三个值进行度量。

2) 脆弱性的时间特征

(1) 可利用性。该特征表示脆弱性可利用技术的状态，或脆弱性可利用代码的可获得性。

(2) 补救级别。该特征表示脆弱性可补救的级别。

(3) 报告可信性。该特征表示脆弱性存在的可信度以及脆弱性技术细节的可信度。

3) 脆弱性的环境特征

(1) 破坏潜力。该特征表示通过破坏或偷窃财产和设备，造成物理资产和生命损失的潜在可能性。

(2) 目标分布。该特征表示存在特定脆弱性的系统的比例。

(3) 安全要求。该特征表示组织和信息系统对IT资产的保密性、完整性和可用性的安全要求。

在识别脆弱性的同时，评估人员应对已采取的安全措施及其有效性进行确认。安全措施的确认应分析其有效性，即是否能够抵御威胁的攻击。保持有效的安全措施，节省不必要的工作和费用，避免安全措施的重复实施，修正或取消不适当的安全措施，用更科学的安全方式所取代。

当前识别脆弱性的主要方法有：问卷调查、工具检测、人工检查、文档查阅和渗透性测试等。

这里简单介绍下最常见的两种识别方式：工具检测和人工检查。

工具检测采用漏洞检测工具检测脆弱性，有较高的检测效率，因此实际项目中评估单位大都选用这种方式。因对实际业务系统进行工具扫描有一定的危险性，故在扫描之前，应做好充分准备。扫描计划应详细准确，包含扫描对象和范围、工具选择和使用、扫描任务计划和风险规避措施。

人工检查相较于工具检测可能效率没那么高，但在安全方面更胜一筹，故对那些可用性要求高的系统通常采用人工检查的方式。

3. 脆弱性分析

根据等级方式、技术实现的难易程度、弱点的流行程度和资产的损害程度，对已识别的脆弱性的严重程度进行赋值。因为许多弱点造成的是同一结果，或体现的是相似的问题，在赋值时应对这些弱点综合考虑，才能确认该脆弱性的严重程度。

除此之外，组织管理脆弱性也会对某资产的技术脆弱性的严重程度造成影响。所以，参考组织管理和技术管理脆弱性的严重程度对资产的脆弱性赋值很有帮助。

等级化处理脆弱性的严重程度，资产脆弱性的严重程度可以用不同的等级划分。脆弱性严重程度越低，则等级数值越小；同理，脆弱性严重程度越高，则等级数值越大。在识别了脆弱性之后，还要将它与相关的威胁结合起来。

4.2.3 风险分析

4.2.3.1 信息安全风险分析

在完成了资产识别、威胁识别、脆弱性识别，以及对已有安全措施确认后，我们还要进行风险分析，即确定资产、威胁和脆弱性相互之间的关系。风险分析阶段的主要工作是完成风险的分析和计算。

威胁能利用脆弱性导致安全事件的发生。根据威胁出现的频率及脆弱性状况，计算威胁能利用脆弱性导致安全事件的发生的可能性：

$$安全事件发生的可能性=L(威胁出现频率,脆弱性)=L(T,V) \quad (4-1)$$

在具体评估中，应综合攻击者技术能力（专业技术程度、攻击设备等）、脆弱性会被利用的程度、资产吸引力等来判断安全事件发生的可能性。

综合安全事件所作用的资产价值及脆弱性的严重程度，判断安全事件造成的损失对组织的影响，即安全风险。

根据资产价值及脆弱性严重程度，计算安全事件一旦发生后的损失，即：

$$安全事件的损失=F(资产价值,脆弱性严重程度)=F(I_a,V_a) \quad (4-2)$$

计算部分安全事件的发生造成的损失，应将对组织的影响也考虑在内，还应参照安全事件发生可能性的结果，对于发生可能性极小的安全事件可以不计算其损失。

部分安全事件损失的判断还应参照安全事件发生可能性的结果，对发生可能性极小的安全事件（如处于非地震带的地震威胁、在采取完备供电措施状况下的电力故障威胁等）可以不计算其损失。

风险分析包括考虑风险的原因和来源，以及所带来的正面和负面的影响及这些后果将会发生的可能性。影响后果的因素和可能性需要被识别。通过确定后果和其可能性以及其他风险特点，来进行风险分析。一个事件可以有多种结果并可以影响不同的目标，还要考虑现有的控制措施及其效果和效率。

后果和可能性的表达方式，以及它们组合确定风险程度的方式，都应当反映该风险的类型、可获得的信息以及运用风险评价输出的意图。这些全部都要符合风险准则。考虑不同风险和风险源的相互依赖性也是非常重要的。

风险程度的确定及其前提和假设的敏感性，都应当在风险分析中给予考虑，并通过沟通的方式传递给决策者以及利益相关方。诸如专家间观点的分歧、不确定性、可用性、质量、数量、信息的持续相关性、或模型的局限性等因素，都应当予以阐述并且可以重点强调。

风险分析可以在不同程度的细节上进行，这取决于风险本身、分析的目的、可用的信息数据和风险的来源。依据环境条件，分析可以是定性的、半定量或定量的，也可以是组合的方式。

后果和其可能性可以通过模拟一个或一系列事件的情形来得到结果，或由实验研究或可用数据推断后进行确定。后果可基于有形和无形的影响来表述。在某些情况下，一个以上的数值或描述，应当可以界定针对不同时间、地点、团体或状况的后果及其可能性。

4.2.3.2 风险计算

1. 风险计算原则

在进行风险值的计算之前，必须要确立好一个风险计算的原则，这里主要介绍定性、定量计算方法，并且确立好风险的计算公式。

目前很难有一种风险计算方法适用于所有的信息安全风险评估过程。这是因为在对风险评估结果的实际应用中，不能用非常精确的数据来表示脆弱性严重程度、威胁发生可能性和影响程度等因素。信息资产关键因素计算过程非常依赖于评估者的经验，往往会得出不同的风险值。关于该问题国际上还在进一步的研究中。

1）定量的风险评估计算模型

（1）基本要素描述

模型基本要素为：资产价值、威胁、脆弱、风险。

资产价值是指在评估范围内的资产的自身价值和资产在系统内重要性的统一值。

威胁是指信息资产的安全有可能会遭到破坏，因为目前不可能实现事件和脆弱的精确对应，所以采用威胁来关联事件和威胁。定量的风险评估计算模型知识库，可根据自身定义的威胁得出服务人员根据事件类和脆弱来建立。

脆弱本身是无害的，是被威胁利用来影响资产的一个必要条件，定量的风险评估计算模型知识库自身定义了具体脆弱，包括扫描器的脆弱和人工评估的具体脆弱。

风险是指某个事件范围内企业的安全状况。风险是指某个事件范围内企业的安全状况，可以表示为威胁可能性和威胁影响性的函数，风险的函数关系为：

$$风险=F(资产价值、脆弱值、威胁影响值、威胁可能性)$$

（2）资产价值

这里的资产价值为信息系统中的价值，与资产的 CIA 三性有关（此时的资产价值不仅为自身的价值，还是它在信息系统中的价值，与资产的机密性、完整性和可用性有关。

(3) 脆弱值

脆弱值是脆弱的一个属性，范围在1～5之间，整型。安全脆弱分为安全脆弱类型和安全脆弱值。

(4) 威胁影响值

威胁影响值分为影响初始值和影响资产值。影响初始值是根据统计和经验判断某个威胁可能造成的影响的大小，由服务人员赋予，固化在系统知识库中（可通过知识库升级修订）。

影响资产值指发生威胁后影响三大特定属性（C、I、A），由三个权重（C权重、I权重、A权重）构成影响资产权重数组，此数组中CIA权重分别与资产的CIA值相乘后求和除以3，再开平方根得到影响资产值。

威胁影响值则可以分为威胁初始影响值和威胁影响资产值两部分。

(5) 威胁可能性

威胁可能性的判断可以确定某资产是否面临某个威胁以及这个威胁发生的可能性有多大。威胁可能性的计算包含三个参数：固定经验值、发生条件值和发生次数值。威胁可能性范围为1～5，整型，0代表该资产上不存在此威胁，其与漏洞之间的对应关系应该要被删除。

固定经验值固化在系统中，不提供给用户修改，也不提供给服务人员修改，只能在软件升级时修改。范围1～5，整型。

威胁的固化经验值，该值是国际组织长期统计的结果。固化在系统子知识库中，不能够被修改，只能在知识库升级时修改。范围为1～5，整型。

发生条件值的赋予由服务人员提供，通过评估工具提供的一个可以修改知识库中可能性的功能，初始值为固定经验值，在此基础上调整。范围为1～5，整型。

2) 定性的风险评估计算模型

(1) 风险等级矩阵

下面两个方面决定信息系统的风险：

①在现有的控制措施下，威胁源利用系统脆弱性的可能性；

②被攻击后，系统的危害程度。

威胁发生的可能性与威胁源的能力和动机、系统脆弱性和已实施的控制措施有关。为了计算信息系统的风险，应先计算风险等级矩阵。矩阵的风险等级数值表示了风险的危害程度。

(2) 风险等级范围

可将风险等级矩阵中的数值按照组织的具体情况定性分为几个风险等级范围，以得到直观的风险状况。这样组织的管理者就可以根据等级范围来制定相应的策略。

2. 风险值计算

根据威胁、脆弱、资产都会增加的风险值，得到风险值计算公式。这里根据威胁利用资产的脆弱性导致安全事件发生的可能性、安全事件发生后造成的损失来计算风险值，即：

$$\begin{aligned}\text{风险值} &= R(A,T,V)\\ &= R(\text{安全事件发生的可能性},\text{安全事件的损失})\\ &= R(L(T,V),F(Ia,Va))\end{aligned} \quad (4-3)$$

其中，R 表示风险计算函数；A 表示资产；T 表示威胁；V 表示脆弱性；I_a 表示安全事件所作用的资产价值；V_a 表示脆弱性严重程度；L 表示威胁利用资产的脆弱性导致安全事件发生的可能性，F 表示安全事件发生后造成的损失。

3. 矩阵法计算风险

矩阵法主要用于由两个要素值确定一个要素值的情形。

函数 $z=f(x, y)$ 可以采用矩阵的形式进行表示。以要素 x 和要素 y 的取值构造一个二维的矩阵，矩阵内 $m*n$ 个值即为要素 z 的取值。

其中，矩阵的计算根据实际情况来定，对于 z_{ij} 的计算不一定遵循的计算公式，但是必须具有统一的增减趋势。

（1）计算安全事件发生的可能性，构建安全事件可能性矩阵。

（2）计算安全事件损失，构建安全事件发生损失矩阵。

（3）计算风险值：构造风险矩阵。

4. 相乘法计算风险

相乘法主要使用于需要对两个要素值确定的另一个要素值进行计算的情形，即函数 $z=f(x,y)$，函数 f 可以使用直接相乘法计算，$z=f(x,y)$，如 $z=x\times y$，或 $z=\sqrt{x\times y}$ 等。

示例：假设有 2 个重要资产，资产 A_1 和资产 A_2，资产所面临的威胁及威胁可利用资产的脆弱性如表 4-1 所示，括号内是其等级值。

表 4-1 资产、威胁、脆弱性表

资产	威胁	脆弱性
资产 $A_1(4)$	威胁 $T_1(1)$	脆弱性 $V_1(3)$
	威胁 $T_2(5)$	脆弱性 $V_2(1)$
		脆弱性 $V_3(5)$
	威胁 $T_3(4)$	脆弱性 $V_4(4)$
资产 $A_2(5)$	威胁 $T_4(3)$	脆弱性 $V_5(4)$
	威胁 $T_5(4)$	脆弱性 $V_6(3)$

使用相乘法，计算资产的风险值。首先计算 A_1 的风险值。资产 A_1 面临的威胁有

T_1、T_2、T_3；T_1 可以利用的资产 A_1 存在的脆弱性有 1 个，即 V_1；T_2 可以利用的资产 A_2 存在的脆弱性有 2 个，即 V_2、V_3；T_3 可以利用的资产 A_1 存在的脆弱性有 1 个，即 V_4，因此资产 A_1 存在的风险值有 4 个。下面计算资产 A_1 面临的威胁 T_1 可以利用脆弱性 V_1 的风险值。其中计算公式使用 $z=\sqrt{x\times y}$。

(1) 计算安全事件发生的可能性。

$T_1=1$，$V_1=3$，安全事件发生的可能性 $=\sqrt{1\times 3}=\sqrt{3}$。

(2) 计算安全事件的损失。

$A_1=4$，$V_1=3$，安全事件的损失 $=\sqrt{4\times 3}=\sqrt{12}$。

(3) 计算风险值。

安全事件风险值 $=\sqrt{3}\times\sqrt{12}=6$。

4.2.4 风险评价

在风险管理领域风险评价被定义为："将风险分析的结果与风险准则相比较，以决定风险和/或其大小是否可接受或可容忍的过程"。风险评价有助于风险应对决策。

而在信息安全中，风险评价具体是指在风险评估过程中对资产、威胁和脆弱性及当前安全措施进行分析评估后，对风险所做的综合分析和评估，将所评估的信息资产的风险与预先给定的准则做比较，或者比较各种风险的分析结果，从而确定风险的等级。风险评价方法是根据组织或信息系统面临的各种风险等级，通过对不同等级的安全风险进行统计、分析，并依据各等级风险所占全部风险的百分比，确定总体风险状况。

具体风险评价如表 4−2 所示。

表 4−2 安全风险评价表

风险等级	占全部风险百分比（判断条件）	总体风险评价结果		
		高	中	低
很高	≥10%	高		
高	≥30%	高		
中等	≥30%		中	
低				低
很低				低

风险评价利用风险分析过程中所获得的对风险的认识，来对未来的行动进行决策。道德、法律、资金以及包括风险偏好在内的因素也是决策的参考信息。

决策包括下述内容。

(1) 某个风险是否需要应对；

(2) 风险的应对优先次序；

(3) 是否应开展某项应对活动；

（4）应该采取哪种途径。

在明确环境信息时，需要制定决策的性质以及决策所依据的准则都已得到确定。但是在风险评价阶段，需要对以上问题进行更深入的分析，毕竟此时对于已识别的具体风险有更为全面的了解。如果该风险是新识别的风险，则应当制定相应的风险准则，以便评价该风险。

4.2.5 风险处置

风险处置是将风险评估得到的各个安全等级的风险控制到可接受或可容忍的范围内而采取的一系列的计划和方法。

风险处置的一般过程如图 4－2 所示。

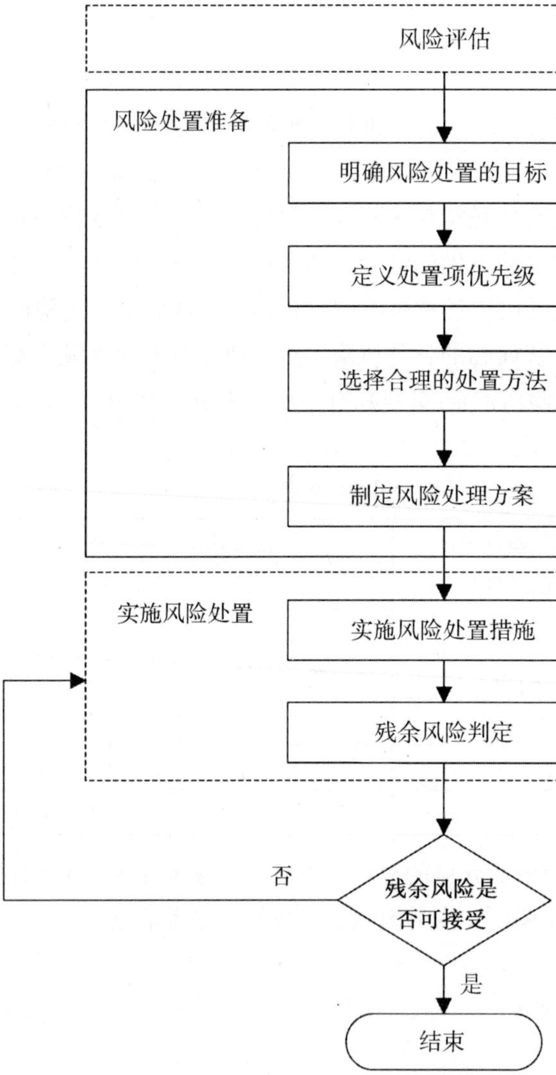

图 4－2 风险处置过程

1）明确风险处置的目标

要想对风险实施有效的控制和妥善的处理，那么在风险处理之前，需要根据风险评估结果的实际情况，确定一个合适的风险处置的目标，以此来为风险处置提供一个好的指引和向导。风险处置的基本目标是以最小的处置成本获得最大的收益，以避免风险可能带来的损失和不利影响，所以在确定具体的风险处理目标之前都需要进行成本－收益的核算，只有依据分析和权衡核算的结果而确定的目标才是科学的、可行的。

2）制定风险处置计划并定义各处置项的优先级

当要着手进行风险处置的时候，应首先明确各个待处置的风险项的优先级，然后再制定相应的风险处置计划。各风险处置项的优先级可以综合考虑处置所要耗费的成本、达到处置目标后的收益和此风险潜在的影响程度等因素来确定处置项的优先级，风险等级赋值方式如表4－3所示。

表4－3 风险等级的确定

等级赋值	标识	描　述
5	很高	处置成本/目标收益值低，而风险对于组织的影响重大，对组织的根本利益有着决定性影响，若不进行处置，将有严重损失
4	较高	处置成本/目标收益值较低，风险对组织影响大，对组织的利益有着重大的影响
3	中等	处置成本/目标收益值适中，风险对组织影响较大，若不进行处置，风险将对组织的利益有较大影响
2	较低	处置成本/目标收益值较高，风险对组织有一定的影响，若不处置，对组织的利益有轻微的影响
1	很低	处置成本/目标收益值很高，风险对组织的影响不是太明显，可以考虑忽略

在对风险处理的工作进行完优先级排序之后，对于优先级高的处置项应该优先处理，如优先处理风险等级赋值为“5”和“4”的处置项。

3）确定风险安全处置的依据和方法

在对风险进行了衡量、评估以后，可以根据风险评估的结果，确定风险安全处置的依据和方法。具体的依据和方法，组织应综合实际的业务需求、所确定的风险处置目标以及相应的风险等级来制定。

4）制定风险处置方案

风险处置是风险管理中的一个重要环节，每个风险的处置都应是严谨而有条理的，在进行正式的风险处置之前，相关组织和人员最好制定一个详细的风险处理方案，以便在处理过程中提供参考和凭证。

风险处置方案应该至少包括以下内容。

（1）风险的处置项和具体内容；

（2）负责处置的团队和人员；

（3）工作计划；

（4）时间进度安排；

（5）预期结果和意外状况处理方案；

（6）实施风险处置方案并检测结果。

在风险处置过程框架中，最为关键的步骤便是实施风险处置。负责实施的人员应严格依据所制定的风险处置方案实施风险处置过程，并对残余风险进行评估和判断。当进行处置过后，若残余风险已经处于组织可以接受或者容忍的范围之内，则处置过程结束；若残余风险依然对组织有较大的威胁，则进行循环处置，直到残余风险接近可接受和容忍的范围。

4.3 小结

本章主要介绍了信息安全风险与风险评估的定义，明确了风险的普遍性和不确定性，分析了风险与威胁、脆弱性、影响的三者之间的关系。

本章同时从 CISAW 模型出发，从数据、载体、环境、边界、资源和管理六个要素出发，分析了医疗卫生信息系统面临的常见风险。

最后，本章介绍了医疗卫生信息系统风险评估的一般过程。

思考题

1. 你所在的医疗岗位可能存在哪些业务风险？
2. 你认为这些风险是信息系统造成的吗？
3. 你认为医疗人员存在哪些风险？
4. 医疗人员脆弱性应该如何识别？

第 5 章

保障措施

安全保障措施以业务安全为核心，针对数据、载体、环境和边界四个实体实施。因而，技术措施具体又可以分为针对数据的安全保障措施、针对载体的安全保障措施、针对环境的保障措施以及针对边界的保障措施。这些技术措施具体体现为软硬件设备、模块等形式的实体。

但技术保障只是一方面，还需要结合机构业务实际，增加相应的保障措施。安全的有效应用需要资源的支持，资源主要包括人力、财务、信息和技术四类资源，这在 CISAW 信息安全保障模型中已经进行了详细的定义。除了资源的保障措施，还需要从管理上实施安全保障。前面章节介绍过，管理是贯穿整个模型的基础。管理的对象包括业务、数据、载体、环境及其边界、生命周期、安全属性和资源，乃至六个环节的安全措施。而反过来，管理也需要相应的保障等，具体包括成立安全管理机构、安全考评管理、安全保密管理及安全应急管理等，以有效减少管理漏洞，保障信息安全。

本章首先依据 CISAW 信息安全保障模型，介绍医疗卫生信息安全技术保障措施；然后分别介绍资源和管理保障措施。

5.1 技术保障措施

医务人员在工作过程中需要使用多个信息系统，这些信息系统的构成、组网结构各不相同，部分系统位于医疗信息内网，严格禁止外部访问，如一些医疗信息系统，医务人员通过局域网可对本地信息进行访问，还可以通过 Internet 和外部环境进行交互。医护人员的网络访问情况如图 5−1 所示。

在医护人员访问系统的过程中，面临各类安全问题。为实施有效的安全保障，需要建立在技术保障基础之上。安全技术种类繁多，从安全的老三样：防火墙、入侵检测和防病毒等，到医疗信息加密、服务器存储安全、HIS 等系统的安全审计等，在选择上不免让人眼花缭乱。

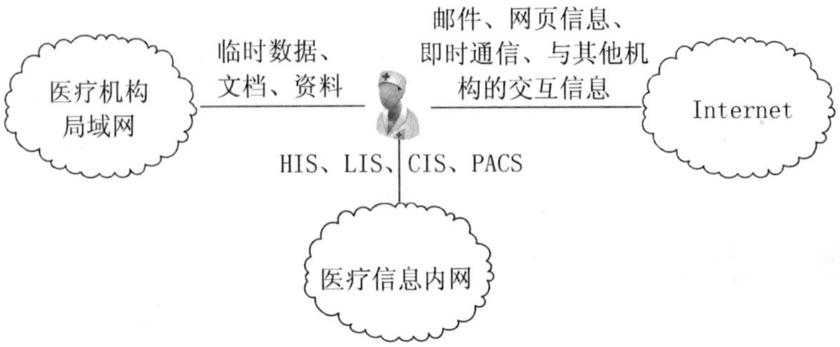

图 5－1　医护人员的网络访问情况示意图

为了有效地根据安全需求采用相应的技术，必要的方法是先对安全技术进行分类。根据 CISAW 信息安全保障模型，为了保障业务连续性，可从业务核心安全出发，以数据、载体、环境和边界四类实体对象进行安全保障，并针对信息安全的基本属性，实施具体的安全机制。如图 5－2 所示。

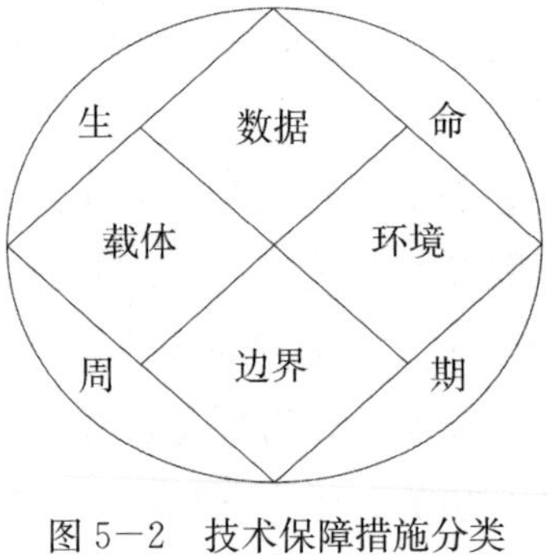

图 5－2　技术保障措施分类

5.1.1　数据安全保障措施

数据安全是信息安全保障的基础，是业务活动连续开展的保证。数据安全是指数据在其生命周期中得到保护，不因偶然的或者恶意的原因遭到破坏、更改、泄露。数据安全主要保护数据的可用性、完整性、真实性、机密性及不可否认性等安全属性。医疗卫生信息系统数据安全既涉及传统的网络、存储、处理等各环节的数据安全，又需要针对医疗卫生信息系统数据特点进行设计。

5.1.1.1　医疗卫生信息系统中的数据种类及特点

医疗卫生信息系统由多个系统构成，如：医院信息系统（HIS）、检验信息系统（LIS）、临床信息系统（CIS）、医学影像信息系统（PACS）、电子病历系统（EMR）等，在第 1 章，已对系统的概念和功能进行了介绍。主要系统的数据种类包括下述各项。

1. HIS 数据

HIS 系统的数据主要包括：病人医疗信息、费用信息和决策分析统计信息等。

2. LIS 数据

数据的主要来源包括下述内容。

（1）检验工作站：是 LIS 最大的应用模块，是检验技师的主要工作平台。负责日常数据处理工作，包括标本采集、标本数据接收、数据处理、报告审核、报告发布和报告查询等日常功能。

（2）医生工作站：主要用于病人信息浏览、历史数据比较、历史数据查询等功能。该工作站使医生在检验结果报告出来之后可立即得到患者的病情结果，并可对同一个病人的结果进行比较，并显示其变化曲线。

（3）护士工作站：具有标本接收、生成回执、条码打印、标本分发、报告单查询和打印等功能。

（4）审核工作站：主要的功能是漏费管理的稽查，包括仪器日志查询分析、急诊体检特批等特殊号码的发放及使用情况查询与审核、正常收费信息的管理等功能。该功能可以有效控制人情检查和医护人员私自收费现象。

（5）血库管理：具有血液的出入库管理，包括报废、返回血站等的处理。输血管理，包括申请单管理、输血常规管理、配血管理、发血管理等功能。

（6）试剂管理子系统：具有试剂入库、试剂出库、试剂报损、采购定单、库存报警、出入库查询等功能。

（7）主任管理工作站：主要用于员工工作监察、员工档案管理、值班安排、考勤管理、工资管理、工作量统计分析、财务趋势分析等。

3. CIS 数据

数据的主要来源由下述各系统提供。

（1）医嘱处理系统：提供可编辑的电子文档模板，以医生、护士为服务对象，在病人的参与配合下共同完成医嘱信息的记录，并提供医嘱信息的管理功能。

（2）病人床边系统：通过电子腕带等移动设备，提取病人每一条医嘱的详细内容，对医嘱项目在具体执行时可得到电子化确认，并可记录医嘱的执行人和实际执行时间等重要信息。

（3）实验室系统：对临床实验数据进行综合管理。

（4）药物咨询系统：提供用药审查、用药指南、常见急症病症信息、常见中毒药物数据、各类化验和物理检查数据等。

4. PACS 数据

各种医学影像数据包括：核磁，CT，超声，各种 X 光机，各种红外仪，显微仪等设备产生的图像。

5. EMR 数据

包括数字化的病人医疗记录。

6. 辅助信息系统

对医疗管理进行辅助的各类系统（在线手术管理系统、图书文献系统、远程教学系统、监控系统等）所产生的数据。

根据对以上系统分析，可以得到医疗数据具有以下 4 个特点。

1）类型多样

医疗数据的类型包括了数值、文字、货币、图像、信号、语音、视频等。

2）数量大

由于医疗工作的特点，医疗信息系统会产生大量的数据，包括病情诊断、医学文献、监控数据等，尤其一些医学检验设备产生的数据量非常大，如：SPEC、MRI、PET 等，在单一机构中，这些设备每天都会产生数千兆字节的数据。

3）生命周期长

由于医疗数据的特殊性，需要进行安全存储，并且医疗数据一般生命周期较长。例如：门急诊记录保存时间不得少于 15 年，住院病历保存时间还要长（约 30 年），一些著名人物的病历将被无限期地保存。

4）使用频率高

一般地，两年内的病历、影像等数据较为经常调用。病人信息、交易、医嘱等会每天调用。

5.1.1.2 典型安全问题

医疗卫生数据安全问题包括很多种类，除了与传统应用相同的对基本安全属性：可用性、完整性、真实性、机密性、不可否认性进行侵犯的安全问题外，隐私安全问题是医疗卫生数据安全中需要突出说明的安全问题。以下结合医疗卫生相关业务进行说明。

1. 数据不可用

由于存有医疗数据的介质（如光盘、移动 U 盘、硬盘等）被物理损坏导致数据无法读取，或由于环境、载体问题导致的数据损毁。例如：数据中心机房温度过热导致设备宕机、网络中断导致服务器数据无法访问、软件运行错误导致数据无法获取等。

2. 数据损毁

医护人员在操作系统时，由于误操作导致文件被删除、文件被覆盖，或者由于误操作错误键入数据，或程序错误覆盖数据区等。

3. 数据不可信

由于电子数据的可复制性，导致医疗卫生信息系统主要参与者：医疗机构、医护人员、病人的身份易被伪造，这会造成医患纠纷，甚至危及医疗支付安全。

4. 数据泄密

由于存储有重要信息的纸质文挡丢失，木马程序非法获取个人数据，或由于医护人员发送敏感信息导致的信息泄密。

5. 数据抵赖

由于医疗事故的出现，医患双方对医疗过程记录的数据，例如：电子病历、医嘱数据、检验数据等进行抵赖，推卸相关医疗责任等。

6. 隐私泄露问题

病历、诊断结果、用药数据等多种类数据均涉及医患隐私问题。例如：电子病历信息以明文方式保存在后台数据库服务器上，而后台数据库服务器对于具备高等级权限的用户是透明的，这些用户登录数据库后可以直接查看病人病历信息，导致病人隐私信息泄露，对病人的生活、工作造成影响。

5.1.1.3 保障措施

医疗卫生数据安全保障主要采用的技术包括：加密技术、身份认证技术、访问控制技术、数据备份与恢复等。

1. 加密技术

加密技术主要是使用加密算法，将数据从明文转换为不可读取的密文形式。当前主流的加密算法，一般算法过程是完全公开的，对于加密的保护，只需要保障密钥安全即可。加密技术是所有安全技术的基础，在医疗业务中，加密技术主要有以下两个方面的应用。

1）数据加密

加密技术的基本功能，对数据进行变换，以避免信息在处理、存储、传输等过程中泄露。医疗应用中，要求涉密文件必须经过内部加密技术处理后方可在网络上传输，特殊级别的文件还需更多处理。

2）数据完整性

对系统中重要数据采用 HASH 函数计算数字摘要（消息鉴别码），保存到受保护的摘要数据库中，如：对医疗机构网站页面的防篡改保护，可以采用数据完整性机制实现。

2. 身份认证

信息系统中的身份认证是指对实体（主体，客体）进行身份鉴别的过程。身份认证主要包括以下技术。

1）数字签名

由可信第三方颁发数字标识信息及私钥给系统用户，数字标识信息包括了用户的基本信息、公钥及第三方的签名（在公钥基础设施 PKI 中称为数字证书），这样用户的数字标识信息的真实性、完整性得到了保障。在身份验证时，系统通过可信第三方获取用户信息并验证，再结合非对称密码算法及具体的身份认证协议来完成身份验证。医疗应用中，通过数字签名技术，可以对医疗机构、医护人员、病患的身份进行验证。

2）生物特征识别

部分系统需利用人体固有的生理特性和行为特征（如人脸、虹膜、手形、指纹、掌纹、签名、声音识别等）来进行个人身份的鉴定。

3）口令认证

使用成熟的单点登录组件，为各种应用系统的自动登录建立基础平台，实现已有应用系统的界面集成及自动登录过程，并实现用户的统一身份认证，是非常重要的一个环节。通过建立不同的用户组和用户口令验证，可以有效地防止非法的用户进入卫生核心数据库。

4）基于信任物体的身份认证技术

为用户配备终端认证设备，包含用户身份认证卡（USBKey）和计算机安全卡（PCI 安全卡），它们部署在用户端，存储用户证书，提供数据签名、身份认证等功能。其他用户按照各级系统接入信息主管单位的要求，配备终端认证设备包含用户身份认证设备，实现全网的认证与授权访问。

3. 访问控制

访问控制是对主体进行授权的技术。通过访问控制，可防止数据的非授权滥用，其中，对医疗信息系统而言，数据隐私保护是访问控制保障的一个重要方面。用户隐私信息包括两个方面：一是用户的个人资料信息，其中包含了用户身份、联系方式、职业等信息；二是医护人员开具的医嘱或病历信息，包含了病患的疾病、药物处方等信息。对隐私进行保护，主要通过对用户进行访问授权限制来进行。一种有效的访问控制机制是基于角色的访问控制，由“用户、角色、权限和应用程序”组成的多维权限模型，可以满足不同角色的复杂要求。通过该模型，各级单位管理员可以管理和维护各自的用户、权限、流程、信息、栏目等内容，各级领导可以监控内部的所有业务流程和工作计划等信息。另外，通过授权来对用户的操作进行限制，允许一些用户对数据库服务器进行访问，而大多数用户只能在同组内进行读写或对整个数据库只具有读的权利。

4. 数据备份与恢复

医疗信息系统数据的在线时间要求为：影像数据在线时间 3 年，3 年前的数据归档到离线服务器存储；HIS 生产系统服务器在线时间为 5 年，5 年前的数据归档到历史服务器；电子病历无归档，全部在线。从应用现状统计情况看，按照惯例各医院的存储系统一般 2 年扩容或更新一次，服务器系统容量一般 3~4 年升级或扩容一次。

医疗信息系统的数据会由于计算机软硬件故障、自然灾害等导致破坏或不可用，在保障措施方面，需要对核心数据库建立完善的数据备份及恢复机制，定期对数据进行备份。当以上情况发生时，利用备份进行数据库恢复，以恢复被破坏的数据库文件、控制文件及其他文件。在备份策略上以增量备份为主，定期进行数据的完全备份。同时在设计时还要预留与灾备中心相连接的接口，以便在条件成熟时实现与灾备中心的连接和数据备份。

5.1.2 载体安全保障措施

载体安全是指通过对信息载体的防护与保护从而使载体处于安全的状态，以实现数据的安全。载体安全是通过对载体自身和环境的保护来实现的，载体安全包括载体本身的安全和载体所承载的数据的安全。

5.1.2.1 医疗卫生信息系统中的载体种类及举例

医疗卫生信息系统中的载体包括多种类型，其中，可按载体是否有形分为物理和逻辑两类载体。物理载体是指承载数据的物理实体，逻辑载体是指承载数据的逻辑实体也称为逻辑介质。物理载体主要包括网络设备类载体：存储设备、计算机、笔记本、移动终端、服务器等；还包括医疗器械类载体：血常规、RMI、心脏起搏器、RFID 等。逻辑载体主要包括：应用软件、网络系统、应用程序等。

5.1.2.2 典型安全问题

载体安全主要体现在载体的可用性、完整性和机密性等安全属性的保障。以下结合医疗卫生相关业务进行说明。

1. 载体不可用

载体不可用是由于软硬件运行故障导致载体不可访问。下面是三个典型实例。

1）打印机物理故障导致不可用

某日早晨 6:30，一患者到医院门诊挂号自助设备取号，遇到打印机卡纸，无法获取纸质凭证，于是到另外一台自助设备尝试再挂号。由于系统锁定同一张卡同一科室，当天仅允许挂号一次，导致患者无法取号，引发患者投诉。在这个例子里，由于打印机卡纸机械故障，导致打印设备不可用。

2）病毒入侵导致不可用

某医院由于忽视对外部软件的安全管理，整个局域网受到病毒入侵，服务器也中病毒，上面存储的数据文件损坏，导致整个信息系统不可用。

3）逻辑载体不可用

某门诊医生站网站无法打开。监控发现服务器资源消耗大，占用内存过大，未及时释放，最终导致系统宕机。经分析，原因是由于门诊系统查询 SQL 语句未经优化，导致查询时间过长导致服务器性能降低。

2. 载体损毁

载体损毁是由于载体被人为物理损坏，或由于环境原因造成的载体损毁。下面是典型实例。

1）温度过热导致服务器硬件故障

某医院服务机房中的服务器全部宕机。经检查，发现机房内温度异常，达到 40 ℃，房间内三个空调均已停止工作。由于温度过热，导致服务器出现硬件故障。

2）雷击导致设备损毁

某次雷电后，医院多个部门报告工作站无法连接服务器。经检查，由于一台交换机的级联口遭雷击破坏导致此次故障。

3. 载体泄密

载体泄密是由于载体没有采取加密措施，导致信息泄密。下面是典型实例。

1）数据删除不彻底

某医生在笔记本电脑更换后，将旧笔记本电脑进行系统格式化后，直接低价出售。由于只采取了简单的数据删除措施，外部人员只需采用数据恢复软件，就可恢复原有的信息。

2）网络传输泄密

某些软件系统由于没有对数据进行加密或加密强度不够，导致数据在传输过程中泄密。

5.1.2.3 保障措施

医疗卫生载体安全保障主要采用的技术包括：介质安全技术、恶意代码防御技术、传输安全技术等。

1. 介质安全技术

针对介质安全问题，主要采用以下两类技术。

1）介质数据安全销毁技术

磁介质存在着永久性磁化问题。安全删除销毁技术就是防止介质数据删除或销毁后被他人恢复而泄露数据。磁介质主要删除销毁技术可分为直流消磁法和交流消磁法两种。直流消磁法是使用直流磁头将磁盘上原来记录的信息的剩余磁通全部以一种形式的恒定值来代替。通常，完全格式化就是用这种方法格式化磁盘的。交流消磁法是使用交流磁头将磁盘上原来所记录的剩余磁通变得极小，这种方法的消磁效果比直流消磁法要好得多，消磁后磁盘上的残余信息强度可比消磁前下降90dB。

2）介质数据防盗技术

介质数据防盗主要通过密码技术的应用来实现。介质数据一旦使用密码技术进行加密，即具有很高的保密程度。介质即使被盗窃或被复制，其记录的数据也难以被泄露。具体的介质数据加密技术又细分为文件加密、目录加密、程序加密、数据库加密、整盘数据加密等。

2. 恶意代码防御技术

病毒防护需要基于业务需求建立纵深防御，必须在网络入口使用防病毒过滤网关，在业务处理终端和服务器端安装防病毒软件，管理员要及时进行防病毒软件或系统的升级、换代工作。各级用户要依托所在局域网的网络防病毒服务器，或访问安全技术服务网站，完成各类操作系统和系统软件的补丁、防病毒软件的病毒库、入侵检测系统升级包下载；用户终端要主动在服务器上获取最新的病毒库，全网定期自动查杀病毒。

3. 传输安全技术

主要包括信道加密技术和信道编码技术。

1）信道加密技术

指在信号的物理层对信号进行加密。即使信号屏蔽效果不佳，被第三方获取到泄露的信息，也能够保证己方通信的安全。因为第三方没有通信双方的密钥，不可能解密收到的密文信息。因此，除了其他物理层的安全技术外，信道加密技术属于传输介质的逻辑安全技术，是必不可少的。

2）信道编码技术

在信号传输过程中，针对所处的不同信道特点，采取不同信道编码技术，以便提高信道传输信号的可靠性。这类编码方式包括检错编码和纠错编码。检错编码指的是，如果信号有错，在接收方可以通过编码方式检查出信号的错误，再通过重传机制实现较高的传输可靠性。纠错编码则是指接收方在这种编码方式下，发现传输错误后，可以自行纠正错误。信道编码技术也属于传输介质安全技术的逻辑安全技术范畴。

5.1.3 环境安全保障措施

环境是承载数据的载体所处的物理的、逻辑的资源。环境安全是指环境对象的安全，包括物理环境安全和逻辑环境安全。环境一方面指环境自身的安全，另一方面也涉及其所承载的载体和数据的安全。

5.1.3.1 医疗卫生信息系统中的环境种类及举例

医疗卫生信息系统中的环境可分为物理和逻辑两类环境：物理载体是指承载数据的物理实体，物理环境包括计算资源、计算所在的物理平台、基础性支持设施，以及监督和监控系统等，如：医院信息机房、物理网络布线环境、监控网络环境等。逻辑环境包括处理信息的系统、支撑性系统和平台等，如：终端所使用的操作系统、数据库系统、运行于物理平台上的网络系统等。

5.1.3.2 典型安全问题

环境所面临的安全问题较多，以下结合医疗卫生相关业务进行说明。

1. 机房安全问题

信息中心机房安全对医院信息系统异常重要，它是承载整个信息系统的基础条件，直接影响信息系统能否正常工作。同时，中心机房工作环境影响设备能否长期正常工作。根据调查，机房环境温度每上升 1 ℃，计算机系统寿命减少一半；机房环境干燥易产生静电，大量静电容易损坏电路芯片，湿度太高容易腐蚀元器件等。从信息系统安全等级保护要求来看，物理环境安全分为设备物理安全、环境物理安全、系统物理安全三大方面。其中，设备物理安全主要包括静电放电、电磁辐射骚扰、电源适应能力等 21 项具体要求；物理环境安全主要包括场地选择、机房防火、机房屏蔽、供电系统、温湿度控制等 19 项具体要求；系统物理安全主要包括：灾难备份与恢复、防止非法设备接入、防止设备非法外联等 6 项具体要求。

2. 主机安全问题

主机是医院信息系统的主要运行硬件环境，其安全性不言而喻。主机安全主要涉及：身份鉴别、访问控制、审计安全、入侵防范、资源控制等。影响主机安全的主要因素来源于两方面：一方面是针对操作系统的后门、木马与病毒攻击、黑客攻击、信息篡改、信息泄露、拒绝服务攻击等；另一方面是针对数据库的审计记录不足、拒绝服务、数据库通信协议泄露、身份验证问题等。

3. 软件安全问题

软件是一类逻辑环境，其安全性直接影响载体和数据的安全。医疗行业软件主要包括两类：一类是设备操作系统，如：微软视窗、Unix、Linux 等；第二类是应用软件，包括 HIS、LIS、PACS 等医疗应用系统，以及医疗器械应用软件，如：血糖仪检测软件、放化疗控制软件等。

软件安全问题主要来源于以下几种因素。

1）软件开发缺陷

由于开发者缺乏开发经验，导致软件存在缺陷。另外，由于开发者主动留下后门，为非法入侵提供了通道。

2）软件外包问题

医院的很多数据信息均涉及患者诊疗资料，属隐私信息。业务外包后，第三方工作人员在日常业务工作中不可避免会接触到这些信息，增加了信息外泄的风险，有可能导致一些原本不会发生的法律纠纷事件。

3）软件管理问题

医疗软件环境非常复杂，软件管理包含了多个大型医疗软件系统的部署、上线、使用、更新、维护、废止等过程，管理的不当会导致软件无法正常使用，甚至引发安全事件。

案例介绍。Therac 系列仪器是由加拿大原子能有限公司（AECL）和法国 CGL 公司联合制造的一种医用高能电子线性加速器，用来杀死病变组织癌细胞，Therac 25一共售出了 11 台，5 台配置在美国，6 台在加拿大。1985～1987 年共发生了 6 次放射剂量大规模超标的严重事故，5 名病人治疗后死亡。一受害病人提出诉讼，逐渐引起媒体和公众注意，美国食品与药物管理局（FDA）逐渐参与了事件调查。20 世纪 80 年代末，才最终确定事故的原因：是系统和软件的安全性设计方面存在严重问题，Therac 25 是 Therac 6 的改进型，它使用了软件安全互锁装置，而旧式的 Therac 6 使用机械安全互锁装置，却从来没有发生过类似故障。现在 Therac 25 事故已经成为美国大学讲解软件安全性设计的一个经典案例。

5.1.3.3 保障措施

医疗卫生环境安全保障主要采用的技术包括：机房安全技术、主机安全技术、软件安全技术等。

1. 机房安全技术

机房属于信息安全等级保护中规定的物理部分，它承载着应用系统所依赖的 IT 硬件环境，因此机房位置的选择至关重要，从等级保护测评细项上要求机房所在楼宇需要对防震、防雨、防风等进行强度要求。同时为避免内涝和雷击的危险，机房要求避免设置在地下或者顶层。同时，机房是 IT 资产的重要区域，要求相关人员进出要有门禁控制和相应的音视频监控，对出入人员进行鉴别、控制、记录。在物理机房防护上还应注意防火、防盗窃和防破坏等。具体措施可根据医院实际情况进行整改建设。

具体的措施中，对服务器方面的应对包括下述内容。

服务器是医院网络的核心设备，它的安全运行关系着整个医院信息管理系统的运行。可采用的是双机热备份与磁盘阵列技术结合的方案，双机热备份技术是软、硬件结合的高容错应用方案。它由两台服务器系统和一个外接共享磁盘阵列柜组成，一旦主服务器发生故障，备用服务器将对系统资源进行接管，替代主服务器发挥作用，确保网络不间断运行。

在移动应用方面，若采用前置机（数据由业务主机或备份机镜像）的，也应保证主机的可靠，因为一旦该主机被移动，应用将不能联接，会对医院的业务使用影响很大。

2. 主机安全技术

应对登录操作系统和数据库系统的用户进行身份标识和鉴别，要有防假冒和防伪装的功能，针对登录失败要具有结束会话、限制非法登录次数和自动退出等措施。应对管理用户进行三权分立设置，根据管理用户的角色分派权限，实现管理用户的权限分离。应能够对服务器和重要客户端上的每个操作系统用户和数据库用户进行审计，进行防抵赖等功能设计，杜绝管理人员带来的安全风险。应能对主机进行入侵防范，在遭到攻击时能够记录入侵源 IP、攻击类型等。应对主机进行恶意代码防护，并与网络恶意代码防护采用不同的恶意代码库。应对服务器主机资源包括 CPU、硬盘、内存、网络等资源使用情况进行监视。

传染性是病毒的基本特征，一旦某台终端设备感染病毒后，它将通过各种途径传染到网络上的其他终端设备上，侵占网络资源，破坏文件分配表，删除和破坏磁盘上的文件，造成网络瘫痪，最终导致整个业务系统无法运行。因此一定要严格管理，从各可能途径防止病毒入侵。在病毒防范方面主要采取了以下几种措施。

（1）除因业务需要连接外网的，其他计算机一律禁止连接外网，并对这些计算机进行集中管理，专人负责。

（2）安装网络防火墙，采用防火墙技术对所有进出数据进行过滤，以阻止病毒及其他恶意代码、木马程序通过网关进入医院的内部网络。

（3）安装了网络版杀毒软件，对网络系统进行实时监控，防止计算机病毒入侵破坏网络，保证医院信息系统在无病毒状态下安全运行。及时升级病毒库，杀毒模式设置为定时杀毒，每天凌晨（避免对日常业务活动造成影响）对全网络所有安装了杀毒软件的计算机进行杀毒。

（4）拆除客户端工作站的光驱、软驱，禁用 USB 接口，通过建立计算机使用制度，用户不得随意拆开机箱，外加任何设备等，有效地杜绝了病毒的侵入。

在移动应用方面，应用主机（数据由业务主机或备份机镜像）也应进行防病毒等威胁的对应，如安装网络杀毒软件，防火墙等。

另外，管理员应进行网络和应用系统漏洞扫描，对发现的网络、系统安全漏洞进行及时的修补。应定期安装系统的最新补丁程序，并根据厂家提供的可能危害计算机的漏洞进行及时修补，并在安装系统补丁前对现有的重要文件进行备份。

3. 软件安全技术

针对医院医疗应用系统的特点，医疗应用系统应具有身份鉴别，采用密码技术保证通信过程中数据的完整性。即应用系统中应提供三权分立即分权分角色的用户身份控制模块，以及登录控制模块对登录用户进行身份标识和鉴别，且提供用户身份标识唯一和鉴别信息复杂度检查等功能，保证应用系统中不存在重复用户身份标识，身份鉴别信息不被冒用。医院医疗业务的高速发展离不开信息化，医疗信息化改变了医院的医疗模式，医疗系统的信息安全必须依照国家信息系统等级保护制度要求进行安全防护与建设，在医疗信息系统中建立信息安全的防护基线，设计整个信息系统安全指标的阈值，医院信息部门建立对整个信息系统完善的安全设计规划、建设、防护和运维的相关制度。信息化带来的信息安全问题是医院信息化过程中不可规避的、需要解决的重要问题。

5.1.4 边界安全保障措施

本小节结合医疗卫生信息化环境边界中存在的主要风险，介绍门禁系统、监视系统、安防系统、防火墙技术、入侵检测技术、隔离技术等安全保障措施。

边界是用于划分环境范围的界线。边界安全主要通过保障边界处的安全，以保证内部数据和载体的安全。

5.1.4.1 医疗卫生信息系统中的边界种类及举例

边界是环境不可分割的部分，可分为物理边界和逻辑边界两类。

物理边界是指物理环境的边界。如医院建筑物的进入通道、停车场的入口、临床实验室的大门等。物理边界安全就是通过技术与管理手段，保护物理边界不受非授权进入、损毁和破坏，进而保障物理环境的安全。比如，网络机房采用门禁系统实现物理边界安全保障。

逻辑边界就是逻辑环境的边界，一个典型的例子是内外网络的连接位置。逻辑边界安全就是通过技术与管理手段，保护逻辑边界不受非授权进入、损毁和破坏，进而保障逻辑环境的安全。例如，一个组织的内网边界采用防火墙、入侵检测等技术，不同安全域边界的安全采用不同的安全策略等。

5.1.4.2 典型安全问题

边界所面临的安全问题较多，以下结合医疗卫生相关业务进行说明。

1. 物理边界安全问题

在医疗机构中，通常分门诊部、住院楼、数据中心机房等多个区域，其中，门诊部又分多个科室。由于外部人员的非法闯入，会导致医疗信息系统遭损失，甚至医务人员人生安全受到威胁。

1）数据中心机房非法闯入导致病患信息泄露

数据中心机房服务器中存储有与医疗业务相关的大量医患数据，其中，大部分数据涉及医护人员及病患的隐私，在数据中心入口如不加以控制，将导致信息泄露的严重后果。

2）非法闯入医务区域导致医患纠纷

近年来，医患纠纷时常见诸报端，其中，部分医院未全面安装视频监控系统，导致监控存在盲区，一些纠纷过程难以事后进行查证。下面是一实例。

2008 年 7 月 6 日，患者董某某因精神状况异常，被其家属送到某精神病院接受治疗。经诊断，董某某患精神分裂症。医生嘱咐对董某某要“防消极、防意外、防自杀”。在入院后，某精神病院未告知董某某的家属董某某需要护理，双方也未签订病人需家属陪护的书面协议。2008 年 8 月 27 日晚，董某某病情发作，突然撞开值班护士办公室的门，将办公室内用于环境卫生的 84 消毒液 200 毫升服下，经抢救无效死亡。董某某的家属与某精神病院就董某某死亡的责任承担问题发生争议，向当地人民法院提起诉讼，请求人民法院依法判决某精神病院赔偿因董某某死亡造成的各项物质和精神损失 10 万元。

2. 网络边界安全问题

医疗信息系统在运行过程中，由于系统固有的缺陷，或者由于存在安全漏洞，导致面临外部入侵的风险。下面是一实例。

2013 年，上海一家某知名三甲医院发现，有人不断非法侵入该院计算机系统，并大量下载数据库中的数据，造成系统运行缓慢。反常的现象引起了技术人员的警觉，并开始暗中追查幕后黑手。同年 7 月 2 日清晨 7 点多，工作人员通过技术手段，在该院某处停车点发现一男子正坐在轿车内使用笔记本电脑，电脑屏幕显示其正在下载数据。

该男子系医院设备科员工乐某，在其电脑上存有包括门诊员工的账号和密码、住院部员工的账号和密码、所有药品的品名和每月用量等大量信息。鉴于事态严重，院方遂向公安机关报案。到案后，乐某供述，其与该院药剂师王某合谋非法获取内部数据，整理出其中的处方信息后，由王某出售给有需要的医药代表以牟利。

原来，2011 年，王某在工作中结识了某药企的医药代表，得知对方欲高价购买医院用药量的统计数据，但自己又无法掌握这些用药数据，王某遂找到曾短期借调医院信息中心工作的乐某，约定由乐某想办法侵入医院计算机系统盗取数据，自己负责出售。

此后，乐某在每月初都会携带笔记本电脑，使用其在信息中心工作时掌握的数据库用户名和密码，登录医院计算机信息系统，通过擅自编制提取数据的专用软件，非法侵入医院数据库下载信息后存储在电脑中。下载完成后，乐某根据王某提供的药品清单进行整理，制成 PDF 格式的数据文件转交给王某。王某以每种药品 200～300 元不等的价格出售给医药代表，获利后再与乐某共同分赃。

经查，2013 年 3 月至 6 月期间，王某先后将从乐某处获取的洛赛克针剂等 46 种药品用药量的统计信息，以电子邮件的方式发送给医药代表陶某某（另行处理），由陶某某以每条 250 元人民币的价格，通过现金支付、银行转账等方式给付钱款共计 1.15 万元，嗣后两人按照约定比例将上述钱款分赃。

5.1.4.3 保障措施

医疗卫生边界安全保障主要采用的技术包括：物理边界安全技术、网络边界安全技术等。

1. 物理边界安全技术

物理边界安全，主要是相关安全防范系统的部署和使用。在医疗机构中，安全防范系统的设计重点位于医院进出口、住院部、门诊大厅、手术室、贵重医疗设备安置处、药品库等。因为医院进出口是医院的门户，是人员、车辆的必经之路，也是闲杂人员和犯罪分子出入的地方，是医院安防需要重点注意的位置；门诊部、住院部是医院安全文明工作的窗口，也是犯罪分子出入的重要场所；手术室是医院医疗工作的重要部分，一般医院的医疗事故就发生在这里。另外，医院的周边围墙、房屋也是安全防范的主要地方。

采用的主要物理边界安全技术有下述几类。

1）门禁

门禁是对进出物理边界的物体（人员、物品、车辆等）进行控制的技术设备。现代门禁系统的组成一般包括：门禁控制器、身份识别、开关控制、管理配置和通信传输等单元。其中，身份识别是区分不同门禁系统的主要特征。在识别方式上，包含卡式身份识别、密码类识别、生物特征识别和复合类身份识别方式等。

（1）卡式身份识别方式主要是通过发行磁卡、IC卡、感应卡等。用户在通过门禁系统时，系统通过门禁读卡器输入的用户信息来识别用户身份。

（2）密码类识别方式主要是为不同的用户分配不同的密码，用户通过输入密码确认身份。

（3）生物特征识别方式主要利用了人的唯一性生物特征，如：指纹、掌型、眼底纹、虹膜、静脉、面部、语音、签字、步态等。通过生物特征采集装置，如：指纹仪、摄像头等进行采集，并和事先采集录入到生物特征库中的样本数据进行比较，以判别是否符合该用户的唯一生物特征，从而确认用户的身份。

（4）复合类身份识别方式综合应用上述三种技术，在进行用户身份认证时，要求用户出具两个以上的识别凭证，如：认证时，要求用户输入密码，并对用户的面部进行识别。

2. 网络边界安全技术

针对边界网络信息进行防护，主要有以下三种类型。

1）防火墙

防火墙是网络和信息环境中一个或一组设备。它是位于两个不同安全要求的网络，或者更严格地说，两个具不同安全要求的安全域之间，并根据定义的访问控制策略检查并控制这两个安全域之间所有通信流的一个或一组设备。防火墙技术有下述三种类型。

（1）包过滤防火墙

基于防火墙策略，利用 IP 数据报首部信息进行过滤。一个典型的包过滤器所处理的数据报首部信息包括：源 IP 地址、目标 IP 地址、源端口、目标端口、协议类型。

（2）应用代理防火墙

在应用层运行，对于每一个内外网络之间的连接，都要经代理服务的介入和转换，通过对专门为特定的服务如 HTTP 编写的安全化的应用程序进行处理，再由防火墙本身提交请求和应答，不给内外网络计算机以任何直接会话的机会，从而避免了入侵者使用数据驱动类型的攻击方式入侵内部网。

（3）状态检测防火墙

状态检测技术采用的是一种基于连接的状态检测机制，将属于同一连接的所有包作为一个整体的数据流看待，构成连接状态表，通过包过滤规则与状态表之间的协同，对表中的各个连接状态因素加以识别。连接状态表中的记录可以是以前的通信信息，也可以是其他相关应用程序的信息。与传统包过滤防火墙技术相比，状态检测技术具有更高的灵活性和安全性。

2）入侵检测

主要部署入侵检测系统实现对医院网络边界的入侵防护，如：应在网络边界处监视以下攻击行为：端口扫描、强力攻击、木马后门攻击、拒绝服务攻击、缓冲区溢出攻击、IP 碎片攻击、网络蠕虫攻击等入侵事件的发生。当检测到入侵事件时，应记录入侵的源 IP、攻击的类型、攻击的目的、攻击的时间，并在发生严重入侵事件时提供报警。

3）网闸

网闸采用网络隔离技术，保证网闸的外部主机和内部主机在任何时候是完全断开的。在通信过程中，内网和外网之间需要通过存储介质作为载体，进行信息的传递。网闸通过开关电路实现内外主机与存储介质的连通，连通过程由控制台进行统一的控制。

网闸可以应用在对安全性要求较高，需要严格禁止网络协议直接通信的场合，如：医疗机构内外网的安全隔离。

5.2 资源保障措施

根据 CISAW 安全保障模型，资源包括：人力、财务、信息和技术 4 个方面的内容。

5.2.1 人力资源保障措施

医疗卫生安全资源保障管理的核心环节是培养与医疗卫生信息业务有关人员的业务素质、职业道德以及思想素质。人为因素是医疗卫生信息各安全环节中最重要的因素，对此，全面提高人员的技术水平、道德品质、安全意识以及政治觉悟是医疗卫生信息系统安全得以实现的最重要保证。一方面建设和维护一个医疗卫生信息领域的高技术现代化的网络，肯定离不开掌握相关技术的人员；另一方面，又由于各种人为因素造成的安全事故教训很多，对此应该加强人员的审查，把好医疗卫生信息安全的第一关。

1. 人员背景调查

对于医疗机构的人员来说，一般应该从安全技能、安全意识以及法律意识等方面对相关工作人员进行严格的安全审查。对于接受信息安全审查的人员来说，要明确对他们的审查标准，同时要根据医疗机构所需满足的等级保护级别来确定安全的审查标准。其应该具备技术合格、思想进步和作风正派等素质。

对信息安全人员进行背景审查的一般过程为：首先，对于刚被录用的信息安全相关人员或者预备录用人员及将要使用的人员都要做好相应的人员背景调查的记录，同时将调查的具体信息进行备案。其次，要对工作人员的日常行为进行关注，如发现异常，应该及时进行监视，并做好相应的应对和处理工作。

对合同工和临时工也要开展类似的审查。如果这类人员是通过中介机构推荐给单位的，则单位要和该机构签订合同，在合同中注明该中介机构要负责对被推荐人进行审查，并应附有对审查结果有疑虑或怀疑时必须通知单位的条款。同时，管理人员要对新来的或没有经验的但却得到授权、可接触敏感系统的员工进行监视。对所有员工的工作都要进行定期审查，审核审批的程序由医务人员中的某位资深人士来制定。

人员背景调查的具体内容可以包括：毕业证等证件的真伪（通过学校学籍管理部门、网站）；工作经历（包括起止时间、职务、工作内容等）是否属实、工作成果核实；对于其违规、奖惩依据团队合作和工作的主动性以及对于原有工作离职原因等。通过对人员背景的深入调查，对信息安全相关人员录用前有一个深入的了解，为录用工作做好铺垫。

2. 人员录用管理

对于信息安全相关人员的录用是进行信息安全管理的基石。录用工作人员都必须要进行德、智、体等全面的了解，一般通过采用考试或考核的办法，择优录用。当工作人员被录用以后，要有一定的试用期。在试用期间，由医疗机构的主管领导对被试用人员的思想品质、工作能力、身体状况和专业技术水平等进行全方位认真的考察。

当试用期满后，要根据考察结果，对符合条件的工作人员予以正式的任用。对于被正式任用后的工作人员其工资福利待遇应该按国家现行有关的规定办理，其权利和义务得到法律保护。

3. 关键岗位人员管理

对于关键岗位人员，要因岗挑选人，制定详细的选人方案。在实际操作过程中，应该严格遵循“先测评，后上岗，先试用，后聘用”的关键岗位人员管理原则。所有的人员都应该明确其在安全系统中的权限和职责；所有的人员工作及其活动都应当被限制在其完成任务的最小范围当中。对于涉及重大机密的关键岗位人员，要明确规定其需要所承担的信息安全保密义务和相关的工作责任，并要求相应岗位的工作人员做出规范和严肃的安全工作承诺。

对于关键岗位人员的调配，由于工作的需要，或为达到医疗卫生信息系统工作人员在职训练的目的，或为调整“人与人”“人与事”的关系，或为照顾工作人员本人及其家庭的困难，常常采取调动工作人员工作岗位的一些措施。在调配关键岗位工作人员的时候必须按照国家编制以及人员结构要求，对关键岗位工作人员进行调配前的严格安全审查。不到万不得已，尽量不要或者少调动关键岗位人员的职位和职务。

由于关键岗位人员工作的重要性，通过考核可以全面了解工作人员的优劣和长短，同时也可以对识别、使用、培训、调动、奖惩工作人员做好铺垫，也是激励先进、鞭策后进、巩固岗位责任制的重要措施。考核要以德才为基本标准，以考绩为重点，全面地考德、考能、考勤、考绩。

（1）考德。主要考核关键岗位的工作人员能否认真贯彻执行国家的宪法、法律、法令，是否具备关键岗位工作人员应有的道德品质。

（2）考能。主要考核关键岗位工作人员是否具有做好本职工作的业务技能，以及必备的文化知识和实际工作能力。

（3）考勤。主要考核关键岗位工作人员的出勤情况、学习成绩和工作态度。

（4）考绩。主要考核关键岗位工作人员完成任务的数量、质量以及效率。

4. 人员安全培训

在网络环境中，人是通过接收各种网络信息，并在规定的具体条件下做出相应的决策、控制和指导的，从而使医疗卫生信息系统的各个环节协调一致，并保证计算机网络的正常运转。对于相关人员的教育、培养和训练以及建立合理科学的人机界面都和信息安全密切相关。

1）人员安全培训范围

首先应定期对维护和操作医疗卫生应用操作系统的相关工作人员进行培训，具体包括医疗卫生应用系统的操作安全培训、法律法规和政策的培训等。对于信息安全人员的培训一般可分为三个层次：第一是领导层的医疗卫生信息应用管理的培训；第二是硬件、软件技术人员以及应用系统管理人员的技术培训；第三是计算机操作人员的上岗培训。对于医疗卫生信息安全人员的培训是一个持续不间断的过程，对医疗卫生信息应用系统的所有工作人员都要不断地进行系统教育培训。从程序技术员到系统分析员、软件维护的所有技术和管理人员，从终端操作员到系统管理员等都要进行全面系统的法制教育、职业技术教育与培训、安全保密教育以及职业道德教育等。

2）法律、法规和道德方面的培训

医疗卫生信息系统工作人员的职业道德是用于约束医疗卫生信息系统工作人员以及医疗卫生信息系统相关工作人员的言行，并指导其思想的各种规范的总和。通过对医务人员进行法律、法规和道德方面的培训，可以提高相关人员的法律意识，规范其行动，规范其活动原则，树立良好的心理意识及建立善恶评价原则。

3）规章制度的培训

加强对医疗卫生信息系统安全管理员的技术培训，培训内容包括安全对策以及管理用户实施的对策等。制定各岗位的严格考核制度，定期对不同岗位的工作人员进行考核，考核政治思想、保密观念和业务技术等多个方面。通过规章制度的培训，再根据工作人员的职责进行相应的考核，从而对安全隐患防患于未然。

5. 离岗人员管理

对于离开原有医疗卫生信息工作岗位的工作人员，首先要确定其是否将要从事非常重要的材料方面的相关工作；其次对于任命或提拔新的员工的时候，如果其会接触到涉及医疗卫生信息的处理设备，特别是能够近距离接触到处理敏感信息设备的时候，就应该要对该工作人员进行相关的安全调查，对于握有大权的关键岗位的工作人员，进行安全调查更要定期地进行。

如果有工作人员离岗，要及时更换原有的口令。对于调离原有工作岗位的人员，要签订协议重申离岗其需要承担的安全和保密责任以及相关的安全保密义务。对于离岗，特别是那些其在不情愿情况下被调离的工作人员，要特别关注，以免其以报复的心理泄漏安全信息，同时必须要认真办理离职手续。除了人事手续以外，还必须要进行相应的调离谈话，要声明其调离后应尽的保密义务，同时要及时收回所有相关的钥匙及有效证件，退还已发的全部技术手册和有关的信息材料。另外，系统必须马上更换机要锁和口令，及时注销其使用过的所有账号信息。

工作人员离岗离职后，仍然对其在任职期间接触、知悉的属于本单位或者属于第三方而非本单位的承诺或负有保密义务的密码信息，承担如同任职期间一样的保密义务、不能擅自使用的义务，直到该秘密信息成为公开信息，而无论离职人员因何种原因离职。离职人员因职务上的需要所持有或者保管的一切记录着本单位的单位秘密信息资料的磁带、仪器或者其他任何形式的载体，在其离职前都要归还原单位，而无论这些秘密信息有无商业上的价值。离职人员离职的时候，应该将工作使用的电脑、U盘以及其他一切存储设备中涉及本单位的信息、文件等内容移交给部门领导，而不得在离职后以任何形式带走相关的信息。

对于被解聘的人员，还要审查其问题，并且按照保密的契约和规章来严格执行。如果有触犯法律、法规的违法犯罪行为，应及时提出控诉，追究其法律责任。

5.2.2 财务资源保障措施

医疗卫生信息安全的财务资源保障的关键是做好医疗卫生信息资金使用的预决算管理。对医疗卫生信息建设财务资源进行预算是实现现代化医疗卫生信息安全的核心因素之一。这个财务资源支出计划由医疗机构提出，然后再提交立法机构进行审查批准。这个支出计划必须是全面的、统一的、有清晰分类的、有效的、有约束力的、准确的、严密的建设和发展医疗卫生信息安全的资源使用计划。

1. 医疗卫生信息安全财务资源预算的功能

医疗卫生信息安全财务资源预算包括三种最基本的功能即：控制、管理、计划。

控制功能是指其为了确保有效地实施和完成特定的工作任务而对具体人、财、物进行的控制，即是对医疗卫生信息安全建设和发展的财务资源的控制。所以，它应该是建立在对预算支出的详细分类基础之上的。其控制主要集中在已经形成的分项列支的预算当中，它是以详细的收支科目体系为基础来编制医疗机构的预算，并且罗列出了详细的财务资源使用的信息，这样以便于控制。

管理是指在确定了建设和发展医疗卫生信息安全的财务资源的目标以后，对于财务资源的管理者确保有效获得和利用资源从而实现对目标进行管理的过程，这是解决“怎么做”的问题，其非常关注医疗卫生信息管理的绩效。

计划是指在确定了医疗卫生信息安全财务资源使用的组织目标和测算，为实现组织目标所需要的相关资源以后，决定怎样去获取或者使用这些资源等一系列的决策过程，这主要回答的是“做什么”的问题，其极其强调要根据中期的战略发展计划选择和设计项目，然后再用医疗卫生信息的项目去推动合理地分配资金。

2. 医疗卫生信息安全财务资源预算的目标

医疗卫生信息安全财务资源的预算从三个重要的层次上影响公共部门的运作。第一，在医疗卫生信息安全的宏观层次上，医疗卫生信息安全建设和发展的资金预算制度对政策制定构成的财政总额进行约束；第二，在中观层次上，医疗卫生信息安全建设和发展的预算制度影响以战略重点为基础的财务资源的配置；第三，在微观层次方面，医疗卫生信息安全财务资金预算制度会影响资金的使用或运作的效率。因此，对于医疗卫生信息安全财务资源的预算主要有三个不同层次的目标：即是加强对医疗卫生信息安全财务资源总额的控制，再按照战略意义上的优先顺序进行财政资金的分配，从而提高医疗卫生信息财务资源的使用或运作效率。从根本上讲，医疗卫生信息财务资源的预算是医疗卫生信息安全建设和发展最重要的财政问责机制。医疗卫生信息安全财务资源预算最终的目标是通过一系列资源预算和使用的制度确保财政资金的吸取和使用要履行其对公民的相关责任，从而实现财政问责。

1）财政问责

医疗卫生信息安全建设和发展的财务资源的总额控制是指对医疗卫生信息安全投入的财务资源的控制，以确保医疗卫生信息日常的财政能够平稳地运行，对于财政健康发展有可持续以及财政健康两个因素。医疗卫生信息安全财务资源的财政总额控制要考虑好两个变量间的相互作用关系。财务资源的总额控制意味对预算的参与者不能简单随意地追加支出的限额。

2）配置效率

由于投入医疗卫生信息安全建设和发展的财务资源是有限的和稀缺的，因此，要改进财务资源的配置效率是非常重要的。为了提高医疗卫生信息安全财务资源配置的效率，不仅要建立一个能够有效率配置医疗卫生信息财务资源的市场机制，同时还必须要有一个负责的医疗卫生信息安全财务资源预算制度，并将稀缺的财务资源有效率地配置去实现医疗卫生信息安全的建设和发展。

对医疗卫生信息安全建设财务资源的分配来说，要实现财务资源的配置效率，从根本上讲，这需要医疗机构能够制定好合理的战略计划，并且能够运用这个财务计划去引导医疗卫生信息财务资源的分配，将财务资源从低效率的项目转向高效率的项目。

3）运作效率

医疗卫生信息安全建设的财务资源运作效率是指，在医疗卫生信息安全财务资源的预算执行过程中通过有效地组织和管理财务资源交易，从而有效防止用于医疗卫生信息安全建设的财务资源被贪污、挪用或者浪费，以确保立法机构能够通过预算严格而有效地执行医疗卫生信息安全建设，从而提高医疗卫生信息安全建设财务资源的支出管理效率。改进医疗卫生信息财务资源运作的效率需要考虑四个问题：控制、灵活性、协调以及激励。

在医疗卫生信息安全建设的财务资源的预算执行过程中，对于其进行控制这一机制是必要的。否则，就会出现贪污、浪费和挪用的情况。在对财务资源控制的同时更重要的是确保财务资源的使用要具有一定灵活性，否则会失去财务资源的使用效率。同时，还需要将节约以及创新的激励植入财务资源交易的管理中，以防因为过分控制而会产生负面的激励。最后，在医疗卫生信息财务资源预算执行的过程中，还要考虑医疗卫生信息安全建设财务资源的协调问题。

3. 医疗卫生信息安全财务资源预算的管理

(1) 医疗机构首先根据本部门发展的长期规划，提出本部门某一时期内信息安全发展的总目标，并下达相应的规划指标；

(2) 医疗机构的财务部门进行成本控制预算的草案编制，从而使预算可靠且符合客观实际；

(3) 涉及医疗卫生信息相关部门进行的各部门预算的汇总，应改变成以医疗卫生信息安全建设支出业务为主的预算；

(4) 再经过领导的审批，部门的审议机构通过或者驳回进行预算方案的修改；

(5) 驳回的预算草案再进行修改直到通过，被批准的预算最后再下达到相关部门进行执行。

4. 医疗卫生信息安全财务资源预算的执行

(1) 要依法执行医疗卫生信息安全建设财务资源的预算，要依法安排医疗卫生信息安全建设财务资源的预算支出；

(2) 严格执行财务资源的预算，对于医疗卫生信息安全建设资金的使用，要严格地遵循先预算、然后再拨款的原则，而不能随意地改变预算当中的财务资源支出的性质，数额以及用途等。

5.2.3 信息资源保障措施

1. 安全信息获取

信息的安全获取是指，医疗机构对于相关医疗卫生信息载体内各种形态的信息采用安全技术对其进行选择、采集等的过程。信息的安全获取是实现信息安全交换和共享，从而提高医疗卫生信息资源开发和利用的基础。

2. 安全信息分析

信息的安全分析是对信息安全性进行筛选的重要环节，在这过程中，通过对信息的加工和信息的组织将使安全信息得到深化，并为信息的使用提供更高一层次的保障。

分析信息的安全性，主要是运用科学的理论作为基础，并运用科学的手段和方法，在信息收集的基础上，对信息的安全性进行价值判断，最终透过各种关系交织所形成的错综复杂的表象，通过把握其内容的本质，来获取对医疗卫生信息安全性的新认识。对信息安全性分析的研究包括整理、评价、预测以及反馈四个基本功能。

整理功能：是指对信息的搜集、组织，从而使无序的、安全性不知的信息变为有序、安全的信息的功能作用。

评价功能：是指对信息的安全性进行评价，从而去粗取精、去伪存真，排除一些无用无效的信息。

预测功能：通过对已知的信息内容的安全性进行分析，从而预测未知的或者未来的安全性信息。

反馈功能：根据用户的实际消费能力和效果，对安全信息的预测结论进行审议、评价、修改和补充等。

5.2.4 技术资源保障措施

1. 安全技术获取

对于安全技术的获取应该采用以下策略。

(1) 全局治理与积极防御并重。对于医疗卫生信息安全必须采用管理制约、安全基础设施支撑和技术保障进行全面的治理，只有实施检测、恢复以及防护等积极的防御技术手段才能更加安全有效。

(2) 登记保护与保障发展并重。根据所面临的威胁等级和信息的价值等级，要选择合适的安全技术保障等级，从而寻求投入和风险的可承受的一个平衡点。

2. 安全技术应用

对于医疗卫生信息安全技术的应用，应该从安全的规范和标准、安全的保障和服务、安全的技术产品以及安全的基础设施等多个方面构成。

1) 明确安全的标准和规范

医疗卫生信息安全的标准有利于相关产品的安全规范化，从而保证产品的安全可靠，实现安全产品的互操作性和互联性，支持系统安全的评估和测评，进而保证医疗卫生信息系统的安全。

2) 安全保障和服务

要构建技术安全保障的框架，对医疗卫生信息系统建立起防御体系，具体包括下述各项设置。

(1) 设置好医疗卫生信息环境下的安全机制和服务；

(2) 设置好控制和安全策略；

(3) 设置内网的控制和安全策略；

(4) 设置进入互联网的控制策略和安全服务；

(5) 设置租用公网干线的控制策略和安全服务，包括通信的控制策略和安全服务。

通过采用多级设防和纵深防御的安全保障的重要原则，通过全局性的安全检测和防护以及集成管理和快速响应，达到系统的检测目标，从而使系统具有反应和恢复的能力。

3) 医疗卫生信息安全技术和产品

对于医疗卫生信息安全产品的选择，应该充分考虑其自控性和自主性。产品可涉及安全网闸、安全隔离客户机、电磁泄漏防护、安全备份、产品过滤和内容识别、安全设施集成管理平台、安全邮件、安全 Web、计算机病毒防治工具、漏洞扫描、入侵检测、数据加密机、防火墙、安全网关、VPN、PMI、PKI/CA、安全数据库、安全硬件平台以及安全操作系统等。

5.3 管理保障措施

5.3.1 安全机构管理

医疗卫生信息安全机构包括信息安全领导小组、信息安全领导小组办公室、信息安全工作的岗位等。

1. 信息安全领导小组

信息安全领导小组是医疗卫生信息应用部门信息安全工作的最高级别的领导决策机构，不隶属于任何其他部门，而直接对本单位最高领导层负责。信息安全领导小组是常设机构，设有例会工作制度，负责对本单位和本系统的医疗卫生信息安全工作进行宏观性地领导。

2. 信息安全领导小组办公室

医疗卫生信息安全领导小组办公室是指在信息安全领导小组直接领导下进行工作的机构，它也不受任何组织、部门的领导。信息安全领导小组办公室为常设机构，设有例会制度，同时负责处理本单位信息安全管理等的日常工作。

3. 信息安全工作的岗位

医疗卫生信息安全工作人员具体包括系统安全员、设备安全员、信息安全员、数据库安全员、网络安全员、机房安全员、防病毒安全员、警卫或保安人员和防火安全员等。

5.3.2 安全保密管理

1. 信息密级管理

在医疗卫生应用系统中，磁载体是一种应用得最广泛的记录信息载体。计算机系统中存储着大量的医疗卫生数据信息，要根据用户以及数据本身性质而具有不同的重要或者机密的密级。对有些重要的信息而言，很难用金钱进行衡量，特别是一些国家机密信息，对如何保护这些数据信息以及如何处理和保护存储这些信息的磁载体成为非常重要的工作。

对于磁载体的管理有下列措施。

（1）磁记录载体应用频繁和携带方便，对此要结合本部门的实际，委派专门人员进行负责，同时制定出一套切实可行的管理制度；

（2）对磁介质以及磁介质维护和访问不要仅仅局限于介质库管理和调度人员；

（3）介质库管理员要负责所有磁记录载体的接收和发出，以确保安全；

（4）所有的磁介质都要建立目录的清单；

（5）新的磁介质文件要有完整的档案记录，对于归档的文件要清楚和齐全，当被投入使用后，任何人未经过批准都不能增加、删除、改变；

（6）旧的磁盘以及磁带在被销毁前都要进行数据的消磁和清除，安全负责人要确保所有已被损坏的磁盘及磁带被销毁，同时对新磁盘和磁带要进行定期检查，并进行相关的登记；

（7）当要处理非常敏感的医疗卫生信息时，安全管理员应该在场；

（8）存放在机房中没有被复制记录的关键性信息载体应该被存放在能够防火的库房中；

（9）不同类别的记录医疗卫生信息载体的管理，对于关键和敏感的磁记录载体，应该采取造册登记等措施；

（10）机密的文件、软盘以及芯片等的传送要由符合相关密级授权的专门机构执行。

2. 保密契约管理

进入医疗卫生应用系统工作的人员应该签订保密合同，同时要承诺其对系统应尽的医疗卫生信息安全保密义务，保证其在岗工作期间以及离岗以后的一定时期内不得违反相关的保密合同、不得泄露系统秘密，同时要对违反保密合同的人员应进行严厉地惩处，并对接触机密信息的人员应该规定其在离岗后某段时间以内不得离境。

保密协议的目的是对医疗卫生信息的保密性进行相关说明，当雇员在受雇的时候，应该和相关机构签署保密协议，此协议为工作人员规章制度的一部分。没有签署保密协议的临时工作人员或者第三方人员在接触信息处理设备之前必须签署有关的保密协议。当雇佣合同和条款发生变动的时候，特别是当员工在离开单位或其合同要到期的时候，要对签订的保密协议进行审订。该协议应该注明雇员在医疗卫生信息安全方面应负的职责，如果有必要这些职责即使在雇佣关系结束后的一段时间内也应有效，其中应当包括对工作人员违反安全规定采取的行动。

要组织和要求工作人员在工作之前签署安全协定，这是保证医疗卫生信息安全的重要举措，因为它能够保证组织成员较好地审视政策，同时明白他们要对自己的行为负责。

5.3.3 安全应急管理

在医疗卫生行业的信息安全保障体系的构建方面，除了通常所提及的共同的安全设施以外，还因为医疗卫生信息涉密性以及核心业务等的关键性和公共服务性等的需求，这使得医疗卫生网络的安全具有其独特的个性特征。因此，医疗卫生网络安全应急设计和建设应该结合其本身的个性并提供科学的解决方案，同时在组织上、技术上、管理上、制度上和人员上给以保障。

1. 加强安全事件预警

医疗卫生信息安全的预警和预防是处理安全事件的第一道防线，它的主要作用是对安全事件的识别。完善的安全事件预警机制是对安全事件管理必不可少的一部分，也是由被动的安全事件应对转为主动的安全事件防范的关键一步。

具体来说，建立和完善安全事件预警机制包括以下几个方面。

1）制定和健全相关的法律法规

要明确安全事件的检测与预警，做好应急准备和处置，制定和完善医疗卫生信息相关的法律法规，使安全事件的预警管理法制化，从而使紧急状态认定依据紧急管理权和紧急状态的法律责任等都是有法可依的。

2）制订和健全预案体系

安全事件预案是指在出现网络安全事件时的应急管理和指挥以及救援计划等。制定和健全危机预案的目的是当安全事件发生时，能及时提供行动上的指南。对于安全事件预案应该遵循全面性、可行性以及预见性等原则。

3）进行医疗卫生信息监测与分析

安全事件预警的监测流程包括，信息的收集、再进行信息的分析，然后转化为具体的指标体系，再将加工整理后的信息或者指标与安全事件预警的临界点进行详细比较，从而对安全事件是否要进行警报进行决策，最后发出警报。

4）完善各种基本资源的储备

对于安全事件的发生，如果没有储备充足的基本资源，就不能及时有效地处理各种安全事件。因此，没在事件发生以前就要提前做好相关基本资源的储备工作，做好各种后勤准备，防患于未然。

5）加强安全事件应对的培训

完善的安全事件预案、充分的基本资源储备，都需要人员去实施。人员的才能发挥起了极其重要的作用，因此安全事件的预警要加强对相关人员的培训。首先要通过教育、宣传以及定期培训等多种方式，从多个方面加强医疗工作者的安全和法律意识，最重要的是提高安全事件处理者的应对能力。

2. 完善安全事件处置

当发生计算机安全事件时，相关人员可以按照以下步骤进行操作，以应对突发情况，从而完善安全事件的处置。

（1）要保持镇定，在遇到医疗卫生安全事件的时候，首先要保持相当的镇定，这有助于帮助其他人避免犯一些关键性的错误。

（2）要做好笔记，从标示事件的标题到事件发生的地点、时间以及发现者和其他相关现象都要做好相关的记录，这些记录很可能是日后法庭的证据。

（3）要及时地通知合适的人从而寻求到帮助，要通知相关的安全管理人员和部门负责人，并且要详细地征询专门协调安全事件处理过程的相关同事。

（4）将安全事件的细节告诉尽可能少的人，除了要做出采取行动决定之外，还不要做任何推测，从而避免相关的安全事件的最初信息被其他人误传。

（5）限制问题，要采取必要步骤避免问题变得更糟糕，通常意味着是将系统从网络当中分离出来，虽然管理层可能会决定保留网络的连接以抓获入侵者。

（6）立即备份，只要有可能就应该立即采用新的、未使用过的载体对受影响的医疗卫生信息系统进行备份，应该尽量使用二进制或者按位备份。

（7）对于问题的解决，如果能够确定是什么方面发生的问题，则应该采取相应措施来修改或完善可能会引发问题的一些缺陷。

（8）恢复正常的业务，要检查备份系统从而确保没有被破坏后，再从备份系统恢复到原来的系统，并且要仔细监控系统的运行，以确定医疗卫生信息系统恢复是否能够完成。

（9）最后要总结经验教训，避免同类安全事件的再次发生。

5.4 小结

医疗卫生机构的安全保障措施包含了技术、资源和管理 3 个方面。其中，技术安全保障包含了数据、载体、环境和边界的安全保障措施，资源安全保障包含了人力、财务、信息和技术的安全保障措施，管理安全保障包含了管理机构、保密和应急的安全保障措施。

本章介绍了医疗卫生信息相关安全保障措施，医疗机构可以参考这些实例，并结合实际进行应用。

思考题

1. 简述数据安全保障措施。
2. 简述载体安全保障措施。
3. 简述人力资源保障措施。
4. 简述财务资源保障措施。
5. 为什么要进行安全应急管理？简述安全应急管理的实施过程。

第 6 章 监测与评价

安全措施在各个实体对象上进行综合应用后，其效果会逐渐呈现。医疗机构需要在该过程中，对安全保障的实施过程进行监测，以获取系统存在的安全问题及证据，并进行必要的处置，以保障医疗信息业务的安全。安全评价是对所有前期安全环节的全面性的评估，其目的是系统地对前期各环节的工作进行客观地再认识，审查各环节的工作是否达到了预期的要求，并据此对整个安全过程提出改进意见。

本章首先介绍了医疗卫生信息安全监测的范围、方式、平台及实施案例；接着从技术和管理两个主要方面介绍构建简易可行的评价指标体系的方法；最后介绍了主要的评价方式。

6.1 安全监测

安全监测是通过采用相关安全监测的技术、平台和工具，对安全措施的实施、资源利用及安全保障环节的过程进行监测，并进行监测数据记录的过程。

6.1.1 安全监测范围

安全监测需要对安全保障的过程进行监测数据记录的获取。根据医疗卫生信息安全模型的定义，涉及技术上对安全保障对象的监测，资源上的监测和管理上对安全保障环节的监测。

1. 安全保障对象

1）数据安全监测

数据是保障业务安全的核心实体对象，数据安全的监测针对医疗卫生信息系统数据的生命周期来进行，主要包括下述各类项目。

(1) 数据的来源监测

医疗卫生信息系统包括：HIS、LIS、CIS、PACS、EMR等，所产生或利用的数据来源，是否真实完整。

(2) 数据的处理监测

数据处理过程中，是否被篡改，对病人的隐私是否进行了保护。

(3) 数据的交换监测

数据在医疗卫生信息系统中上传下载的交换过程中是否存在异常，传输过程是否应用了安全的加密算法。

(4) 数据的更新监测

对于定期更新数据的安全性监测，如：数字证书的更新是否定期进行、口令是否定期更新等。

(5) 数据的归档、销毁监测

对于历史数据，如：病人历史病历信息，是否进行归档，失效数据是否进行安全的销毁等。例如：对于加密口令的销毁，需要首先将该口令加密的信息进行解密后重新保存，以避免由于口令的销毁，导致信息不可用。

2) 载体安全监测

对于载体安全的监测主要从硬件、软件和网络三个方面进行。

(1) 硬件方面的监测

包括对医疗器械、存储介质、设备等的监测，对于医疗器械，主要监测其工作的稳定性、响应时间等，存储介质主要是监测磁盘的运行状况，对出现故障的磁盘等介质进行及时更换，对设备的可用性和性能进行持续监测。

(2) 软件方面的监测

包括对主机系统软件、各类业务系统等的监测，如对各类软件的日志监测是否被攻击或非法访问等，从而判断信息系统的软件有无运行异常。

(3) 网络传输的监测

网络通信过程是否加密，网络拓扑是否存在脆弱性，对于存在分支医疗机构的情况，各机构之间网络是否使用了安全的VPN组网模式等。

3) 环境和边界安全监测

环境和边界的安全监测，主要从物理和逻辑两个层面进行考虑。

(1) 环境安全监测

物理环境的安全监测，主要针对医疗机构的信息中心机房为对象进行监测。例如：监测机房场地周围的环境是否适应机房的安置，是否避开了环境污染区，是否避开强电磁场源等；逻辑环境，则主要针对主机安全，包括主机漏洞扫描、脆弱性监测、日志系统监测等；对于医疗软件的采购或外包，还需要根据医疗卫生行业的规范，如：《医疗机构信息系统安全等级保护基本要求》规定，对软件的安全进行验证。

(2) 边界安全监测

物理边界的安全监测，主要是确保安保系统是否持续使用；网络边界监测，主要是对边界防护设备，包括：防火墙、入侵监测系统、网闸等设备的运行状况的监测。例如：用户对边界的访问有无异常、医疗机构的内网是否被攻击或非法访问等。

2. 安全保障资源

1）人力资源安全监测

人是各个安全环节中最重要的因素，许多安全事件都是由内部人员引起的，因此对人员的安全监测十分重要。对人力资源的安全监测主要包括：对于人员的准入审查是否符合安全等级保护的标准，信息管理的关键岗位人选必须要经过严格的审查并考核其业务能力；对于录用的人员做好记录并备案，随时监测其信息系统和接触的敏感信息是否合适；对于离岗的人员是否做好离岗交接过程的监测，是否收回钥匙、口令等，是否签署好保密契约等。

2）信息资源安全监测

对信息资源安全的监测主要包括以下几个方面：信息的获取渠道是否安全可靠，没有安全保证的信息渠道带来的信息资源不但会失真甚至会影响整个系统的安全性；信息资源的公开共享是否按照相应的安全等级保护标准来贯彻实施；信息资源的保密性是否符合相应的法律法规的规定；信息资源的内容是否真实等。

3）技术资源安全监测

技术资源主要是指用于管理、处理信息以及保障系统安全所采用的各种技术的总称。对技术资源方面的监测首先要从技术的获取来着手，监测其获取的方式以及来源是否符合安全等级规定，是否符合相关的保密协议；其次在技术资源的运用过程中监测其是否有异常行为，如传播病毒或者攻击其他系统等。

4）财务资源安全监测

对财务资源的安全监测主要包括：是否根据实际情况做好项目建设的预算以及决算；监测经费的使用是否合规合理，特别是专款专用的资金必须要进行严格的监测；是否对财务资源进行了合理的配置，把钱用到了需要的地方。

3. 安全保障环节

1）合规要求的安全监测

对合规要求的安全监测主要包括：医疗卫生信息机构是否根据相关的法规政策来开展医疗卫生信息化建设；对于违反了法律法规、标准以及监管制度的行为的处置情况。

2）安全策略的安全监测

安全策略是一种处理安全问题的管理策略的描述，对安全策略的监测主要从以下几个方面来实施：是否严格地贯彻了保密性要求；对权限的管理是否设立了相应的机制；对程序和流程的情况执行得如何；是否设立了责任追查制度。

3）风险评估的安全监测

对风险评估的安全监测应该从以下几个方面考虑：监测风险评估的方法是否适应目前的系统，是否已经过时；风险评估的准则是否客观全面准确；风险评估的流程是否按照既定的规范来进行等。

6.1.2 安全监测方式

信息系统建立后，需要对系统运行的各个环节进行监测，找到系统在安全方面的问题和缺陷。安全监测的方式有技术平台监测、文档记录监测和事件报告监测三种，如图 6-1 所示。

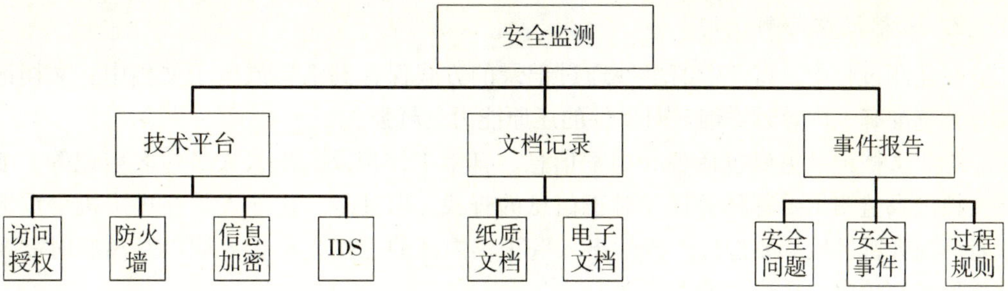

图 6-1 安全监测方式分类

1. 技术平台监测

技术平台监测就是利用现有的信息安全技术来对整个医疗卫生信息系统运转过程中的某些环节进行监测。常见的技术平台监测方式有下述几种。

1）访问授权监测

访问授权主要实现“最小特权”原则，它可以将网络内部与外部之间或网络内部的不同信息源之间进行隔离。通过采取授权的方式，对访问者的身份进行有效识别和确认，并赋予其相应的权限。如在数据交换的过程中，医疗卫生信息系统的内外网之间会进行内外网隔离，不允许任何异常的数据或者信息流入流出。

2）防火墙监测

防火墙监测方式是控制进出两个方向之间通信的“大门”，在网络的边界上，采取建立相对应的网络通信监测系统来对内部网络和外部网络进行隔离，以此来阻挡外部网络对内部网络的入侵。防火墙的目的在于实现安全访问控制、防止外部用户非法使用内部网的资源、保护内部网络的设备不被破坏、防止内部网络的敏感数据被窃取。防火墙监测过程主要是借助于防火墙系统提供的网络数据的访问控制功能，对进出内外网边界的数据包进行监测。在医疗机构中，可在医疗外网出口处部署防火墙设备，以阻断来自互联网的攻击数据。

3）信息加密监测

信息加密的主要目的是为了保护内网的数据、口令、文件、控制信息以及医疗卫生信息系统之间传输的数据。信息加密监测常用的方法有线路加密与端-端加密两种方式。线路加密是保护网络节点之间的线路信息安全，端-端加密是对源端到目的端用户的数据提供保护。在医疗机构中，通过信息加密机制，当发现通信过程中出现明文传输的数据时，进行告警。

4）入侵检测系统监测

入侵检测系统位于防火墙之后，可以对网络活动进行实时检测。在许多情况下，因为可以记录和禁止网络活动，所以入侵检测系统是防火墙的延续，可以与防火墙系统配合工作。它可以扫描当前的网络活动，监视和记录网络的流量，根据定义好的规则来过滤主机网卡上的流量，提供实时报警。入侵检测系统在发现入侵后，会及时做出响应，如切断网络连接、记录到时间日志中并报警。在应用中，通过外网出口处部署入侵检测系统设备，以过滤异常数据。

2. 文档记录监测

在监测过程中，将产生的事件通过记录的方式保存到纸质或电子文档中。文档记录分类越准确、内容越详细，对事件的还原能力就越强。

纸质文档记录主要包括各种档案信息、日常工作记录、出入人员签名登记等。纸质文档记录监测主要有利于日后对于信息的查找、取证等。比如人员在进出机房重地或者其他涉密区域需要进行严格的出入登记；内部的工作人员在入职以及离职时需要签署保密契约产生法律约束力等。

电子文档记录监测主要包括医疗卫生信息系统软件、其他辅助软件日常运行中所生成的工作日志记录以及人员的授权备案记录、数字签名等。电子文档记录监测在软件出现异常或者漏洞的时候可以提供一个原始的事件记录情况；在对人员访问权限控制的时候也能通过电子文档记录查看访问授权情况以及内部工作人员对于系统的操作记录等。

3. 事件报告监测

事件报告监测实际上是从事件发生到事件最终处理结束的一个完整的系统过程。处理过程中，事件报告监测针对某一个已发生的安全事件，采用报告的形式记录。

事件报告监测要及时向上级报告安全问题和安全事件，并且必须定义必要的过程规则，其中特别要注意确定哪些是安全问题或事件的报告对象，然后根据事件的严重程度采取对应的安全措施。事件处理完毕之后还要从发生的安全事件中汲取教训，制定评估安全事件处理过程的规则，并且做好对事件的总结。

6.1.3 安全监测平台

医疗卫生信息系统涉及多种安全措施的应用，在系统运行的各个层次，需要从技术上进行安全过程的监测，并对各个安全保障环节产生的数据进行记录。在医疗机构中，可以通过建立安全监测平台来实现。

1. 平台建设目标

平台建设上，需要结合医疗机构的实际，对安全达到的目标进行全局的规划。一般地，安全监测平台需要从信息内容、网络结构、设备部署和管理层次等四个方面达到以下目标。

从信息的内容上，建立安全监测平台是为了保证信息数据的 CIA 安全属性。

(1) 完整性，信息的来源、去向、内容真实无误；

(2) 保密性，保证信息不会被非法泄露扩散；

（3）不可否认性，保证信息的发送者和接收者都无法否认自己所做过的操作行为等。

从网络结构看，建立安全监测平台是为了保证网络和信息系统的可靠使用。

（1）可靠性，保证网络和信息系统随时可用，运行过程中不出现故障，遇意外事故能够尽量减少损失并尽早恢复正常；

（2）可控性，保证营运者对网络和信息系统有足够的控制和管理能力；

（3）互操作性，保证协议和系统能够互相联接；

（4）可计算性，保证准确跟踪实体运行达到审计和识别的目的等。

此外，从设备部署看，建立安全监测平台是为了保证设备质量、设备备份、物理安全等；从管理层次看，建立安全监测平台是为了保证人员可靠、规章制度完整等。

2. 平台具体功能

1）数据采集功能

根据监测平台指定的运营维护策略，事件生成器负责采集各种 IT 支撑设备和系统安全相关信息，并根据各种协议进行数据格式标准化，生成统一标准格式的事件信息报告。

2）数据处理功能

监测平台一旦发现各类受监测的软硬件系统发生异常或故障，马上以系统告警形式报告监测平台操作员，并实时定位提取相关责任单位的基本信息。知识库作为数据处理的重要辅助手段引入监测平台，用来提升安全监测的准确性和应急事件的处理能力。

3）数据分析功能

在控制台中，可以将实时监控的数据以丰富的报表展现手段进行直观显示，辅助以网络拓扑、地理位置两种图形化功能，为监测平台用户提供方便快捷的信息获取途径，也可以借助知识库提供的分析策略提高数据分析的准确性。

4）安全监测功能

实现整个监测平台的灵活展示和配置管理。一方面通过丰富的图形化展示方式呈现医疗外网、大型网络互联网接入、重要信息系统、网站等安全状况，提供有效的安全监测，减少安全破坏的发生，降低安全事件所造成的损失；另一方面对整个平台进行配置与维护。

6.2 安全评价

医疗卫生信息系统安全评价是对医疗卫生信息系统安全工程前期各主要环节的全面性的评估，包括对合规工作、安全策略制定、风险评估、保障措施、安全监控等各环节的评价。其目的是系统地对各环节的工作进行客观地再认识，审查各环节的工作是否达到了预期的要求，并据此对整个安全过程提出改进意见。

医疗卫生信息系统安全体系是一个复杂的系统，因此对医疗卫生信息系统安全的评价是一个综合评价过程。它需要建立起综合的评价指标体系，从而对医疗卫生信息系统体系的安全状态有全面的认识。这一评价不仅包括了对各种安全技术的实施效果的评价，还包括了对整个医疗卫生信息系统安全保障管理体系的评价，后者对综合保障医疗卫生信息系统体系的安全具有更重要的意义。本节围绕医疗卫生信息系统安全保障模型的各个环节，从技术和管理两个主要方面构建了简易可行的评价指标体系，并对主要的评价方式进行了介绍。

6.2.1 安全评价方法

对医疗卫生信息系统安全工程实施过程各环节及总体的评价是一个复杂的过程，所涉及的评价对象和指标是十分庞杂的，如果再使用复杂的评价方法，将使整个评价工作的实施变得异常复杂和困难，导致其操作可行性大大下降。特别当这种评价是面对一线医疗卫生信息系统安全工程实施单位的内部评价改进时，问题会更加突出。一方面是由于一线医疗卫生信息系统安全评价的相关资源有限，缺乏能进行复杂评价的专门人才；另一方面，也是更重要的一个原因是在实际操作中需要一种能够快速、简单、明确地对安全工程实施情况进行评价的有效工具。因此，在本书中我们采用一种相对简单的评价方法，即百分制的评价方法。

百分制的评价方法的基本思路如下所述。

为医疗卫生信息系统安全工程的每个环节设置一个百分制的量表，该量表既可以对每个环节进行分项评价，也可以作为对整个医疗卫生信息系统安全工程进行综合评价的组成部分之一。

对医疗卫生信息系统安全工程各环节的评价分成两部分，一是对技术指标的评价，二是对该环节安全管理工作的评价。在一个百分制量表中评价单位可以根据本单位的实际情况分配两者的权重。进一步，可以按单位实际对各具体指标给出相应的分值。

以各环节的百分制量表为基础，根据各单位的实际情况来调整合规要求、安全策略等五个环节的权重，再利用算术加权平均的方法得到综合评价分数。

6.2.2 安全评价指标体系

基于评价方法的总体思路，结合医疗卫生信息系统安全工程各环节工作的特点和要求，建立如下的医疗卫生信息系统安全评价指标体系。

1. 合规要求评价指标

医疗卫生信息系统安全保障的合规要求，指的是所有安全保障工作应该符合的法律、法规、标准的要求及监管要求等。作为医疗卫生信息系统安全保障的一部分，信息安全的合规要求占有举足轻重的地位，能够给安全保障工作一个基本规范。

对合规要求评价的核心是医疗卫生信息系统安全设计方案在多大程度上遵循了相关的法律、法规、监管要求、行业标准等。

在合规要求的实践中，具体涉及的法律、标准等是非常庞杂的，因此在评价合规要求的时候必须进行选择，确定哪些法律、标准对医疗卫生信息系统安全是最基础、最重要的，并将它们作为评价的主要考察对象。按此要求建立的指标体系是关于合规工作中技术层面的问题，因此我们称之为技术指标体系。其评价的核心是对评价对象实际执行的医疗卫生信息系统安全工程中合规环节的实现情况进行评估，即考察实际实施的医疗卫生信息系统安全工程是否在工程的设计、实施、运行过程中遵循了相应的法律、标准等，以及对这些法律、标准的符合及实现程度。

在进行合规层面的技术评价时，在百分制量表中需要考虑的一个重要问题是对所挑选出的法律、标准等可以根据其与方案的相关程度给定不同的分值，进一步突出重要的强制性法律、条例、标准等的地位。

基于以上评价思路，医疗卫生信息系统安全合规要求的指标体系构成样例如表6－1所示。

表6－1　医疗卫生信息系统安全合规要求评价指标样例

<table>
<tr><th>指标类别</th><th>一级指标</th><th>二级指标</th><th>评估要点</th><th>得分</th><th>备注</th></tr>
<tr><td rowspan="6">技术性指标（x分）</td><td rowspan="3">法律（x分）</td><td>法律1（x分）</td><td rowspan="6">根据评价对象实际执行的医疗卫生信息系统安全方案中相应项目的实现情况给分，符合法律和标准给满分，不符合给零分</td><td></td><td></td></tr>
<tr><td>法律2（x分）</td><td></td><td></td></tr>
<tr><td>……</td><td></td><td></td></tr>
<tr><td rowspan="3">标准（x分）</td><td>标准1（x分）</td><td></td><td></td></tr>
<tr><td>法律2（x分）</td><td></td><td></td></tr>
<tr><td>……</td><td></td><td></td></tr>
<tr><td rowspan="6">管理类指标（x分）</td><td rowspan="2">组织建设（x分）</td><td>成立合规工作组（x分）</td><td rowspan="2">考察是否建立了完成合规工作的正式组织</td><td></td><td></td></tr>
<tr><td>工作组有单位或部门主要领导主持工作（x分）</td><td></td><td></td></tr>
<tr><td rowspan="4">制度执行（x分）</td><td>制度1（x分）</td><td rowspan="4">考察是否建立了完成合规工作的相关制度</td><td></td><td></td></tr>
<tr><td>制度2（x分）</td><td></td><td></td></tr>
<tr><td>工作计划……</td><td></td><td></td></tr>
<tr><td>……</td><td></td><td></td></tr>
<tr><td rowspan="3"></td><td rowspan="3">制度执行（x分）</td><td>制度1（x分）</td><td rowspan="3">考察各项合规工作制度的落实情况</td><td></td><td></td></tr>
<tr><td>制度2（x分）</td><td></td><td></td></tr>
<tr><td>……</td><td></td><td></td></tr>
</table>

对合规工作评价的另一个重要方面是对该过程管理工作的评价。主要包括组织建设、制度建设、制度执行效果等几个方面。组织建设类指标主要考察是否建立了完成合规工作的正式组织，且该组织有单位或部门的主要领导主持工作，以确保工作能得以顺利推进和落实。这里的正式组织多数情况下是一个为实施医疗卫生信息系统安全工程而成立的临时工作组，尽管该工作组不是该单位正式组织结构中的构成部分，但该工作组有明确的人员构成、工作目标、工作任务、工作职责，相对于安全工程而言，我们认为这样的组织是一个正式的组织形式。制度建设主要考察是否建立了完成合规工作的相关制度，这些制度会因为具体评价单位的差异而不同，但有一些基本的制度是必须建立的，如合规工作的总体安排及计划、合规工作相关部门及人员的责任界定，等等。制度执行则考察各项制度的最终具体落实情况，如每项制度所规定的各种资源配备是否完成及其完成的好坏，是否有相关的会议记录及制度要求的技术性文档（如相关日志、医疗卫生信息系统安全工程设计修订中的合规工作纪要等）。

2. 安全策略评价指标

医疗卫生信息系统安全策略是医疗卫生信息系统安全工程的实质起点，是正式的安全工程纲领性文件，是实现医疗卫生信息系统安全管理和技术措施的前提，否则，所有的安全措施都将无的放矢。

医疗卫生信息系统安全策略规定一个具体的医疗卫生信息系统中各种资产（如：设备、软件、数据等）所允许的操作行为和不允许的操作行为，从而形成一系列的安全策略。对安全策略的评价将通过对这些常用策略实施情况的评估打分来具体了解安全策略的实施状况。

常用的医疗卫生信息系统安全策略如下所述。

（1）物理安全策略；

（2）网络安全策略；

（3）数据加密策略；

（4）数据备份策略；

（5）病毒防护策略；

（6）系统安全策略；

（7）身份认证及授权策略；

（8）灾难恢复策略；

（9）事故处理、紧急响应策略；

（10）安全教育策略；

（11）口令管理策略；

（12）补丁管理策略；

（13）系统变更控制策略；

（14）商业伙伴、客户关系策略；

（15）复查审计策略。

医疗卫生信息系统安全策略评价的核心是考察是否建立了相应的安全策略及这些策略的完备程度，因此在评价时可以根据这些策略的有无及好坏来评分。若没有某个策略，则该策略项得分为 0 分；若有相应策略且实现情况很好，则得满分，否则视其实现情况酌情扣分。医疗卫生信息系统安全策略评价的技术指标如表 6－2 所示。

表 6－2 医疗卫生信息系统安全策略评价指标

指标类别	一级指标	二级指标	评估要点	得分	备注
技术性指标（x分）	安全策略（x分）	物理安全策略（x分）	是否建立了该策略及该策略的完备程度		
		网络安全策略（x分）			
		……			
管理类指标（x分）	组织建设（x分）	成立策略工作组（x分）	考察是否建立了完成策略工作的正式组织		
		工作组有单位或部门主要领导主持工作（x分）			
	制度建设（x分）	制度 1（x分）	考察是否建立了完成策略工作的相关制度		
		制度 2（x分）			
		工作计划……			
		……			
	制度执行（x分）	制度 1（x分）	考察各项策略工作制度的落实情况		
		制度 2（x分）			
		……			

对策略工作评价的另一个重要方面是对该过程管理工作的评价。主要包括组织建设、制度建设、制度执行等几个方面，其评价思路和合规工作的评价思路是类似的，只不过具体的制度形式不同而已，这里不再赘述。

3. 风险评估评价指标

医疗卫生信息系统风险评估是依据国家相关政策法规及标准，对医疗卫生信息系统的可用性、保密性、完整性、真实性等安全属性进行科学、公正的综合评估的活动过程。医疗卫生信息系统风险评估是风险管理的关键过程。开展医疗卫生信息系统风险评估能够全面识别所在部门医疗卫生信息系统潜在安全风险，为制定完善的安全保障措施奠定坚实基础。

医疗卫生信息系统系统安全的风险评估是组织机构确定信息安全需求的过程，包括环境特性评估、资产识别与评价、威胁和弱点评估，控制措施评估、风险认定等在内的一系列活动。主要的风险评估活动有如下一些项目。

（1）环境特性评估分析；

（2）资产评估；

（3）威胁和脆弱性分析；

（4）保护措施分析；

（5）可能性分析；

（6）危害分析；

（7）风险计算；

（8）保护措施的建议；

（9）风险评估结果报告。

依据上述9项主要活动的实施情况来评判医疗卫生信息系统安全风险评估工作的质量，这些评判构成对风险评估工作评价的技术性指标体系。如表6－3所示。

在具体操作时，不同的医疗卫生信息系统系统实施安全工程的范围可能是不同的，其风险评估活动相应也会不同，因此对风险评估活动的评价要与本单位进行的评估活动相对应。此外，对不同风险评估活动的评价可根据该风险评估活动的重要性不同赋以不同的分值。

表6－3　医疗卫生信息系统安全风险评估评价指标

指标类别	一级指标	二级指标	评估要点	得分	备注
技术性指标（x分）	风险评估活动（x分）	环境特性评估（x分）	是否进行了该项风险评估活动及该评估的完备程度及质量		
		资产评估（x分）			
		……			

续表

指标类别	一级指标	二级指标	评估要点	得分	备注
管理类指标（x 分）	组织建设（x 分）	成立风险评估工作组（x 分）	考察是否建立了完成风险评估工作的正式组织		
		工作组有单位或部门主要领导主持工作（x 分）			
	制度建设（x 分）	制度 1（x 分）	考察是否建立了完成风险评估工作的相关制度		
		制度 2（x 分）			
		工作计划……			
		……			
	制度执行（x 分）	制度 1（x 分）	考察各项风险评估工作制度的落实情况		
		制度 2（x 分）			
		……			

4．保障措施评价指标

为了使医疗卫生信息系统的安全得到保障，必须制定一系列的措施，既包括相应的技术要求，也包括相应的管理要求。具体而言，主要包括医疗卫生信息系统安全的技术保障、资源保障和管理保障。对保障工作的评价也将围绕这些主要的保障工作展开。

医疗卫生信息系统安全保障措施评价指标如表 6−4 所示。

表 6−4　医疗卫生信息系统安全保障措施评价指标

指标类别	一级指标	二级指标	评估要点	得分	备注
技术性指标（x 分）	技术保障措施（x 分）	场地和设备管理（x 分）	是否采取了该措施及该措施的实施质量		
		机房出入控制管理（x 分）			
		电磁波防护管理（x 分）			
		软件安全管理（x 分）			
		密钥管理（x 分）			
	资源保障措施（x 分）	人力保障（x 分）			
		财务保障（x 分）			
		信息保障（x 分）			

续表

指标类别	一级指标	二级指标	评估要点	得分	备注
管理类指标（x 分）	组织建设（x 分）	成立安全保障工作组（x 分）	考察是否建立了完成安全保障工作的正式组织		
		工作组有单位或部门主要领导主持工作（x 分）			
	制度建设（x 分）	安全责任制度（x 分）	考察是否建立了完成安全保障工作的相关制度		
		安全保密制度（x 分）			
		应急管理制度（x 分）			
		工作计划……			
		……			
	制度执行（x 分）	安全责任制度（x 分）	考察各项安全保障工作制度的落实情况		
		安全保密制度（x 分）			
		应急管理制度（x 分）			
		……			

5．安全监测评价指标

医疗卫生信息系统安全监测需要明确监测范围、监测方式，建立监测制度和相关技术平台，实施安全监测活动。对安全监测活动的评价也将围绕这些内容展开，对医疗卫生信息系统安全监测进行评价的指标体系如表6－5所示。

技术性评价指标主要分为对监测措施及其实施的评价和对监测平台的评价两个部分。对监测措施及其实施的评价主要是对医疗卫生信息系统安全监测所覆盖的主要对象监测情况的评价，包括对数据安全监测的评价、对载体安全监测的评价等。

面对当前日益复杂多样的医疗卫生信息系统基础设施，单纯采用人工监测的方式是难以满足要求的。监测技术平台由于其智能性、实时性以及可以对大规模复杂系统进行管理的功能，得到了越来越多的应用。因此，在对安全监测的评价中，我们单独增加了对技术监测平台运行效果的评价。

表 6－5　医疗卫生信息系统安全监测的评价指标

指标类别	一级指标	二级指标	评估要点	得分	备注
技术性指标（x分）	监测措施（x分）	数据安全监测（x分）	是否实施该项监测及监测质量		
		载体安全监测（x分）			
		边界和环境安全监测（x分）			
		人力资源安全监测（x分）			
		信息资源安全监测（x分）			
		技术资源安全监测			
		财务资源安全监测			
	技术监测平台（x分）	可靠性（x分）	对技术监测平台本身的技术特性进行评价		
		有效性（x分）			
		完备性（x分）			
管理类指标（x分）	组织建设（x分）	成立安全监测工作组（x分）	考察是否建立了完成安全监测工作的正式组织		
		工作组有单位或科室主要领导主持工作（x分）			
	制度建设（x分）	制度一（x分）	考察是否建立了完成安全监测工作的相关制度		
		制度二（x分）			
		工作计划……（x分）			
		……			
	制度执行（x分）	制度一（x分）	考察各项安全监测工作制度的落实情况		
		制度二（x分）			
		工作计划……（x分）			
		……			

6.2.3 安全评价实施

对医疗卫生信息系统的评价主要有自评、他评、综合评价三种方式。

1. 自评方式

自评方式是医疗卫生信息系统应用部门自行对医疗卫生信息系统安全的实施情况

进行评价的方式。该种方式的目的是应用部门对本部门的医疗卫生信息系统安全实施总体情况进行自我认识，以便发现问题并进行改进，也即其主要目的是诊断。在给定标准的评价体系及相应的量表的情况下，由于部门内部人员对本部门的系统问题有直接、深入的认识，因此可以在标准评价体系的帮助下迅速地找准一些问题，并进行改进。这种评价方式可以对一般性的医疗卫生信息系统安全实施状况进行快速、有效地评价，是一种快速经济的评估方法。

这种评价方法的主要不足是：受制于部门内部人员对医疗卫生信息系统安全评价知识的掌握不足，此类评价对医疗卫生信息系统安全实施中系统性、根本性、深层次的问题发掘不足的可能性较大；此外，自评中受部门利益及人际关系影响所导致的人为扭曲，也会影响评价效果。因此，要提高自评的质量，加强相关评估人员的包括职业道德教育在内的系统培训是十分必要的。

2. 他评方式

他评方式是医疗卫生信息系统应用部门或相关管理部门委托第三方专业机构对医疗卫生信息系统安全的实施情况进行评价的方式。该种方式的目的之一是借助第三方机构的专业能力对应用部门的医疗卫生信息系统安全实施总体情况进行全面评价，进而发现问题进行改进；其目的也可能是应用部门的管理部门对该部门的安全实施情况进行评价监管或评级等。该种方式由于借助了第三方专业机构的丰富知识和经验，因此其评价的科学性、系统性、专业性更高，能够从一定的高度发现自评中无法发现和意识到的一些关键问题，对于从根本上提升应用部门的安全实施水平有较大的帮助。

需要注意的是第三方机构要深入应用部门进行充分地调研与沟通，全面认识应用部门的安全实施现状及问题，提出针对性较强的改进方案。

他评方式是第三方机构进驻应用部门进行了解沟通的过程，这一过程耗时较长，特别还涉及到第三方机构与应用部门中的各级组织、人员的有效沟通问题，因此对第三方机构的项目管理能力提出了较高的要求。如若控制不当，会让评价工作的甲乙方都难以满意。

3. 综合方式

综合方式是以上两种方式的结合。但其侧重点可能不同，或者侧重于第三方机构，或者侧重于本部门的评价小组。侧重于第三方机构的方式以第三方机构为主组织评价活动，他们负责整个评价项目的组织、安排、调度等工作，部门内的评价小组作为整个评价工作的一部分参与相关工作，特别是与部门内部组织、人员沟通的工作。侧重于本部门评价小组的工作方式以评价小组为主体，由评价小组负责整个评价项目的组织、安排、调度等工作，第三方评价机构主要负责评价知识和技能的指导、培训等工作。

综合方式可以在一定程度上综合以上两种方式的优点，使评价既具有专业性同时也能有针对性地解决部门的安全实施问题。需要注意的是要建立双方的有效协作机制。

6.3 小结

医疗卫生机构在实施信息安全保障机制后，实施的过程如何进行，如何对实施效果进行客观、科学的评价，是医疗机构非常关心的问题。在实际中，一些医疗机构往往针对医疗机构信息系统现状，更为强调技术的应用，而忽视了建立系统的检测和评价体系。

本章介绍了安全监测和评价的基础方法及一般过程，医疗机构可以参照本章的安全监测和评价思路，结合实际进行应用。

思考题

1. 简述安全监测的方式。
2. 简述安全监测的平台。
3. 简述安全评价的方法。
4. 简述安全评价的指标体系。
5. 简述安全监测与评价的区别和联系。

第7章

医疗卫生信息系统安全运维

在信息化飞速发展的进程中，利用信息技术提高医疗救治水平、医院服务能力及管理水平已成趋势，对网络的性能、可靠性、安全性、运维能力等提出了更高的要求。一方面在进行网络性能升级的同时也面临着应用的提升对网络运维的压力；另一方面各大医院都希望通过更好的IT解决方案提高内部IT管理效率，以确保信息系统稳定和加强信息数据保护为重点的医疗卫生信息安全体系建设成为医疗卫生改革成败的关键要素之一。

本章从信息系统安全运维的基本概念和一般过程出发，详细分析医疗卫生信息系统安全运维的需求及安全运维的过程，并以医疗卫生领域信息系统的运维过程为例，说明信息系统安全运维在医疗行业的具体应用。

7.1 概述

随着信息系统建设的不断深入和完善，信息系统日益庞大和复杂，信息系统运行维护已经成为信息部门最重要的工作，据统计，系统运维服务占到信息部门工作量的80%左右。在各级医疗机构中，信息系统的运维建设，是信息化的重要环节。在多年运维实践中，各级医疗机构逐渐形成了医疗机构、运维服务公司、第三方监管机构相结合的运维模式，运维能力和质量得到了较大的改善，但仍然存在以下问题。

1. 系统运维工作忙，话语权低

系统运维人员工作的一个普遍现象是“很忙碌，坐不下”，就像“救火员”在各个业务部门解决和处理问题，虽然如此忙碌，但业务人员还是经常抱怨“找不到人”“解决问题太慢”等，运维人员的工作很难得到业务部门的认可。

在医疗机构中，运维部门作为业务支撑部门，在信息化规划和信息系统立项、建设中话语权较弱，更谈不上决策权，通常是在项目建成后才介入系统的管理和维护，缺乏针对多个业务系统的综合运维能力，易造成下述现象。

（1）异常操作行为无法及时预警。系统运行出现异常事件后，很难快速、准确地找到根本原因。

（2）突发安全事件的应急处理能力不足。由于缺乏应急处理机制，造成难以对突发安全事件做出有效处理。

（3）安全管理存在缺陷。集中体现在制度体系不完善，安全责任制落实不到位。

2. 信息系统复杂，依赖厂家

随着信息化的不断投入，硬件设施、软件系统不断增加，由于各类信息系统使用不同架构、使用不同品牌厂商设备、采用不同供应商进行开发等，系统的复杂性导致运维的难度增加。特别是对业务连续性要求较高的系统，一旦宕机，损失是巨大的，运维部门承受的压力可想而知。目前，系统运维依赖于信息系统开发商、设备厂商，由于厂商的纷杂这种方式容易导致出现安全问题后，厂商相互推诿很难快速定位问题点，也很难按照科学的、流程化的故障处理机制去实施处置。

3. 技术人员难培养，流动性大

大多数时候，运维人员都在进行简单重复的工作，可替代性强，自我认可度低，团队人员流动率较大。大多数单位的运维工作处于初级阶段，大多数运维人员技术层次低，处于技术探索和积累阶段，很多工作靠人力进行，没有体系化的运维理念、方法与技术。同时，运维技术的交流、借鉴和共享不够深入，一旦运维中坚力量离职，往往会造成客户满意度和运维质量相当长一段时间内出现波动。上述情况会造成医疗机构运维团队出现如下问题：缺乏专业的安全运维团队；信息管理部门的人员有限，员工的精力有限；安全运维能力不足，8 小时外的安全事件无暇顾及。

4. 服务商难管理，监管机制不完善

系统运维服务商的技术水平参差不齐，往往会存在服务不及时、问题不能及时解决、运维服务的评价千差万别、服务商的工作难以量化、监管机制不完善的问题。具体表现在对系统运维服务外包供应商的管理不到位，如招标环节疏于审查、运维过程疏于监管以及事后评价环节疏于考核等。这需要引入第三方监管机构进行支持。

5. 信息安全知识匮乏，没有相关规范

大多数信息系统已经部署相当多的安全设施，如防火墙、入侵检测、防病毒、远程访问设备等，易造成众多安全设备缺乏有效的统一管理，同时，信息安全产品更新太快，也加大了运维的复杂性。在当前安全形势下，安全事件时有发生，导致安全设备越用越多，而安全状况却不见好转，究其原因就是没有理想的安全运维机制以及对安全事件的关联性分析和评估分析，没有对安全事件处理的方法和流程，在实际运维中，由于安全配置不当导致衍生安全风险的情况时常发生。

从以上现象可以看出，系统运维服务所遇到问题的根源不是技术问题，而是管理问题，包括流程管理的问题、评价管理的问题、应急管理的问题等。

7.1.1 基本概念

1. 运维

运维是指对已经建立好的信息系统的运行和维护，一般大中型信息系统开发周期一般为1～3年，运行周期则可达5～10年，工控控制系统运行时间会更长，一般能达到15～20年。信息系统的运行维护是系统生存的重要条件。信息系统是一个复杂的人机系统，系统内外环境、各种因素都不断在变化着，可能会多次更新软件版本、优化硬件配置，以适应、改善运行环境和加强系统性能。因此，系统运行维护的另一个重要作用是指信息系统交付使用后，还需要进行对系统漏洞的改进或满足新需要的升级改造。

运维对象是运维服务的受体，主要包括基础设施、网络平台、主机设备、安全设备、基础软件、应用软件、信息数据等。

基础设施指为信息系统运行提供基础运行环境的相关设施，如安防系统、用电系统、弱电智能系统等。

网络平台指为信息系统提供安全网络环境相关的网络设备、电信设施，如路由器、交换机、负载均衡、通信线路等。

主机设备指构成信息系统的计算机设备，如服务器、存储设备等。

安全设备指保证网络及信息系统安全的防护设备，如防火墙、入侵检测、防病毒、安全审计、流量监控等。

基础软件指为应用运行提供运行环境的软件程序，如系统软件、中间件等。

应用软件指由相关运维组成，完成特定业务功能的系统，如OA、邮件系统等。

信息数据指系统支持业务运行过程中产生的数据和信息，如账务信息、交易记录等。

运维内容可分为日常操作、应急响应、优化改善和监管评估四个方面，具体如下所述。

1）日常操作

运维方提供日常服务，及时获得运维对象的状态，发现并处理潜在的故障隐患，保障信息系统稳定、高效运行。

2）应急响应

接到运维请求或故障报告后，消除系统故障，降低对系统正常运行的影响。

3）优化改善

提供调优、改进等服务，以达到提高运维对象性能或服务能力的目的。

4）监管评估

结合业务需求，通过对运维对象及运维活动的调研和分析，提供运维状态的评估。

2. 信息系统安全运维

我国国家标准 GB/T 29264—2012《信息技术服务分类与代码》中定义安全运维服务为：对信息系统提供的安全巡检、安全加固、脆弱性检查、渗透性测试、安全风险评估、应急保障等服务。

《信息系统安全运维》教材指出，信息系统安全运维服务是以流程为导向、以客户为中心、以绩效评估为动力、以保障信息系统基础设施整体可用和为组织业务提供可靠服务为目标的管理体系。安全运维体系的要素包括运维对象、运维主体、运维管理制度体系和运维支撑平台等。其中，运维对象是指业务活动涉及的数据、载体、环境与边界4个实体对象；运维主体包括运维管理部门、运维实施单位；运维管理制度体系提供安全运维活动中的体系建设；运维支撑平台是将运维对象、职能及流程内嵌到一个统一的平台级系统中，支撑日常运维活动以及为运维人员的工作提供绩效考核的依据。

在医疗机构信息系统环境中，运维主体涉及医疗机构下设的信息科、设备科等科室，通过这些科室的协调，由医疗机构组建专门的运维部，或雇用第三方运维实施机构，对医疗卫生信息系统中的数据、载体、环境与边界进行运维服务。医疗卫生信息系统涉及病患、医务人员的大量数据的生命周期安全管理，在运维过程中，数据安全运维将是一个重要的方向。

7.1.2 范畴

总体而言，安全运维服务的内涵就是“提供面向业务的安全运维服务”及“基于运维活动提供风险管控服务”。安全运维服务除了具备服务的基本特征，还具备以下几个方面的特征。

1. 本质特征

安全运维服务的关键要素包括技术、过程、管理和资源，其中资源包括人力、财务、技术和信息。安全运维服务的核心是信息安全技术；过程是信息安全运维服务的主导流程；管理贯穿于整个服务过程，提供制度保障；资源为运维服务的实现提供保障。同时，人是运维服务的主体，是运维服务发展的主导力量。

2. 专业性强

随着信息技术服务从许多产业内部独立出来，其服务趋势比较明显。

1）服务能力多样，解决了原厂商服务技术覆盖面窄的问题；

2）专业技术性强，解决了组织自身维护技术力量不足的问题，使组织的管理人员从技术复杂、整合难度高的运维活动中脱身，将更多的精力投入组织业务的发展；

3）成本风险降低，专业性安全服务降低用户的服务费用，并使用户的 IT 系统风险转移到运维服务商。

3. 阶段特征

由于信息技术的发展，信息基础设施和经济、市场环境的变迁，安全运维服务的目标也是永无止境的。信息安全运维服务在计算机单机应用、网络应用、综合管理的逐步提升，显现其具有连续不断可持续发展的特征。同时，信息安全技术措施的建设和投资不是一次性的，具有分阶段的特征。

4. 效益特征

安全运维服务的发展不同于以往对产品的技术改造，其效益的概念完全不同。后者通过对产品生产线的技术改造，提高质量，增加产量，是单方面的，效益容易显现；而前者则对运维服务进行深度开发和广泛利用，从整体上提高企业核心竞争力和管理水平，其效益是多方面的。

5. 关联性特征

安全运维服务不仅依赖于技术创新，更依赖于业务模式创新。保持技术创新和业务模式创新相互促进、有机融合，能够实现运维服务人才结构的优化，实现安全运维服务管理规范的健全，实现安全运维技术水平的提升，最终从机制上为安全运维服务的发展创造条件。

7.1.3 安全运维的一般过程

安全运维活动主要包括日常运维、应急响应、监管评估和优化改善四个环节。

1. 日常运维

日常运维指定期地对信息系统涉及物理环境、网络平台、主机系统、应用系统和安全设施进行日常维护，检查运行状况，检查相关告警信息，提前发现并消除网络、系统异常和潜在的故障隐患，以确保设备始终处于稳定工作状态，并对出现的软、硬件故障进行统计记录，以减少故障修复时间。

围绕信息系统安全可靠运行和出现故障时能够快速恢复为目标，日常运维的主要思路为：通过积极主动的日常运维将故障隐患消除在萌芽状态；故障发生时，使用恰当的诊断机制和有效的故障排查方法及时恢复系统运行；故障处理后及时进行总结与改进，避免故障再次发生。

2. 应急响应

应急响应处理是指在信息系统运行过程中发生安全事件时，按照既定的程序对安全事件进行处理的一系列过程。它通常在安全事件发生后，提供一种发现问题、解决问题的快速、有效的响应服务，以快速恢复系统的保密性、完整性和可用性，阻止和减小安全事件带来的影响为服务目标。

应急处置工作中应采取措施限制事件扩散和影响的范围，限制潜在的损失与破坏，同时要确保封锁方法对涉及相关业务影响最小。对事件进行抑制之后，通过对有关事件或行为的分析结果，找出事件根源，明确相应的补救措施并彻底清除根源。恢复安全事件所涉及的系统，并还原到正常状态，使业务能够正常进行。恢复工作应避免出现因误操作导致的数据丢失。

在应急响应过程中，日常应做好服务的准备工作，编写应急预案和实施应急演练，准备应急响应物资，熟悉应急事件处理流程，及时整理与安全事件相关的各种信息。应急响应服务按照准备、检测、抑制、根除、恢复、跟踪等一系列标准措施为用户提供服务。

3. 监管评估

监管评估是对安全运维对象、安全运维活动以及安全运维流程在运维过程中依据法律、法规、标准和规范并结合业务需求，通过对安全运维对象及安全运维活动的调研和分析，提供运维状态的安全合规性评估。对安全运维的监管评估一般是通过检查、考核和惩戒来实现的。

安全检查主要依据规范，发现和查明各种危险和隐患并督促整改，检查也可称为合规性检查。检查可以分为自查、抽查和专项检查。考核是针对运维质量管控的有效措施，对运维人员、运维单位考核，是运维评价管理中最重要的环节。惩戒则是指运维人员违反安全管理规定和要求时的惩罚措施。

4. 优化改善

优化改善是指对系统的各要素，如网络基本架构、网络和安全设备、系统服务器及操作系统、数据库和应用软件等的调整，主要涉及设备的增减、配置的改变和系统的升级等情况。

优化改善是协调和控制 IT 基础设施自身变化的过程，对系统进行优化改善的来源。可以来自突发事件管理、检查中发现的问题、服务级别管理、可用性管理、能力管理及客户要求等。对于所有对系统优化的请求，管理者需要过滤，并根据优先级判断需要尽快处理的请求，对紧急的、影响范围大的优化改善内容做优先处理。

信息系统安全运维有两种模式：安全运维和运维安全。

1. 安全运维

安全运维是从面向业务的运维服务出发，依据安全需求对信息系统进行安全运维准备、安全运维实施，并对实施安全运维服务的有效性进行评审，从而进行持续性改进，全过程、全生命周期地为信息系统运行提供安全保障。安全运维，重点在于运维，是对信息系统现有的安全保障措施和安全设备进行运维，从而使已部署的安全保障措施和安全设备有效运行。通过开展日常维护、应急响应、优化改善和监管评估等服务，保障业务系统的持续、稳定运行，对于如何保障信息系统已采取的安全技术手段、安全管理措施和安全设备的有效性和合规性方面，应该通过确定安全运维策略、范围、组织和措施，充分考虑运维全生命周期各阶段的过程和环节中的安全因素，从而满足信息系统安全运行保障的需求。

安全运维模式的过程分为：运维准备、运维实施、运维评审与持续改进四个阶段。四个阶段具体细分为：合规要求、安全策略、运维准备、运维实施、运维评审与持续改进 6 个环节。

安全运维准备阶段包含了合规要求、安全策略、运维准备三个环节，该阶段主要完成信息系统安全运维策略制定和安全运维前期的准备工作。

运维实施阶段重点解决安全策略落实和运维服务的实施，即通过技术手段和方式开展运维服务工作，解决信息系统的业务流程、数据安全、载体安全、环境安全及边界安全问题。

运维评审与持续改进是后期阶段。运维评审主要是对安全运维服务的有效性进行评价，从质量控制、全生命周期过程管控、运维费用控制等方面衡量安全运维服务。

持续改进则是实现自我纠错、逐步提升的过程。

安全运维活动必然是一个动态的循环系统，周而复始，不断提高和改进。

2. 运维安全

运维安全是基于运维活动提供的风险管控服务，是针对安全运维活动中可能影响业务系统正常运行的安全风险进行处置。在安全运维活动中，运维人员作为主体，需要对运维对象做各类操作，而这个过程中所带来的新的安全问题则属于运维安全的范畴。运维安全要做的是对处于安全运维的活动实施风险评估，对评估过程中发现的安全隐患进行处置，消除隐患、降低风险，从而避免因部署的安全保障措施不足、安全设备功能缺失或运维操作行为不当所带来的衍生安全风险，最终保障信息系统的安全稳定运行。

运维安全，重点在于安全，是研究在运维活动、运维组织、运维环境、运维工具及运维人员等环节中作用于业务系统的安全保障措施的安全性，识别整个运维过程可能面临的安全风险，并讨论如何避免这些风险，通过对信息系统运维的组织结构、人员、策略、工具、设施和活动等的风险识别、风险分析、风险评估、风险处置及风险预防与控制等活动，依据流程而展开监控、告警、响应、评估等运行维护活动。运维安全是保障信息系统安全运维工作的合规性、安全性和有效性的过程，其具体过程包括：合规要求、风险评估、风险处置、过程监控、运维评审与持续改进，共 6 个环节。

运维安全的整个过程：从安全合规要求出发，对现有安全运维活动的组织结构、人员、策略、工具、设施活动以及过程中面临的风险进行风险评估，并根据风险评估的结果进行处置，将风险降到最低。采用技术手段和管理措施相结合的方式来降低风险的威胁，提高信息系统运行的安全性，并通过对信息系统安全运行过程和安全事件的监控以及安全性评审来实现对运维过程安全的持续改进。

合规要求、风险评估是安全需求的主要来源。合规要求是指运维的安全需求对国家相关法律法规、规章制度、标准规范的符合性。风险评估主要是对运维过程中的问题、运维过程自身的脆弱性、所面临的威胁以及其可能带来的损失进行评估。

风险处置是运维安全的技术主体阶段，通过制订控制风险的计划并实施控制，降低风险发生的可能性并减少其对信息系统的不良影响。该阶段根据发现的安全风险提取出安全需求，盘点现有的安全技术手段和管理措施，并进行合理选择。针对所选择的技术手段和管理措施拟订风险处置计划，最后根据风险实施处置计划。

过程监控的主要工作是对运维过程人员操作行为、设备运行状况、安全事件监控和已实施的风险处置进行有效监控，获取安全证据，保障系统安全。

运维评审是后期阶段。运维评审阶段的主要任务是依据安全论据及证据，对监控获取的运维状况进行安全运维服务实施有效评价，从质量控制、全生命周期过程管控、运维费用控制等方面衡量当前安全运维服务。

持续改进环节是针对评审过程发现的问题进行修正和改进，调整风险处置的措施，对现有运维工作的全部或部分构成进行重新实施，形成一个周而复始、螺旋式上升的过程。

运维安全活动是一个动态的循环系统，各个环节周而复始，不断改进和提高。

信息系统安全运维中的安全运维与运维安全两种模式存在着相互依存和相互促进的关系，彼此之间存在着共性。两者都是从信息安全合规要求出发，需要遵循和满足国家及行业的法律、法规、规章制度、标准规范等，通过运维评审方式对现有运维组织、运维人员、运维对象、运维策略、运维过程和运维手段进行安全运维服务有效性评价；从质量控制、全生命周期过程管控、运维费用控制等方面衡量安全运维服务，并针对评审过程发现的问题进行修正和改进，调整控制措施，对现有运维工作的全部或部分构成进行重新实施，形成一个周而复始、螺旋式上升的过程。信息系统安全运维服务是两种模式的总和。

1）区别联系

两种模式的主要区别在于服务对象和服务目标不同。安全运维是从面向业务的运维服务出发，采用安全技术措施和产品，从安全管理的流程和角度为正在运行的信息系统提供全过程、全生命周期的安全保障，其重点在于运维过程。而运维安全，则是针对运维活动中可能影响业务系统正常运行的安全风险，采用技术手段和管理措施，避免因执行的安全保障措施不当和部署的安全设备失效而给系统带来潜在的安全风险，保障信息系统的安全运行，其重点在于风险管理。这两个过程是运维活动的两个必不可缺的组成部分，两者采用不同的形态、技术措施和服务流程为业务系统提供安全运维服务。

2）依存促进

现实中，两者并非是孤立的，往往是并存的。即在安全运维活动中，既存在安全运维模式，也存在运维安全模式，两者相互作用，共同提供安全运维服务。在运维服务中，两者是融合在一起的，相互补充，相互促进，仅采用两种模式中的一种不足以保障信息系统整体的安全运行。安全运维在运维活动中所涉及的主体、对象、流程、工具以及过程均是运维安全活动的评估对象和起因，诱发运维安全的评估、处置以及过程监控活动。

7.2 应用

7.2.1 医疗卫生信息系统安全运维需求

数字化医院的发展，造成网络上的PC数量不断增多，管理问题越来越突出，这些问题包括下述5类。

（1）如何保障数量众多的桌面PC能够正常运行，不至影响工作的正常开展？

（2）如何对数量众多的桌面PC进行有效的软件、硬件资产管理？

（3）如何防范外来电脑直接连接进入内部网络系统，影响网络、数据的安全？

（4）如何对数量众多的网络端口进行管理，防止非法接入？

（5）新型病毒的快速传播、方式不断更新的黑客技术让IT安全管理任务越来越繁重，如何减轻压力，提高管理效率？

要解决这些问题，首先需要对医疗机构用户情况进行了解。经过调研人员对部分医疗机构进行深入分析调查后发现，在医疗机构内部实际上有5类用户。

1）信息管理科用户

属于医疗机构信息专业技术人员，他们通常精通操作系统和数据库的各项操作，计算机水平较高，负责系统运行管理。该类用户关注信息系统的功能、易用性、稳定性；能够远程技术支持，以提高效率和管理水平。

2）普通客户端用户

计算机水平高低不一，关注系统的稳定性和资源占用情况。这类用户通常通过用户界面使用系统，对系统内部实现机制不熟悉，在软件升级或给系统安装补丁的时候，需要运维人员的协助。

3）精通IT技术用户

这一部分用户可能对系统有潜在的威胁，例如攻击网络中服务器操作系统，窃取数据库密码等。因此系统在通信上除采用加密、系统登录认证外，还要做好底层的防护工作，如服务器操作系统关闭不必要端口、服务等，经常更新补丁漏洞等。

4）领导层用户

特殊的群体，即使他们的机器没有符合指定的规则，也不能禁止上网。这些用户需要信息管理科维护人员在系统运行时做好事先设置。

5）外来用户

这类用户需要访问医疗机构的内部系统资源，例如，通过远程VPN连接医疗机构内网服务器，远程用户通过非法或合法方式接入系统等。信息管理科维护人员需要能够监控到此类用户，并且在必要的时候能够及时关闭端口，以免给整个系统带来危害。

通过对大量医疗机构安全运维现状的调研，一个运行良好的医疗卫生信息系统，通常需要从以下几个方面提高安全运维能力。

1. 软件平台的安全运维

在信息系统使用过程中，如果计算机终端使用的操作系统长期未更换，安全软件未定期更新，易导致系统中存在多个安全漏洞，在安全运维中，需要进行如下工作：对桌面PC设备的软件、驱动程序进行全面的监控管理；软件的即时分发、更新，安全和病毒补丁的正常发放和安装。

2. 数据的安全运维

医疗卫生信息系统中存储了大量用户数据，这些数据可能与用户的疾病情况等隐私内容相关；另外，也可能涉及到医护人员的诊断数据，存在被伪造或篡改的可能。这就要求在安全运维中加强对数据生命周期安全的运维服务，包括数据访问过程的真实性、完整性、机密性等安全属性的监控，以及承载数据的载体及环境安全的监控等。

3. 硬件设施的安全运维

医疗机构中存在大量的硬件设施，主要包括下述4类。

1）终端设备

用户访问系统的接入设备，是信息系统复杂环境的末梢，包括：PC机、PDA、移动介质等设备。一些医疗机构中，虽然已经把软驱、光驱拆除，但仍然无法杜绝外来的U盘、移动硬盘或其他非法笔记本电脑进行文件复制，从而侵害整个网络。在实际中，要求监控设备接入过程，对异常实施报警和日志记录，在必要的时候终止端口。

2）各类网络基础设施

网络基础设施是信息系统的骨架。主要包括：网线、光纤、交换机、路由器等设施。对网络基础设施的定期维护，是其可靠运行的保证。

3）服务和存储设备

信息系统的分支节点，主要包括：服务器、小型机、磁盘阵列、磁带等。这些设备需要定期进行系统软、硬件故障检修和升级维护等。

4）数据中心机房

信息系统的集中计算和存储环境，主要包括：云平台基础设施、安防子系统、消防子系统、供电系统、温控系统等。机房需要进行 24 小时运行监控、定期巡检、故障诊断和处理等。

7.2.2 医疗卫生信息系统安全运维的过程

1. 安全运维流程

安全运维业务是为了达到信息系统安全稳定运行而由不同人员分别共同完成的一系列活动。安全运维管理是以业务流程为中心，持续提高组织业务绩效的方法。安全运维流程是建立一套最基础、规范的管理制度，帮助安全运维服务提供者、安全运维服务使用者以及安全运维服务管理者从人员、技术和管理等提升运维管理能力，并在实践中逐步完善。

安全运维服务流程涉及事件管理、问题管理、配置管理、变更管理、发布管理、流程管理和知识管理等，随着安全运维活动的不断深入和持续改进，其他流程可能会逐步独立并规范。

1）事件管理

事件指系统服务中存在或可能存在的影响服务的因素。事件的发生不属于标准操作，往往导致客户不能获得正常、有效的服务。事件管理就是为消除或减少事件发生，或事件发生后能尽快处理而使客户能在最短时间内恢复需要的服务。

事件管理流程的主要目标是尽快恢复服务提供并减少其对业务的不利影响，尽可能保证最好的运维服务质量和可用性等级。事件管理流程通常涉及事件的侦测和记录、事件的分类和支持、事件的调查和诊断、事件的解决和恢复以及事件的关闭。

2）问题管理

通常，在执行完事件管理流程后，事件的根源未必能够发现并得以处理，问题管理解决了客户在事件发生时获得正常、有效服务或尽快恢复服务的要求。问题管理调查系统基础设施和所有获得的信息，并确定引起事件发生的真正的潜在原因以及服务中可能存在的隐患。

问题管理流程的主要目标是预防问题和事故的再次发生，并将未能解决的事件的影响降低到最小。问题管理流程包括诊断事件根本原因和确定问题解决方案所需要的活动，通过合适的控制过程，尤其是变更管理和发布管理，负责确保解决方案的实施。

问题管理还可维护日常运维故障处理流程、应急预案和解决方案的信息。

3）配置管理

配置管理面向系统的基础设施，包括网络、主机、安全设施、应用系统等。配置管理有两个层次的功能：一是核查并证实系统基础设施所做的变更已经如实、准确地记录在案；二是监控系统中各组成部件的运行状态并保证配置管理准确反映现存基础设施的配置项与实际运行的版本吻合。

配置管理流程负责核实网络、主机、安全设施和应用系统中实施的变更以及配置项之间的关系是否已经被正确记录下来，并确保配置管理数据库能够准确地反映现存配置项的实际版本状态。

4）变更管理

信息系统的基础设施中，网络、主机、安全设施等和应用系统处于不断地调整、更新、变换、增减等变更状态。信息系统的运维服务也随市场变化而做相应的调整和更新。所有变更都必须准确管理，以避免因变更而导致服务不能有效提供甚至失效。

变更管理就是管理变更的全过程，以使任何变更都不会导致错误和引发与变更有关的事件。

变更管理流程实现所有网络、主机、安全设施和应用系统的变更，变更管理记录并对所有要求的变更进行分类，评估变更请求的风险、影响和业务收益。其主要目标是以对服务最小的干扰实现有益的变更。

5）发布管理

发布管理流程负责对硬件、软件、文档等进行规划、设计、构建、配置和测试，以便为实际运行环境提供一系列的发布组件，并负责将新的或变更的组件迁移到运行环境中。

新增的配置项或变更后的配置项通过发布记录并在这些配置项经过测试验证后引入实际的运行环境。发布管理关注变更管理的实施结果。发布管理的主要目标是保证运行环境的完整性被保护以及正确的组件被发布。

6）知识管理

知识管理主要包括与安全运维相关的管理制度、流程、操作文档、网络拓扑、配置清单、发布管理文档等技术资料，针对不同问题和事件的解决方案，以及安全运维过程中产生的安全测试方案、技术方案、变更申请等。

根据知识与安全运维服务流程是否相关，可以把安全运维服务管理中的知识分为流程相关知识和非流程相关知识。例如：安全测试方案、技术方案是在变更管理流程中产生的知识，解决方案是在事件管理流程和问题管理流程中产生的知识，它们都属于流程相关知识；而安全运维服务相关的管理制度、网络拓扑图等则属于非流程相关知识。

应有效开展知识管理，建立知识库，实现知识的创建、储存、共享、应用，知识对安全运维服务管理产生的价值和作用主要体现在：创造知识价值；实现知识共享、降低运维成本；提高运维响应速度和质量；避免知识流失；挖掘、分析应用信息。

2. 安全运维支撑平台

安全运维服务要提高效率、有效发挥服务功能，安全运维工具必不可少。根据在不同应用场景下实现的功能或功能组合的不同，安全运维支撑平台可划分为若干类别。

有的系统仅实现静态资产管理功能和综合统计分析功能；有的系统实现资产信息管理功能、支持信息化的管理流程，并具备综合统计分析和决策支持功能；也有的系统从资产、安全、监控、流程、综合统计分析和决策支持以及外包管理等方面为安全运维服务提供全方位信息化支持。在实际工作中，用户组织结构、规模以及管理体制不同，安全运维支撑平台的具体使用和部署方式也有所不同，不同的组织可选择使用不同的平台工具。

安全运维支撑平台通常包括：服务台、安全监管平台、安全告警平台、流程管理平台、资产管理平台等。

1）服务台

服务台是安全运维服务提供者和安全运维服务使用者之间的联系纽带。服务台是一个集中和专职的服务联系点，提供服务业务流程与服务管理基础架构。服务台的主要目标是协调用户和服务部门之间的联系，为服务运作提供支持，从而提高客户的满意度。

服务台是提供信息系统安全运维服务的前台，是为客户提供服务的节点、受理客户咨询的中心。同时，服务台也是服务综合管理的一个职能部门，为内部服务建立了响应联系。服务台支持安全运维的核心功能，与各个流程联系密切。所有管理流程都要通过服务台为用户提供单点联系，解答用户的相关问题和需求，或为用户寻求相应的支持人员。服务台直接与客户请求的事件管理和服务级别管理相关，在配置管理、发布管理、变更管理中起一定的作用。

热线电话也是服务台提供的技术手段之一，通常运维服务部门提供5×8小时或7×24小时服务，接受用户对各应用系统使用中遇到的疑问、故障申告以及投诉，提供运维服务的需求。

在线支持系统是基于网站论坛模式的运行维护、技术支持与技术交流的工具，属于被动式运维手段。不同于热线电话，在线支持系统面向的不仅是运维服务使用人员，还面向运维服务人员。来自在线支持系统的运维事件以人员在信息系统使用与运维过程中的业务疑问和技术疑问为主，同时还会有一些不太紧急的信息系统故障申告。

2）安全监管平台

安全监管平台能够实现对信息系统运行动态快速掌握，对各类事件做出快速、准确的定位和展现。安全监管平台对关键业务、重要实施的业务可用性和业务连续性进行合理布控和监测，能够实现运行维护管理过程的事前预警、事发快速定位，帮助运维单位更好地实施安全运维操作。其主要内容包括以下几方面。

（1）集中监控

整合各类监控管理工具的监控信息，实现对信息资产的集中监视、查看和管理的智能化、可视化监控系统。监控的主要内容包括：物理环境、网络平台、通信线路、安全设施、主机系统、中间件、数据库和核心应用系统等。

（2）定位和预警

经过同构和归并的信息将依据预先配置的规则、事件知识库、关联关系进行快速的故障定位，并根据预警条件进行预警。

（3）综合展现

合理规划与布控，整合来自各种不同的监控管理工具和信息源，进行标准化、归一化的处理，并进行过滤和归并，实现集中、综合的展现。

3）安全告警平台

安全告警平台不同于安全监管平台，其更关注安全事件告警，提供多种告警响应方式，内置与事件处理的工单和问题处理接口，可依据事件关联和响应规则的定义触发相应的处理流程，实现运维管理过程中突发事件和问题处理的自动化和智能化。主要功能包括以下几方面。

（1）事件基础库维护

事件知识库的基础定义，内置大量的标准事件，按事件类型进行合理划分和维护管理，可基于事件名称和事件描述信息进行归一化处理的配置，定义了多源、异构信息的同构规则和过滤规则。

（2）智能关联分析

借助基于规则的分析算法，对获取的各类信息进行分析，找到信息之间的逻辑关系，结合安全事件产生的网络环境、资产重要程度，对安全事件进行深度分析，消除安全事件的误报和重复报警。

（3）告警响应和处理

提供了事件生成、过滤、短信告警、邮件告警、自动派发工单、启动预案等多种响应方式，内置监控界面的图形化告警方式；提供了与事件响应中心的智能接口，可基于事件关联响应规则自动生成工单并触发相应的预案工作流程进行处理。

（4）综合查询和展现

实现了多种视角的故障告警信息和业务预警信息的查询和集中展现。

4）流程管理平台

借鉴并融合了ITIL（信息系统基础设施库）/ITSM（IT服务管理）的先进管理规

范和最佳实践指南，借助工作流程模型参考等标准，开发图形化、可配置的工作流程管理系统，将运维管理工作以任务和工作单传递的方式，通过科学的、符合组织运维管理规范的工作流程进行处置，在处理过程中实现电子化的自动流转，无须人工干预，缩短流程周期，减少人工错误，并实现对事件、问题处理过程中的各个环节的追踪、监督和审计。包括以下几方面内容。

(1) 图形化的工作流程建模工具

实现预案建模的图形化管理，简单易用的预案流程的创建和维护，简洁的工作流程仿真和验证。

(2) 可配置的预案流程

所有运维管理流程均可由用户自行配置定义，既可实现ITIL/ITSM的主要运维管理流程，又可根据用户的实际管理要求和规范，配置个性化的任务、事件处理流程。

(3) 智能化的自动派单

智能的规则匹配和处理，基于用户管理规范的自动处理，降低事件、任务发起到处理的延时，以及人工派发的误差。

(4) 全程的事件处理监控

实现对事件响应处理全过程的跟踪记录和监控，根据ITIL/ITSM管理建议和用户运维要求，对事件处理的响应时限和处理时限进行监督和催办。

(5) 事件处理经验的积累

实现对事件处理过程的备案和综合查询，帮助用户在处理事件时查找历史处理记录和流程，为运维管理工作积累经验。

5) 资产管理平台

IT资产管理是全面实现信息系统安全运维管理的基础，提供了丰富的IT资产信息属性维护和备案管理，以及对业务应用系统的备案和配置管理。资产管理平台基于关键业务点配置关键业务的基础设施关联，通过资产对象信息配置丰富业务应用系统的运行维护内容，实现各类IT基础设施与用户关键业务的有机结合，以及全面的综合监控。包括以下几方面内容。

(1) 系统采集管理

以对信息系统内各种基础设施资产及核心业务系统的监控管理为主线，采集相关异构监控系统的信息，通过对不同来源的信息数据的整合、同构、规格化处理、规则匹配，生成面向运维管理的事件数据，实现信息的共享和标准化。

(2) 系统配置管理

从资产配置、系统容错、数据备份与恢复以及运行监控等方面着手建立自身的运行维护体系，采用平台监测器实时监测、运行检测工具主动检查相结合的方式，构建一个安全稳定的系统。

(3) 综合运行态势

全面整合现有各类设备和系统的各类异构信息，包括网络设备、安全设备、应用系统和终端管理中各种事件，经过分析后的综合展现界面，注重对信息系统的运行状态、综合态势的宏观展示。

7.3 案例

7.3.1 背景

医院信息管理系统的核心技术便是数据库，在网络的辅助下，成为规模化的计算机处理系统，从患者进入医院开始其所有的就诊程序都离不开 HIS 的介入，包括门诊收费、挂号、排队叫号、医生开的医嘱、医嘱执行和出院手续等都离不开 HIS 的帮助。正是 HIS 带给人们的全方位的便利，让人们越来越重视 HIS 的开发和应用，也越来越普及。但是正是因为 HIS 在日常的医院运营中扮演着重要的作用，就更加需要确保 HIS 的应用安全，避免给医院带来难以估计的损失。

某医疗机构的 HIS 服务器经过较长时间运行后，速度明显变慢，并且，服务器管理端界面频繁出现错误提示：客户端无法连接。运维人员接到医疗机构服务请求后，经过实地对系统硬件和软件环境进行检查，数据库及系统环境正常，但服务器可用性就是无法满足需求。经过运维人员对运行过程进行分析，该医疗机构采用虚拟机作为数据库服务器，且运行超过半年以上，期间没有重新启动，检查操作系统日志，提示“两份 RSM 数据库不一致，使用主数据库重新构造”。重启服务器和虚拟机后，系统恢复正常运行。

7.3.2 实施

该案例说明定期巡检工作的重要性，巡检工作可以从以下四个方面来进行。

1. 日常巡检

主要对设备和软件的每日运行情况进行查看和异常检查。

1）机房状况检查

主要包括医疗机构数据中心机房的设备运行情况、空调、供电、给排水、消防设备的日常检查和保养维护。

2）计算设备资源使用情况检查

主要包括服务器、虚拟机、PC 机的 CPU、内存、外存、I/O、SWAP 等情况检查和维护。

3）数据备份情况检查

根据系统备份策略，查看数据备份是否成功，并检查备份空间的占用情况。

4）应用服务器情况检查

主要查看应用服务器日志、应用程序运行状态等。

5）各类明细、报表检查

查看农保、医保明细上传情况，银行接口对账、运营商（移动、电信、联通）接口对账、各类日志报表类数据等。

6）数据库检查

对数据库归档日志空间查看，保障归档空间使用率处于合理范围，如：规定归档空间使用率不高于40%。

2. 周巡检

以周为巡检间隔，检查设备与软件的运行状况。

1）设备运行状况的检查

主要包括对各类设备的CPU、内存占用情况，外存占用情况的每周变化情况进行检查。

2）数据库运行状况的检查

主要包括：数据库表空间及各类日志（监听日志、告警日志、跟踪日志等）的检查及数据库性能检测。针对数据库性能检测主要包括：AWR性能报告、ADDM自动诊断建议报告等，检测结果将形成汇总报告，提供给数据库服务商、软件开发商做针对性处理。

3）操作系统日志

主要包括：系统日志、安全日志、应用程序日志等的检查。

3. 月巡检

以月为巡检间隔，检查同级的数据。

1）月度报表数据核对

主要包括：药房、药库的月报检查，农保、医保结算表检查等。

2）应用程序重启

应用程序在长时间运行后，可能出现响应变慢、处理异常等现象，发现后应进行重启操作。

3）服务器重启

服务器运行过程中，由于运行软件数量不断增加，可能造成负荷加大，运行减慢的现象，发现后应进行重启操作。

4. 定期巡检

制定巡检规范，定期进行规定的巡检任务。该巡检措施可由医疗机构根据自身情

况灵活制定。例如，某医疗机构制定的定期巡检计划如下所述。

（1）定期进行应急演练，每半年一次。

（2）定期重启核心数据库服务器，根据不同的操作系统类型分别规定：Windows 系统每季度重启一次、UNIX 系统每半年重启一次。

（3）定期重启核心网络设备。

（4）对核心交换机、路由器、DNS 等核心网络设备，制定定期重启计划。

（5）应急系统建设。建设一套应急响应系统，该系统具备运行门诊、急诊等业务所需的一切资源，包括各类软、硬件资源及网络资源等。

在巡检过程中，对发现的安全问题进行处理，主要的技术和管理措施包括下述几项。

1. 计算机备份安全

备份数据对于任何一个数据库来说都是极为关键的，数据作为一种记录医院各种历史记录的方式，安全性需要得到确切的保障，通常的实现方式就是采用冗余备份。那么是否需要盲目地把所有数据都机械地记录下来呢？答案显然是否定的。需要保证系统备份数据的频率和能够保存的时间进行合理测评，既能够准确地记录安全的数据，又能够最大限度地降低成本。

医院是一个救死扶伤、治病救人的特殊场所，任何的数据都是极具价值，甚至是与病患生命息息相关的，所以备份在医院就显得极为重要。为了确保 HIS 能够准确地备份又不影响 HIS 的正常运行，制定了一些措施来保证 HIS 的备份，其中主要的措施如下所述。

（1）对 HIS 的数据库进行选择性备份，一些不必要的数据便不再计入备份系统。

（2）在凌晨 2:00 进行备份，在此时间进行备份能够最大限度地不影响医院的正常运营。

（3）不单一地选择某种介质进行备份，不拘泥于某种特定的形式，根据医院的具体情况选择采用磁带或者磁盘进行备份。将磁盘的记录时间长度定为 5 日，而磁带的记录时间则是以年为单位，并且存储归档，系统性管理。

（4）采用差异时间进行备份，不采用全时段备份。

（5）选用一些平时运转没有满负荷的服务器进行备份，充分地利用资源。

2. 供电的保护措施

电力是当代人类社会绝对不可或缺的能源之一，任何一个场所想要实现正常的运营，都离不开强大的电力保障，人们的工作、学习、娱乐都离不开电这项能源。可见电已经渗透到了人类生活的各个领域，充分地保障了人类社会的正常运转。在医院中同样离不开电，一旦电力中断，对 HIS 的安全将是毁灭性的打击，因此如何管理 HIS

的用电是一个极为重要的问题。那么在医院的中心机房内，安排了两路供电，中心机房的设备供电区别于医院其他场所的供电，而且为中心机房购置了 UPS（不间断电源），能够在断电之后还能充分地保障中心机房的供电。

3. 中心机房环境的保护

机房环境保护是 HIS 安全维护至关重要的环节。

机房的通风、湿度、温度、噪音、防水、防雷、洁净程度等指标均需要进行严密地控制，并且中心机房的设备处于封闭的状态。非专业人员不得随意进入中心机房，并且设置了监视和报警系统，一旦出现异常能够第一时间通知安保人员，将危险扼杀在萌芽当中。

4. 防范病毒的安全措施

计算机病毒在现代社会的大规模暴发屡见不鲜，不同于生物领域的病毒概念，计算机病毒自成一系。它实际上是一种计算机程序，计算机病毒的破坏力巨大，往往能对计算机系统造成毁灭性的打击，造成整个医院的瘫痪。

在运维过程中，采取以下几种措施对病毒进行防范：

（1）所有数据在接触到网络之前，都要对数据进行消毒；

（2）在以前从未使用过的软件，一定要对软件进行检测；

（3）采用质量和口碑均好的杀毒软件，并且定期进行更新。

5. 设备安全质量的保障措施

在任何领域，软件安全均离不开硬件的强有力保障，对于 HIS 的基石——设备安全来说就更是如此。服务器是整个安全维护的基础，质量差的设备和质量好的设备所产生的效果其差距是十分巨大的。一旦设备出现问题导致整个数据库出现瘫痪，其后果是不可想象的，这些损失如果相加起来远远超过一开始采购所省下来的费用，所以要权衡利弊，避免因小失大。

在进行了设备的采购之后，定期对设备的维护，采取的措施如下所述。

（1）安排专人定期进行清扫和维护；

（2）对设备的线路进行定期的测试，防止线路老化等问题可能对设备造成的损害；

（3）定期对服务器的性能派专人进行调试，确保运行的性能在最佳状态。

经过以上的措施，设备在采购以后就不会出现大的问题，即使出现了一些细微的问题也能够在第一时间进行处理。

6. 培训工作人员

任何操作系统最重要的不是硬件或者软件，而是操作该系统的工作人员。HIS 在医院的应用同样离不开工作人员的辛勤劳动，该医疗机构为了让 HIS 更好地运作，制定了下述对工作人员的培训措施。

(1) 定期邀请计算机信息公司对医疗机构工作人员培训，确保工作人员能够接触到关于 HIS 的第一手信息；

(2) 定期组织 HIS 的安全演习，确保在发生事故时，救护措施能够有条不紊地进行。

7.4 小结

医疗卫生行业信息系统通常比较复杂，在实际工作中，往往由于运维人员技术水平的差异性，导致运维不能有效开展，加强医疗卫生行业信息系统的运维安全工作已经刻不容缓。

在医疗机构实施安全运维的过程中，既需要借鉴安全运维体系和一般过程，也要从实际出发，对医疗机构信息系统现状进行分析，制定完备的安全运维计划，以保障安全运维的效果。

本章介绍了安全运维的基础概念、范畴及安全开发的一般过程，并从医疗卫生信息系统安全运维实际出发，介绍了相关过程和案例。

思考题

1. 简述安全运维的一般过程。
2. 简述医疗卫生信息系统安全运维的现状。
3. 安全运维对运维人员有什么具体要求。
4. 结合医疗机构 HIS 系统的具体案例，谈谈安全运维实施的方法。
5. 结合医疗机构信息系统，简述安全运维两种模式在医疗机构中的应用。

第 8 章

医疗卫生信息系统安全集成

医疗卫生信息系统不是由单一的软件或硬件构建而成的，而是由多个软硬件、平台或子系统按照某种方式集中在一起，产生联系，从而构成一个有机整体。这个过程，就是一个集成的过程。

集成过程中，需要医疗机构、集成实施方、评估机构进行有效的协作，其中，既需要在遵循国家相关法律、法规基础上，按照信息系统安全集成的一般步骤，又需要符合医疗卫生行业相关标准，结合医疗卫生实际进行实施。

虽然可以适用信息系统安全集成的过程，但在具体设计和实施细节上，还需要按照医疗卫生信息系统的特点进行。本章从信息系统安全集成的基本概念和一般过程出发，详细分析医疗卫生信息系统安全集成的具体需求及安全集成的过程，并以医疗卫生领域信息系统的集成为例，说明信息系统安全集成在医疗行业的具体应用。

8.1 概述

在实际工作中，医疗机构工作者会接触各类应用系统，如：医疗器械、管理系统、数据库、HIS、LIS、PACS 等，这些系统或者是软件，或者是软硬件结合，或者是多个系统相互联系、作用的整体，运行这些应用系统时常遇到下述的情况。

(1) 现有的系统经过长时间使用，安全性问题逐渐暴露出来。例如，Windows 操作系统的使用过程中，需要不断进行系统升级，其中，安全功能升级是一个重要的方面。例如，针对 Windows XP 系统，微软公司已经停止进行升级、维护，而在我国的部分医疗机构中，还在继续使用该系统，显然，存在明显的安全脆弱性。解决的方法有两种：一是直接升级到更新的 Windows 系统，保证系统的安全性达到最佳状态；二

是沿用以前的系统，但通过其他安全产品集成，保障系统的安全。

(2) 网络系统搭建好后，需要针对系统脆弱性和威胁进行分析，找出系统存在的漏洞，并通过系统外的安全产品和技术进行加固。例如，通过漏洞扫描软件对医院网站进行安全性扫描，并对发现的漏洞，如：IIS缓冲区溢出漏洞、数据库SQL注入漏洞等，进行修复。对Web系统的web.config进行配置安全加固、网络拓扑结构的安全优化等。

(3) 一些全新的系统需要开发，在系统需求分析和设计阶段，就需要进行安全性分析和集成，以保障产品生命周期的安全。例如，医疗机构中，针对本院实际，对医疗卫生信息系统进行重新开发，如：HIS、LIS、PACS等系统。开发过程中，需要进行安全策略、机制的设计和集成实现。

以上的例子，均涉及信息安全问题。在实际的医疗卫生信息系统中，往往涉及更复杂的系统之间的交互，例如，HIS和计费系统、LIS系统之间的接口交互，医疗卫生大数据平台和各个应用之间的关系，移动医疗客户端软件和医疗卫生后台系统的交互等。这些系统均属于由复杂的子系统构成的信息系统。

8.1.1 基本概念

设想这样一个场景：在某医院信息中心机房，需要实现桌面云服务，以便为用户（医务工作者、病患）提供弹性可扩展的计算、存储资源环境。在这个过程中，医院需要在对需求明确的基础上，通过采购各类计算机、网络设备、系统及应用软件等，并通过设计、实施和改进过程，使不同的系统构成一个有机的系统。这个过程，就是一个典型的系统集成过程，在这个过程中的各个环节，必然涉及信息安全问题。安全和系统集成的融合，就是信息安全集成过程。下面，先介绍一些基础概念。

1. 信息系统

我国国家标准GB/Z20986—2007信息安全事件分类分级指南中认为，信息系统是“由计算机及其相关的和配套的设备、设施（含网络）构成的，按照一定的应用目标和规则对信息进行采集、加工、存储、传输、检索等处理的人机系统”。

信息系统以信息作为其处理的本质对象，但其作为一种特定的系统，同样具备系统的基本特征。信息系统是信息在生命周期中的生存环境，即：信息是信息系统的处理对象，信息系统是信息赖以生存的环境。

2. 集成

集成（Integration）就是一些孤立的事物或元素通过某种方式集中在一起，产生联系，从而构成一个有机整体的过程。

朗文当代英语词典定义集成（Integration）为：“The combining of two or more

things so that they work together effectively”。

可见，集成是一个联系的建立过程，这个过程的最终目的是通过这个联系形成一个有机的整体。

3. 信息系统集成

信息系统集成是将计算机软件、硬件、网络通信等技术和产品集成为能够满足用户特定需求的信息系统，包括总体策划、设计、开发、实施、服务和保障。

特点如下所述。

（1）信息系统集成的输出，即交付物，是一个完整的信息系统；

（2）信息系统的集成是以最终用户的需求出发为指南和依据的；

（3）信息系统集成也是一个联系的建立过程，是一个综合的系统工程。

4. 信息系统安全集成

ISCCC－SV－003《信息系统安全集成服务资质认证实施规则》中指出“信息系统安全集成一般是按照信息系统建设的安全需求，采用信息系统安全工程的方法和理论，将安全单元、产品部件进行集成的行为或活动。信息系统安全集成包括在新建信息系统的结构化设计中考虑信息安全保证因素，从而使建设完成后的信息系统满足建设方或使用方的安全需求而开展的活动。也包括在已有信息系统的基础上额外增加信息安全子系统或信息安全设备等，通常被称为安全优化或安全加固”。医疗卫生信息系统集成主要涉及信息系统集成、信息系统安全集成等方面，在本书的配套教材《信息系统安全集成》一书中，已将安全集成按照过程的差异，划分为“安全的集成”和“集成的安全”两种类型。

5. 安全的集成

“安全的集成”是在现有信息系统的基础上，增加信息安全子系统或信息安全设备等，以提高该信息系统安全性的过程。其具体过程包括了：符合性要求、风险分析、措施盘点、措施计划、措施实施、监视、评审与改进，共 8 个环节。该模式的基本特征是工程的事后性；安全子系统与原系统疏松耦合且具有表面性，即无法解决深层次安全问题。

6. 集成的安全

“集成的安全”是在新建信息系统的结构化设计中考虑信息安全保证因素，从而使建设完成后的信息系统满足建设方或使用方的安全需求而开展的集成和开发过程。其具体过程包括了：符合性要求、风险分析、集成与安全设计、工程实施、安全评测、监视、评审与改进，共 8 个环节。该模式的主要特征是工程建设具有事先性与同步性；安全子系统与业务系统紧密耦合；能够更好地，也便于从根本上解决安全问题。

8.1.2 范畴

依据信息系统安全集成模型，信息系统安全集成分为“安全的集成”和“集成的安全”两种模式。

1. 安全的集成

“安全的集成”过程可以描述如下：根据 CISAW 信息安全保障模型，信息安全的实体对象包含了数据、载体、环境和边界，对这些实体对象，通过增加相关的安全子系统/设备等进行安全加固，如图 8−1 所示。

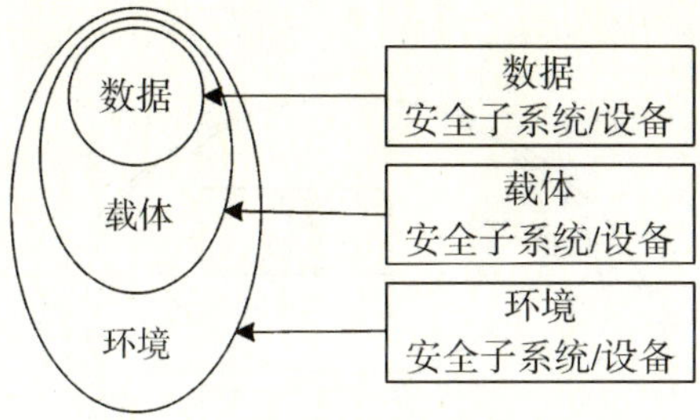

图 8−1 “安全的集成”模式示意图

该模式的基本特征主要包括下述几方面。

（1）集成工作针对现有系统展开，具有事后性。

（2）由于多数情况下无法触及或不关心原有系统核心的业务流和数据流，安全子系统与原系统疏松耦合且具有表面性，从而也就无法从更深层次解决系统所面临的安全问题，也就无法解决自身某些特定的脆弱性。

因而，“安全的集成”的主要工作就是对现有系统增加安全子系统或信息安全设备。而安全子系统如何构成、如何选择、如何设计实施，信息安全设备如何选择，如何部署等是集成项目中需要回答的问题。

我们具体地将“安全的集成”过程包括分为：符合性要求、风险评估、措施盘点、措施计划、措施实施、监视、评审与改进，共 8 个环节。整个过程，从安全需求出发，根据工程的事后性，采用现有技术措施及产品的实施来提高系统安全性，对安全态势进行监视，对系统的安全性进行评审以实现对安全保障方案的持续改进。

符合性要求、风险评估是安全需求的主要来源。符合性要求是指用户的安全需求对国家法律法规、规章制度、标准规范的符合性。风险评估主要是对用户的信息资产进行梳理，评估其自身的脆弱性、所面临的威胁以及其可能带来的损失。

措施盘点、措施计划、措施实施是安全集成的工程技术主体阶段。该阶段根据整理出的安全需求，盘点相关技术措施，并进行合理选择；针对所选择的技术措施拟定工程实施计划；根据计划进行具体工程实施。

监视、评审与改进是项目实施的后期阶段。监视的主要工作是对工程实施的安全子系统或设备的运行情况进行监视，获取安全证据，建立安全论据；评审的主要阶段是依据安全论据及证据，对监视获取的安全子系统及设备的运行情况进行安全性的评估和审查；改进环节是针对评审过程发现的问题进行安全方案的修正和改进，调整实施方案，对安全子系统的全部或部分构成进行重新实施“安全的集成”。

2. 集成的安全

“集成的安全”过程描述如下：在新建信息系统的结构化设计中，融入信息安全保障因素，从而使建设完成后的信息系统满足建设方或使用方的安全需求而开展的集成和开发过程。如图 8－2 所示。

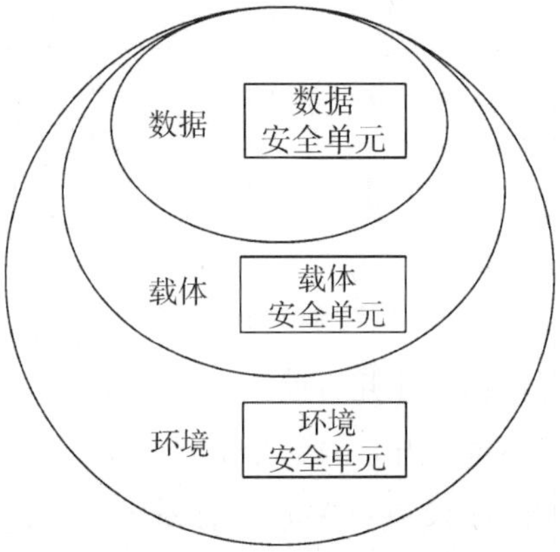

图 8－2 “集成的安全”模式示意图

该模式的主要特征包括以下几点。

（1）业务系统安全属性的考虑与系统的开发建设同步，有事先性与同步性；

（2）业务系统建设之初考虑安全因素，安全子系统与业务系统紧密耦合；

（3）便于更好地从业务信息系统底层（如硬件层和操作系统层）根本地解决安全问题，最大限度排除自身的脆弱性。

依据上述的定义，我们将该模式的建设过程具体分为：符合性要求、风险评估、集成与安全设计、工程实施、安全评测、监视、评审与改进，共 8 个环节。

安全需求阶段与“安全的集成”模式类似，包含了符合性要求和风险评估两个环节，但具体的内容和范畴略有不同。本模式增加了开发安全的业务信息系统相关的符合性要求和业务信息系统的风险评估问题。

本模式的设计实施阶段与“安全的集成”模式有很大的区别，由于本模式的独特性，设计实施阶段主要包括了集成与安全设计、安全实施两个环节。该阶段重点解决业务系统中安全子系统的集成设计及安全设计，深度解决交付信息系统的业务安全、数据安全、载体安全、环境安全及边界安全问题。

监视、评审与改进同样是本模式项目实施的后期阶段。其各个环节的内容基本相似，但具体内容和范畴略有差异。本模式下，业务系统内安全模块、安全模块与安全子系统之间的相互关系成为监视、评审和改进的环节之一。

信息安全保障的动态性决定了本模式必然是一个封闭的循环系统，周而复始，不断提高和改进。

虽然模型中将信息系统安全集成分成了两种模式，但现实工作中两种模式并不是完全相互排斥、相互独立的，往往是两种模式并存。

3. 两种模式的关系

信息系统安全集成的“安全集成”与“集成安全”两种模式并非孤立存在，而是存在着相互转化和相互补充关系。如图 8－3 所示。

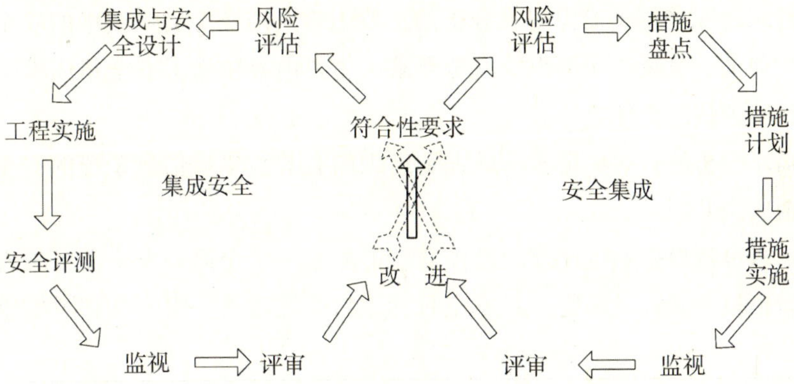

图 8－3　两种模式的关系

1）相互转化

两种模式的主要区别在于前提约束条件不同。

信息系统总是从无到有的，因而此时新建的信息系统中考虑安全因素，所应采取的模式便是“集成的安全”；信息系统投入运行后，随着时间的推移，相关技术取得进展，用户需求发生变化，用户不得不对现有的信息系统进行加固，此时所需要采用的模式转变为“安全的集成”。

信息系统投入运行一定时段，并经过若干次安全加固（采用“安全集成”模式），但最终由于各种原因必须淘汰，其生命周期结束。此时，用户必须重新开发新的信息系统，并在开发之初考虑其安全因素，此时又转换为“集成安全模式”。

2）相互补充

现实工程中，两者并非孤立的，往往是同时存在的。即某一工程项目中即有采用“集成安全”模式进行的信息系统安全开发工作，同时也包含了采用“安全集成”模式进行信息系统安全加固的任务，两者往往是融合在一起的。其主要是由于信息系统的复杂性，以及信息系统建设的不同步造成的。复杂的庞大的信息系统由若干子系统构成，各子系统具有一定独立性，可采用安全集成工程的方式进行建设。由于各个子系统建设的时段、甚至时代不同，子系统之间存在着严重的不同步、不一致等现象，因而，不能简单地采用两种模式中的一种来完成信息系统整体的安全集成。

8.1.3 信息系统安全集成的一般过程

信息系统安全集成过程与系统工程过程紧密相关，依据 ISCCC－SV－003－2014《信息系统安全集成服务资质认证实施规则》，信息系统安全集成服务将信息系统集成工程划分为安全需求界定、安全设计、安全实施和安全保障四个阶段。

1. 安全需求界定

需求分析是项目开始阶段的主要工作，其主要工作内容是需求分析和确定安全需求。安全需求是安全集成工程需求分析的主要内容，涉及定义系统中的安全基础，以满足所有法律的、政策的和组织的安全要求，主要内容包括了安全集成模型中的符合性要求、风险评估两个环节。

安全需求分析的目的就是明确地识别组织的有关被集成信息系统的安全需求，并与各方达成安全共识。

安全需求分析根据上述环节的具体需求汇总成一个全面的安全需求报告，并对安全需求进行审核与确认，确定一组安全目标，为系统定义一组安全相关要求，建立安全的基线。

2. 安全设计

安全设计环节是安全集成的重要内容，是根据安全需求制定安全集成方案的重要环节。

“安全的集成”模式中，安全设计环节主要体现为安全措施的盘点和安全措施的实施计划；“集成的安全”模式中，安全设计环节主要偏重对新建系统中安全功能的设计实现。两者都是以安全需求为前提，在总体安全方针和原则的指导下进行。

信息安全具有以下两个特性。

1）动态性

安全不是绝对的，而是随着信息技术的发展而不断变化。例如，20 年前，病毒主要以软盘为主要传播介质，而当今主要以网络为载体进行传播。

2）整体性

OSI 参考模型将网络自底向上划分为 7 层，每一层都存在不同的安全问题。例如，物理层的防电磁泄漏、网络层的 IP 伪造、应用层的认证等，信息安全需要从整体上进行考虑，而不能只局限于某一方面。

在信息系统安全集成建设中，需从整体性、动态性、层次性、过程性等几个角度综合考虑和设计。

整体性要求我们从全局出发来分析安全需求，确定安全目标，防止系统中出现安全这个木桶的“短板”。

动态性要求考虑技术的发展动态性。安全与威胁本身就是矛盾的两个方面，此消彼长。因此要求我们跟踪安全技术及安全事态的发展并及时提出采取的应对措施。

层次性要求我们全方位解决安全问题，从环境与边界，到载体、到数据、到业务流、到人员管理。从外层到内层，从底层到高层，为每层提供安全保障功能。

过程性是指系统所面对的攻击具有一定的过程，业务处理也有一定的过程，而且对象的保护也需从全生命周期的角度考虑。

3. 安全实施

安全实施是工程组对安全设计方案付诸实践的环节，其主要内容包括对现有系统利用安全措施进行加固；对新的信息系统进行编码实现、测试等开发工作。

4. 安全保障

安全保障主要包括：安全测评、监视、评审、改进 4 个环节。安全测评是指对完成实施的信息系统进行安全测试与安全评价。安全监视与评审是安全集成两种模式中所共有的环节，主要针对安全集成方案实施后的系统安全态势进行监视，对系统设计方案和计划的有效性进行评审，包括安全信息系统的安全改进与提升的可能与需求。改进环节是安全集成模型的最后一个环节，也是再次集成的需求来源之一和促使再次集成的主要原因之一。改进是持续无止境的，这符合事物螺旋式发展的基本规律。

上述 4 个阶段与安全集成中的 8 个环节有一定对应关系。安全需求界定阶段包含了符合性要求和风险评估 2 个环节；安全设计阶段包含了措施盘点、措施计划和集成与安全设计 3 个环节；安全实施阶段包括了措施实施和工程实施 2 个环节；安全保障阶段包括了安全测评、监视、评审与改进 4 个环节。具体关系如表 8−1 所示。

表 8−1 安全集成的阶段与环节

模式 \ 阶段	需求分析	安全设计	安全实施	安全保障
安全集成	符合性要求 风险评估	措施盘点、措施计划	措施实施	安全测评、监视、 评审、改进
集成安全		集成与安全设计	工程实施	

从表 8−1 可知，“安全的集成”和“集成的安全”两个类型的过程具有差异性。

1. 安全集成的一般过程

安全集成模式，是在现有信息系统的基础上，增加信息安全子系统或信息安全设备等，以提高该信息系统安全性的过程。其具体过程包括了：符合性要求、风险分析、措施盘点、措施计划、措施实施、监视、评审与改进，共8个环节。

1）符合性要求

符合性是指集成活动对相关法律法规、规章制度、标准、要求、办法等的符合。集成过程违反符合性要求将给组织的业务开展带来极大隐患。符合性是信息系统安全集成需求分析的重要组成部分，是重要的安全需求来源，是信息系统安全集成的指导。

在信息系统集成过程中除遵循国家、省部级行政单位的法律法规外，国家关于信息安全方面的法律法规也是必须恪守的。具体可参阅本书的第2章相关内容。

此外，对标准的参照虽不是强制执行的，但却具有重要意义。标准是提升信息系统综合特性的指南和标杆，也是更好地实现信息系统集成的有效渠道。

2）风险评估

风险评估是信息系统安全集成安全需求的另一个重要来源，是系统安全工程中风险过程的重要内容。风险评估的首要工作是明确信息资产，即被保护的对象。进而分析这些资产所存在的自身的脆弱性和面临的各类威胁。

在综合分析的基础上，给出依据优先等级排序后的各类风险的清单，便于在系统安全集成过程中优先解决高风险项，以期达到风险与其他要素的平衡，从而也就确定了信息系统安全集成的安全需求。

3）措施盘点

所谓措施是指针对某个问题的解决方法。措施盘点是“安全的集成”模式下的设计阶段的一个重要环节，其主要工作是针对安全需求分析阶段所获得的最终安全需求清单，清点解决安全问题的技术、管理方面的方法，并对方法的有效性、可行性进行评价，并对措施的实施风险进行评估。

依据被保护的实体对象，我们可以将安全措施分为数据安全措施、载体安全措施、环境与边界安全措施。

4）措施计划

措施计划的主要工作是对上述安全措施进行识别和评审，制定措施的实施方案及安全实施指南等相关文档。

5）措施实施

措施的实施是依据措施计划所开展的安全产品及单元的安装、调试、测试、试运行等活动，确保安全产品及单元按照预定计划的方式、形式得到了正确的安装、配置、运行、部署。

6）监视

监视工作的主要内容是对安全措施实施后的运行及医疗信息系统的安全态势进行

监测和管理。

监视的主要目的是获取安全措施实施情况的具体数据以及安全态势的信息用于评审阶段的验证和确认安全。

7）评审

评审的主要工作是对信息系统安全措施的有效性进行验证，对安全措施是否按照措施计划如实实施进行验证。通过评审活动发现系统安全加固实施存在的漏洞、错误等。

8）改进

针对评审过程中发现的问题进行反馈，进而从新审视符合性需求，修正安全措施计划，调整安全措施的实施细节。

2. 集成安全的一般过程

“集成的安全”是在新建信息系统的结构化设计中考虑信息安全保证因素，从而使建设完成后的信息系统满足建设方或使用方的安全需求而开展的集成和开发过程。其具体过程包括：符合性要求、风险评估、集成与安全设计、工程实施、安全评测、监视、评审与改进，共 8 个环节。

1）符合性要求

符合性要求环节与“安全的集成”模式基本一致，主要差异在于开发一个全新的信息系统，以及信息系统中的安全模块、安全单元甚至安全产品所涉及法律法规、行业标准及规范的内容是不同的。

2）风险评估

风险评估环节与“安全的集成”模式所采用的理论和方法是一致的，只是具体评估的内容上不同而已。

3）集成与安全设计

“集成的安全”模式下，安全集成工作的任务是新建一个安全的信息系统，并在新系统中考虑安全问题的解决。

4）工程实施

工程实施是指新建信息系统的开发与实施，一方面包括了新系统的编码、测试等工作；另一方面也包括了新系统运行环境的必需的、基础的及安全相关的物理设备、模块、单元的实施和部署。

5）安全评测

安全评测的主要任务是对新建信息系统及其运行环境整体的安全性进行测试与评估。

6）其他环节

两种模式在监视、评审和改进环节上基本一致，不再赘述。

8.2 应用

安全集成的一般过程，并没有针对具体的行业，而医疗卫生信息系统涉及医疗行业，其应用过程具有特殊性。下面，针对医疗卫生信息系统安全集成，给出一般性思路，在实际中，应根据具体需求进行设计。

8.2.1 医疗卫生信息系统安全集成需求

医疗卫生信息系统所涉及到的信息系统种类较多，既包括一些传统的信息系统，例如，医院网站建设，信息管理系统等；又包括一些医疗专用系统，例如，HIS、LIS、PACS等，一个典型的医疗卫生信息系统的体系结构如图8－4所示。

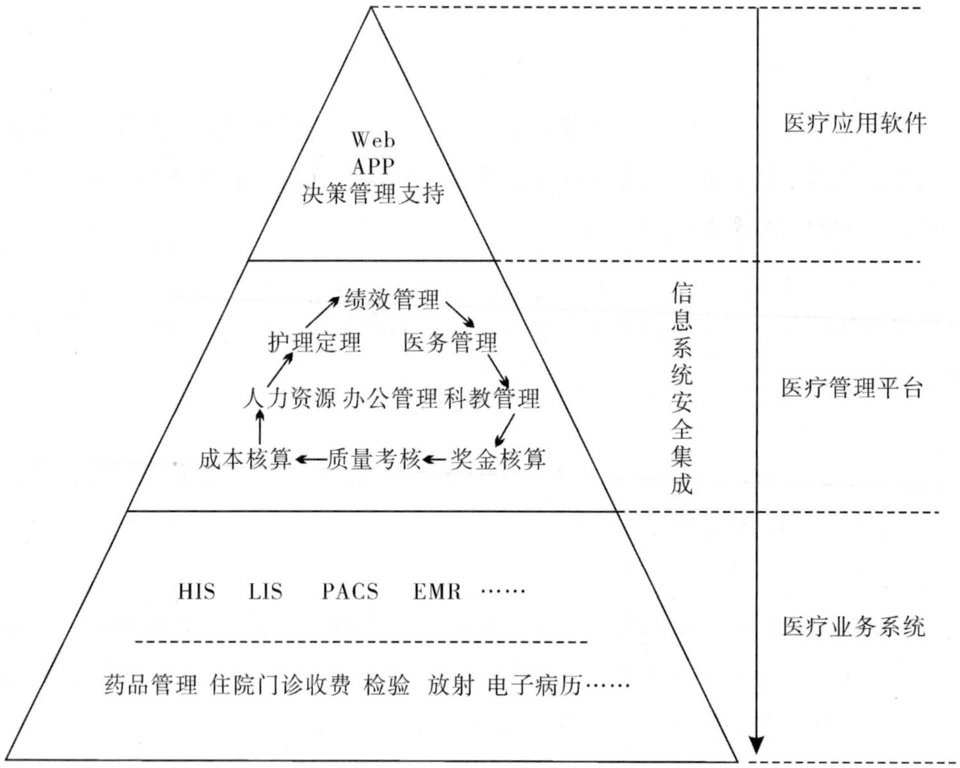

图8－4 典型的医疗卫生信息系统的体系结构

图8－4中，医疗卫生信息系统自底向上分为三个层次。医疗业务系统主要包括了

医疗机构中使用的业务系统，包括医院信息系统、检验医学信息系统、影响归档与传输系统、电子病历系统等；医疗管理平台主要在医疗业务系统基础上，对医疗机构进行管理；医疗应用软件包含了对医疗机构和病患提供服务和管理的应用软件，如：医疗机构网站、挂号 APP、医院决策支持管理系统等。在不同的层次中，需要根据信息系统安全集成模型，以业务连续性为基础，对数据、载体、环境和边界四个实体对象进行需求调研和分析，具体涉及到的内容如下所述。

1. 数据安全需求

医疗信息系统中包含大量的、涉及病患和医护人员的相关数据，这些数据通常都具有较高的安全需求。例如，病患的入院、就诊数据，健康档案数据等，涉及其生理隐私，一旦泄露，会对其生活和心理造成较大影响；医务人员的采集、诊断相关的数据涉及医疗过程，数据完整性、机密性需要被保障。例如，护士在查房过程中所采集的病患生理数据，在信息化系统中需要上传，在此过程中需要验证其身份的有效性；医疗过程中产生的计费、统计数据，需要保障安全属性，如：医疗机构数据库由于存储着大量的用药和医疗设备采购信息，历来是医药代表进行“统方”的有效途径；当前，已经发生多起医药代表与医院信息科人员勾结，实现“统方”的案件。

安全事件：

一个典型的“统方”事件：2005—2008 年海宁某医院信息科信息管理员王某，通过医生用药数据库中的药品及医疗设备的采购资料、医生用药量等信息资料，向药品经销商沈某、方某等人出售“统方”信息，共获得 14 万元。

2. 载体安全需求

医疗信息系统较为复杂，所涉及的软、硬件系统较多，典型的载体包括：用于数据传输的网络介质、用于数据存储的硬盘、光盘、可移动介质等。对载体的使用，需要保障其生命周期过程中不被盗取、破坏、更改数据等，典型的用于保障载体数据安全的技术是加密技术。对于磁介质，如常用的 SATA 硬盘，需要充分意识到剩磁效应问题，对硬盘的报废处理过程进行严格管理，防止数据外泄。对于移动介质，需要考虑数据复制、传输过程中的安全，在医务人员使用移动介质前，需对其进行病毒查杀。

安全事件：

一个典型的“泄密”事件：2015 年，某医院检验科医生刘某，由于移动硬盘损坏，前往电脑维修部修理，其硬盘中存放有医院年度就诊病患身份信息、检验项目统计、化验结果分布等重要机密信息，而这些信息被有心的维修部人员获得后，高价卖给医托人员。

3. 环境安全需求

医疗卫生信息系统中的环境，根据应用范围有多种类型。如：地区区域化医疗平台、各医疗机构建设的数据中心、软件应用的环境等。环境安全对于其中存放的载体和数据至关重要。例如，如果没有严格的人员准入制度，数据中心机房的安全难以得到有效保障。软件没有规范的管理，会造成医务人员使用的软件版本不统一，甚至由于部分软件存在漏洞，造成病毒乘虚而入。

软件安全事件：

2014 年，某市三级甲等医院图书馆，由于使用的操作系统没有定期进行升级维护，导致一直运行的操作系统还是 10 年以前的老版本，其中所安装的杀毒软件也未及时更新，导致在该系统上新开发的网站一上线运行，便遭到了黑客攻击而瘫痪。

4. 边界安全需求

医疗卫生信息系统的边界，既指信息系统机房、门诊大楼、停车场的物理边界，也包含网络的边界。对于物理边界，需要采用安防系统，加强护卫。例如，近几年频发针对医护人员的刑事案件，如果部署有稳定、全面的安防系统，可以有效预防甚至消除此类事件的发生。网络边界安全主要需要购置边界安全设备，如：防火墙、入侵检测系统等。在医疗内网，还需按照医疗信息系统安全等级保护的需求，对一些重要区域实施物理隔离。

边界入侵事件：

2016 年，某县级医院网站，由于入侵检测系统没有升级，导致系统遭受到针对 IIS 系统的缓冲区溢出攻击，造成管理员权限被盗用，信息遭到泄露。

8.2.2 医疗卫生信息系统安全集成的过程

根据集成过程的差异，医疗卫生信息系统安全集成仍然可划分为“安全的集成”和“集成的安全”两种类型。

1. 安全的集成

根据前述对“安全的集成”的定义，其所涉及的过程可以划分为业务需求分析、安全风险评估、安全加固、安全运行监视、安全评审和安全提升 6 个阶段。

1）业务需求分析阶段

需求分析阶段需要对信息系统的现状，以及符合性要求进行初步分析，以确定最终的安全集成目标。实施过程中，集成实施人员首先对医疗卫生信息系统的现状进行调研，确定系统的环境与边界、数据、载体情况，然后通过第 2 章所述的合规要求，从法律法规要求、医疗相关国家标准要求和医疗监管机构要求等三个方面，与信息系统管理员进行充分沟通，明确系统的安全符合性要求。通过措施盘点，了解目前信息系统的安全防护手段，进行查漏补缺。

2）安全风险评估阶段

风险评估的目的重点在于采用合理、有效的评估方法和手段，评估信息系统是否满足安全符合性要求，并确定信息系统风险等级。医疗卫生信息系统的安全风险评估包括如下两个方面。

（1）安全管理评估

需从两个方面进行考察，即安全管理覆盖范围和安全管理质量。

（2）安全技术评估

需评估医疗卫生信息系统在业务、数据、载体、环境与边界防护等方面存在的安全问题（即对比符合性要求后的不满足点）。

3）安全加固阶段

包括措施盘点、措施计划、措施实施 3 个环节。

（1）措施盘点

根据前期风险分析结果，从管理、技术两个方面，对应用、环境与边界、数据载体三个层面进行措施盘点。

（2）措施计划

措施盘点完成之后，需根据盘点结果，与信息系统管理员进行有效沟通，明确具体的措施实施内容，并制订详细的措施计划，明确措施实施的具体时间、进度安排和工作量。

（3）措施实施

在实施阶段，实施人员除了要严格按照制订的措施计划开展实施工程外，还需遵循如下安全指导原则。

• 符合性原则

严格遵守国家相关法律法规规定，严格遵守医疗卫生行业的相关管理制度和规定，如：GB 17859－1999《计算机信息系统安全保护等级划分准则》《人口健康信息管理办法（试行）》等。

• 规范性原则

严格依据医疗卫生行业的实施流程和标准开展集成实施工作。

• 可控性原则

严格参照措施计划开展集成实施，确保实施进程可控、实施质量可控。

4）安全运行监视阶段

简单来说，安全运行监视即安全验证。参照安全的集成模型，该阶段主要需要验证措施实施完成后，信息系统是否满足或达到了安全符合性要求，并提取监视数据为安全评审提供数据支撑。

5）安全评审阶段

根据安全运行监视获取的数据开展系统安全符合性评审，并提供改进、优化建议。

6）安全提升阶段

为了确保安全改进的成效，确保评审发现问题能够得到有效解决。在安全提升阶段，需要遵循如下原则。

（1）一次性原则

制定有效、合理的安全改进方案，一次性实现安全提升。

（2）符合性原则

安全改进后，需有效确保信息系统应用、数据、载体、边界等各方面满足或达到安全符合性要求。

2. 集成的安全

根据前述对“集成的安全”的定义，其所涉及的过程可以划分为符合性评估、风险评估、集成与安全设计、集成安全的实施、安全评测、安全运行监视、安全评审和安全改进8个阶段。其中，符合性评估、安全运行监视、安全评审和安全改进的要求和“安全的集成”过程是一致的。

1）风险评估阶段

由于“集成的安全”过程是对医疗卫生信息系统进行全新设计和实现，需要根据现有同类型医疗卫生信息系统现状，以及针对该类系统的脆弱性和威胁进行风险分析和评估。

2）集成与安全设计阶段

设计原则主要包括高可靠性、高扩展性、安全性和符合性4个方面。

（1）高可靠性原则

医疗卫生信息系统通常涉及不间断的应用，需要具备较高的容错性和冗余性，系统运行需要提供多节点备份，避免出现单点故障的情况。同时，对电子病历系统等关键数据，需要进行冗余备份，并充分考虑容灾措施。

（2）高扩展性原则

系统具备平滑升级、扩展的能力，易于实现容量及功能的扩展，增加设备不应增加管理的复杂度。

（3）安全性原则

围绕业务连续性要求，从数据、载体、环境和边界4个实体对象出发，设计安全机制。

（4）符合性原则

根据国家法律法规要求、相关医疗卫生行业国家标准要求和医疗监管机构要求进行设计。

3）集成安全的实施阶段

工程实施是集成安全的部署环节，是根据系统的总体设计，对安全措施以及新建系统与模块进行安全计划开发和部署的过程。

4）安全评测阶段

安全评测阶段主要包括安全测试与安全评价 2 个环节。

（1）安全测试

安全测试可分为安全功能测试和脆弱性测试两个方面。

- 安全功能测试

安全功能测试基于医疗卫生信息系统环境的安全功能需求说明，测试计算环境的安全功能实现是否与安全需求一致，需求实现是否正确和完备。主要的安全功能需求通常包括：数据的安全属性（如机密性、完整性、可用性、不可否认性）、身份认证与授权、访问控制、安全审计、安全管理等。

- 脆弱性测试

脆弱性测试从攻击者的角度，以发现医疗卫生信息系统环境的漏洞、缺陷等脆弱性为目的。脆弱性被利用可能造成计算环境遭受攻击，使计算环境进入不安全的状态。其本质是一种性能测试。

（2）安全评价

评价活动主要是对医疗卫生信息系统安全功能实现以及新系统的安全性进行客观、系统的评价。

- 评价方法

依据安全功能和漏洞测试、渗透测试结果，对新系统中的数据对象、载体对象、环境与边界对象的可用性、机密性、完整性、真实性和不可否认性等安全属性，依据评价准则进行评价并给出综合评价结果。

- 评价准则

结合安全需求、系统安全设计方案，制定数据、载体、环境与边界的安全属性的定量或定性的评价准则。

8.3 案例

随着计算机技术的发展和国家金卫工程的持续展开，基于互联网的医疗卫生信息系统的建设在全国各地医疗单位大量开展，以 HIS（医院信息系统）为代表的信息系统得到广泛应用，主要解决了医院的财物管理问题。同时，随着医疗卫生信息化建设的推进，临床检验科室信息化的需求日益突显出来。

8.3.1 背景

临床检验科室是服务于临床的从事医学检验的实验室，它的主要业务是采集临床标本，利用各类自动化、半自动化及手工医学检查、化验仪器设备对对标本进行化验和检查，最后给出检验报告。

临床检验科室的业务流程如图 8—5 所示。

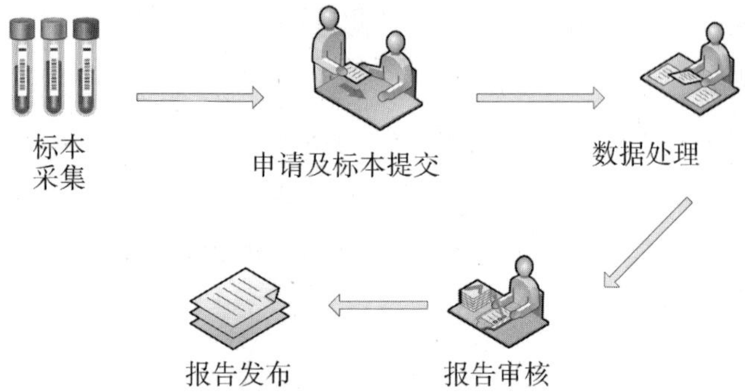

图 8—5 临床检验科室流程

完成以上业务流程系统设计需要对人流、物流和信息流进行梳理。LIS 系统（检验医学信息系统）作为检验科室的核心业务系统，需完成标本管理、申请单管理、报告管理、仪器设备实时控制和质量控制过程管理，实现各类设备实验数据的实时采集和处理以及科室日常业务管理等诸多功能。

LIS 系统的发展。最早的 LIS 系统是自动化仪器设备配备的报告处理系统，主要实现设备控制、数据处理和报告处理。这类 LIS 系统称为单机 LIS 系统。

随着网络技术及数据库技术发展，基于网络数据库的 LIS 系统逐步得到应用。该阶段的 LIS 系统实现了数据的集中存储和信息共享，便于实现检验数据的长期在线。该阶段的 LIS 系统称为网络 LIS 系统。

随着数字化医院建设的推进，LIS 系统实现了与 HIS、EMR、PACS 等系统的互联，进一步深化了信息共享，实现了互通、互联甚至是系统间的互操作。这类 LIS 系统我们称为互联 LIS 系统。

8.3.2 实施

目前，多数三甲医院完成了数字化医院建设，LIS 系统作为数字化医院系统的重要组成部分得到实施，实现了与 HIS、PACS 等系统的互联，但对安全问题考虑甚少。如何建设安全的 LIS 系统是本节考虑的主要问题。一般地，典型 LIS 系统的部署结构如图 8—6 所示。

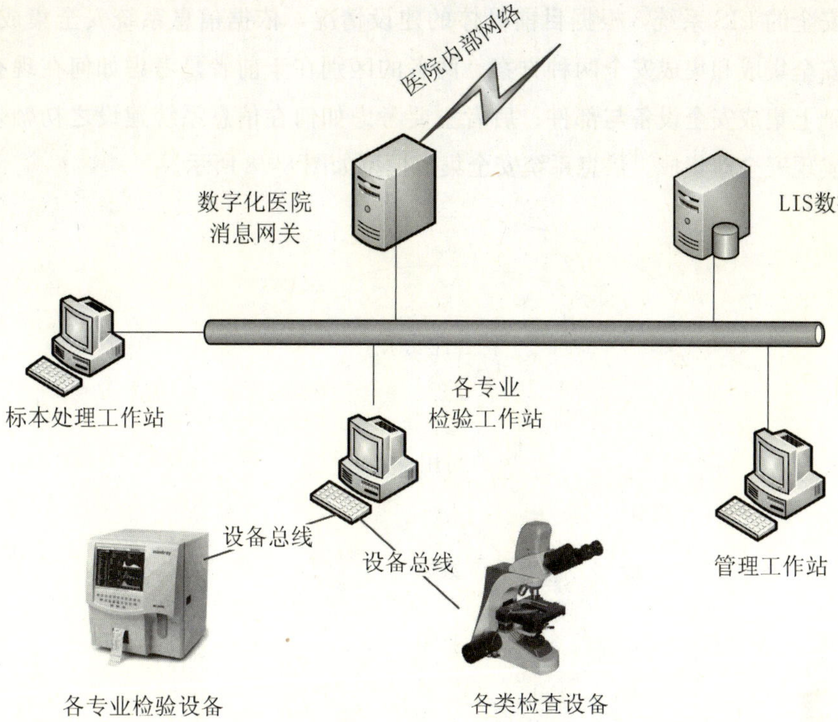

图 8-6 互联 LIS 系统方案

由于系统需要实现对仪器设备通过特定的总线和协议连接，LIS 系统主体采用传统的 C/S 架构实现，以 LIS 数据库为系统核心。采用信息网关与数字化医院系统中的其他子系统互联，实现标本信息、检验申请单信息的传输。系统中的主要信息流如图 8-7 所示。

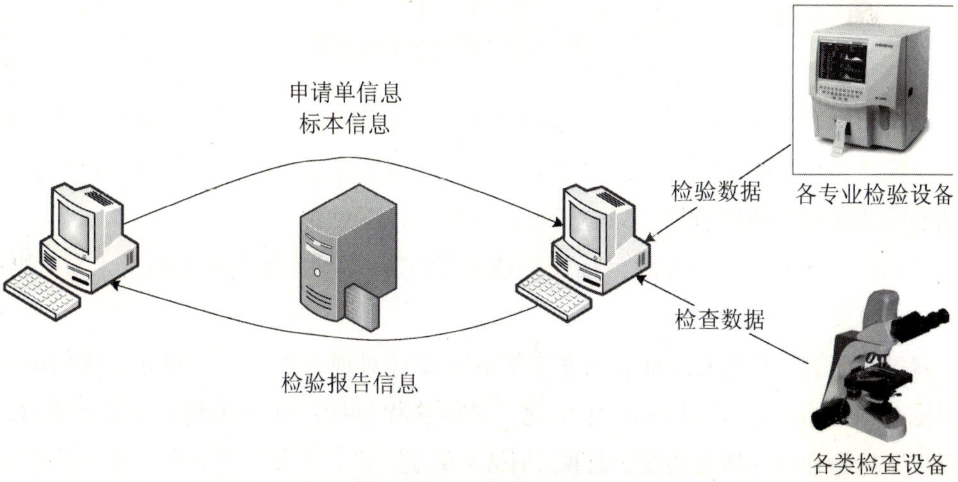

图 8-7 LIS 系统信息流

建设安全的 LIS 系统，根据目前具体的建设情况，依据信息系统安全集成模型，具体采用安全集成和集成安全两种方案。两者的区别在于前者是考虑如何在现有信息系统的基础上集成安全设备与部件；后者主要考虑如何在信息系统建设之初融入安全因素，以实现安全地集成。信息系统安全集成模型如图 8-8 所示。

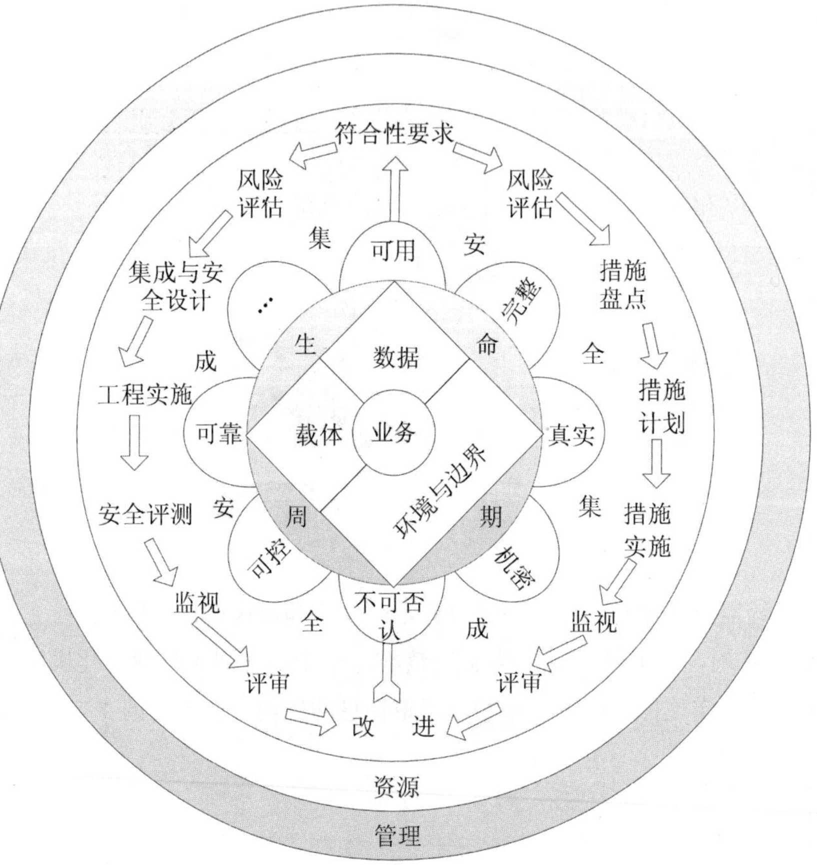

图 8-8　信息系统安全集成模型

该模型与 CISAW 信息安全保障模型保持一致。其核心解决的问题仍然是业务对象的安全保障。而思路仍然是通过对数据、载体、环境与边界 4 个实体对象提供全生命周期的安全保障，确保可用、完整、真实、机密、不可否认等若干安全属性，来确保业务对象的安全可用。该保障目标还是通过管理手段，综合协调和利用人力、财务、技术和信息资源来具体实现。

就过程而言，模型右半部分的安全集成主要针对现有系统上外加安全措施的实现和实施，有时称为安全加固和安全优化。具体流程包括：符合性要求、风险评估、措施盘点、措施计划、措施实施、监视、评审和改进。

模型左半部的集成安全主要针对新建信息系统的安全实现过程。此时，需要从项目的初始阶段开始，从系统的底层开始融入安全因素，利用各种安全技术和手段，实现信息系统的安全保障。

以下我们结合该模型的两种建设流程给出具体的安全医疗信息系统建设的建议方案。

1. 方案一：医疗卫生信息系统的安全加固

如上所述，安全加固是指在现有的医疗信息系统的基础上，增加安全措施、组件和设备，达到提升系统安全性的目的。

由于目前所应用的医疗卫生信息系统在最初设计时很少甚至没有考虑信息安全问题，这样，不能采用替换系统和重新开发的形式来简单处理，而采用安全加固的方案更具备可行性。

我们结合上述模型中具体过程，讨论项目的实施。

1）符合性要求

符合性是指集成活动对相关法律法规、规章制度、标准、要求、办法等的符合。集成过程违反了符合性要求将给组织的业务开展带来极大隐患。符合性是信息系统安全集成需求分析的重要组成部分，是重要的安全需求来源，是信息系统安全集成的指导。

在医疗卫生信息系统集成过程中除遵循国家、卫生部、各级卫生部门相关行业的法律法规外，国家关于信息安全方面的法律法规也是必须恪守的。具体可参阅本书的第1章和本章的相关内容。

此外，对标准的参照虽不是强制执行的，但却具有重要意义。标准是提升信息系统综合特性的指南和标杆，也是更好地实现信息系统集成的有效渠道。

2）风险评估

GB/T20984－2007《信息安全风险评估规范》中指出信息安全风险是“人为或自然的威胁利用信息系统及其管理体系中存在的脆弱性导致安全事件的发生及其对组织造成的影响”。

信息安全风险评估是“依据有关信息安全技术与管理标准，对信息系统及由其处理、传输和存储的信息的机密性、完整性和可用性等安全属性进行评价的过程。它要评估资产面临的威胁以及威胁利用脆弱性导致安全事件的可能性，并结合安全事件所涉及的资产价值来判断安全事件一旦发生对组织造成的影响”。

风险评估是医疗信息系统安全集成安全需求的另一个重要来源。风险评估的首要工作是明确信息资产，即被保护的对象。进而分析这些资产所存在的自身的脆弱性和面临的各类威胁。

在综合分析的基础上，给出依据优先等级排序后的各类风险的清单，便于在系统安全集成过程中优先解决高风险项，以期达到风险与其他要素的平衡，从而也就确定了信息系统安全集成的安全需求。

3）措施盘点

依据被保护的实体对象，我们可以将安全措施分为数据安全措施、载体安全措施、环境与边界安全措施。

数据安全措施主要保护对象是数据。根据第 2 章的介绍，常见的安全措施包括数据的物理安全措施和数据的逻辑安全措施，具体包括数据加/解密、访问控制、身份认证、信息隐藏、容错容灾等措施。

载体安全措施主要保护对象是数据的载体，包括存储载体和传输载体。常见的安全措施包括介质安全保护、恶意代码防范、主机安全、网络安全等措施。

环境与边界安全措施保护环境与边界的安全，包括环境自身的安全和环境内的载体与对象的安全两个方面。具体措施包括机房环境相关措施、安全审计、取证、安全编码、测试等安全措施。

4）措施计划

措施计划的主要工作是对上述安全措施进行识别和评审，制定措施的实施方案及安全实施指南等相关文档。

在信息安全领域，没有一招制胜的技术和措施。信息系统安全集成建设需从整体性、动态性、层次性、过程性和相对安全的几个角度综合考虑和设计。

整体性要求我们从全局出发来分析安全需求，确定安全目标，防止系统中出现安全这个木桶的“短板”。

动态性要求考虑技术的发展动态性。安全与威胁本身就是矛盾的两个方面，此消彼长。因此，需跟踪安全技术及安全事态的发展并及时提出采取的应对措施。

层次性要求我们全方位解决安全问题，从环境与边界，到载体、到数据、到业务流、到人员管理。从外层到内层，从底层到高层，为每层提供安全保障功能。

过程性是指系统所面对的攻击具有一定的过程，业务处理也有一定的过程，而且对象的保护也需从全生命周期的角度考虑。

我们知道，安全是相对的，没有绝对安全。这要求我们必须做好医疗信息系统被破坏的准备。便于在系统受到攻击和破坏后，实现对系统的恢复。

5）措施实施

物理环境作为环境的一部分，从以下两个方面进行安全加固。其一是增加安防措施和物理隔离措施，一方面保护设备安全；另一方面防止生物危险。其二是为核心业务服务器建设符合国家标准的机房环境。

平台作为计算环境，具体安全加固实施内容如下所述。

安装杀毒软件并定期更新病毒库；

安装主机入侵防御系统，防止非法入侵；

定期进行平台漏洞检测和安装补丁；

制定包括口令策略在内的平台安全策略，并定期检查；

开启安全审计功能，定期进行安全审计；

整理数据库访问权限分配，实现最小特权原则。

网络作为传输载体，其安全加固措施的实施内容包括：部署网络防火墙设备、网络入侵检测设备、安全网关等设备，防止黑客入侵，保护部门内部网络及主机。

数据安全加固的措施实施内容包括以下两点：

（1）利用数据库脚本技术和密码技术，对敏感信息的读写进行实时加/解密处理，提高数据的机密性；

（2）利用数据库脚本技术和数字指纹技术，记录重要信息的散列表，提高数据的完整性。

6）监视

监视工作的主要内容是对实施后的安全措施的运行及医疗信息系统的安全态势进行监测和管理。

监视的主要目的是获取安全措施实施情况的具体数据以及安全态势的信息用于评审阶段的验证和确认安全。

7）评审

评审的主要工作是对医疗信息系统安全加固措施的有效性进行验证，对安全措施是否按照措施计划如实地实施进行验证。

通过评审活动发现系统安全加固实施存在的漏洞、错误等。

8）改进

针对评审过程中发现的问题进行反馈，进而重新审视符合性需求，修正安全措施计划，调整安全措施的实施细节。

2. 方案二：医疗信息系统安全集成

信息系统安全集成是按照信息系统建设的安全需求，采用信息系统安全工程的方法和理论，将安全单元、产品部件进行集成的行为或活动。

采用“安全集成”模式建设安全的LIS信息系统，需结合上述LIS系统的功能需求及存在的安全问题分析，依据信息系统安全集成模型的基本流程来完成安全的LIS系统建设。

如何进行LIS系统的安全集成，下面给出建设系统的思路及过程。

1）符合性要求与风险评估

符合性要求与风险评估的内容与方案一中的内容基本一致，请参阅相关部分。

2）集成与安全设计

（1）总体设计思路

系统建设以公钥基础设施（PKI）为基础，实现从物理安全、网络安全、平台安全、数据安全等层面，从技术、策略到管理，全方位地解决医疗卫生信息系统所面临的信息安全问题。

（2）安全基础设施建设

公钥基础设施建设包括了认证中心（CA）、注册中心（RA）及证书库的建设。系统为每个实体（包括用户、工作站等）颁发并维护一个数字证书及相关密钥，用来实现 LIS 系统的相关安全机制。

公钥基础设施相关技术内容请参阅本书配套教材《信息安全技术》一书的第 2 章，这里不再赘述。

（3）安全设计

用户身份认证设计：采用 PKI 认证方案结合强口令认证方案，如验证码、手机短信或预设隐私问题方案。制定并在信息系统中实现口令安全策略和机制。

访问控制设计：采用 RBAC 模型结合 MAC 模型，充分利用 RBAC 模型具备的灵活性、方便管理等优点及 MAC 模型在确保数据机密性和完整性方面及防止越权访问方面的优势。

数据机密性设计：结合数据库设计及 MAC 模型，对数据机密性等级进行划分；利用通用的 DES、AES、SMS4 等密码算法实现数据机密性。

数据完整性设计：利用单向散列函数计算数据散列码或数字签名机制，防止数据篡改；建立操作回滚机制，防止错误操作。

3）安全实施

（1）实施原则

通常，安全实施按照从底层到高层，从边界到环境，再到载体与数据的顺序原则。这样使高层业务应用在建设之初便得到有效保护，同样使数据在产生之前就能够得到环境和载体的有效保护。

（2）安全编码

安全编码的主要内容包括；识别开发环境安全漏洞，及时进行安装补丁；严格按照安全编码规范实现编码；完善异常处理机制，提高系统健壮性。

4）安全评测

安全评测的主要任务是对安全 LIS 系统就其安全性进行测试与评估。

安全测试从安全 LIS 系统的功能性测试和对抗性测试两方面开展。功能性测试用于确认系统安全功能的实现；对抗性测试针对安全需求，采用模拟攻击形式进行系统安全特性实现的验证与确认。

安全评估是结合安全测试的结果，对系统安全需求的实现和系统安全特性进行的有效性评估。

5）监视评审与改进

监视、评审与改进的内容与方案一基本一致，请参阅相关部分。

3. 安全管理

安全医疗信息系统的正常运行，离不开安全的管理体系。部门需制定并宣传和执行安全方针，建立安全规章制度及安全策略，并实现系统安全运维。具体制定与实现请参考国际标准 ISO27000 信息安全管理体系系列文档。

8.4 小结

信息系统安全集成，是医疗卫生信息信息系统建设的重要方面。在安全集成过程中，需要结合医疗卫生信息系统建设的实际，根据“安全的集成”或“集成的安全”的不同要求，进行实施。医疗卫生信息系统安全集成涉及多个子系统的有机组成，且系统的生命周期中可能包含了两种集成模式及模式之间的转换过程。

本章介绍了安全集成的基础概念、范畴及安全集成的一般过程，并从医疗卫生信息系统安全集成实际出发，介绍了相关过程和案例。

思考题

1. 简述信息系统安全集成的一般过程。
2. 简述医疗卫生信息系统安全集成的主要需求。
3. 以挂号系统的建设为例，说明医疗信息系统的两种集成模式。
4. 为什么符合性要求是医疗信息系统安全集成中首先需要满足的条件？
5. 医疗信息系统安全集成涉及哪些参与对象？

第9章 医疗卫生信息系统安全开发

医疗卫生信息系统是一个复杂的系统，各类医疗信息软件是医疗卫生信息系统的重要组成部分，实现医疗机构从医疗核心业务、网络建设到机构网站、管理信息系统、APP等的转变。这些医疗信息软件根据医疗专用系统的原理来设计，如：HIS、LIS、PACS等，或由医疗机构提出软件定制需求，交由开发企业进行开发。这些过程中，如果没有遵循规范化的开发过程，软件产品提交后，必然存在脆弱性，引发相应的安全风险。

虽然医疗机构人员是软件的主要使用者，但也有相关科室（如：信息科）人员需要对外采购或订购软件，甚至一些医疗机构人员需要参与软件开发的过程，如：参与需求分析过程、参与软件体系架构设计或参与评审过程等。这些人员，需要熟悉软件安全开发的过程，并针对医疗卫生信息系统环境，进行灵活应用。

在医疗卫生信息系统的安全开发实践中，既需要遵循软件开发的一般过程，也需要在开发过程中遵循行业规范和标准。同时，在安全需求方面，由于医疗卫生信息安全在隐私保护、数据安全和业务安全等方面的特殊需求，对软件安全开发提出了新的挑战。

本章从软件安全开发的基本概念和一般过程出发，详细分析医疗卫生信息系统安全开发的需求及安全开发的过程，并以医疗卫生领域不同软件之间工作流程的协同开发为例，说明软件安全开发的具体应用。

9.1 概述

软件与硬件一起组成了完整的计算机系统。1983年，美国电气和电子工程师协会（Institute of Electrical and Electronics Engineers，IEEE）给出的软件的定义是“计算机程序、方法、规则和相关文档资料以及在计算机上运行时所需的数据”。

目前，对软件通俗的解释是：软件=程序+数据+文档资料。

其中：程序是按事先设计的功能和性能要求执行的指令序列；数据是使程序能正常操纵信息的数据结构；文档资料是与程序开发、维护和使用有关的图文材料。

到目前为止，软件尚无统一的分类。典型的分类方式包括按功能、规模和服务对象进行分类。一般来说，要给计算机软件做出科学的分类是很难的。但鉴于不同类型的工程对象，对其进行开发和维护有着不同的要求和处理方法，仍然需要对软件的类型进行必要的划分。

1. 按软件的功能划分

按照软件的功能进行划分，软件可分为系统软件、支撑软件和应用软件三类。

1）系统软件

系统软件是计算机运行时必不可少的组成部分，它与计算机硬件紧密配合在一起，控制并协调计算机系统各个部件、相关的软件和数据高效地工作。系统软件通常包括操作系统、数据库管理系统、设备驱动程序以及通信处理程序等。

2）支撑软件

支撑软件包括系统支撑平台软件和应用支撑平台软件。支撑软件是协助用户开发软件的工具性软件，其中包括帮助程序人员开发软件产品的工具，也包括帮助管理人员控制开发进程的工具。

3）应用软件

应用软件是指在特定领域内开发，为特定目的服务的软件。目前，计算机已经成为大多数日常工作的必需工具，在很多应用领域都需要专门的软件支持。在这些种类繁多的应用软件中，商业数据处理软件所占比例最大，此外还有工程与科学计算软件、系统仿真软件、计算机辅助设计（Computer Aided Design，CAD）软件、人工智能软件及各类办公自动化软件和信息处理软件等。

2. 按软件的规模进行划分

按软件规模分类（此处数据并无明确结论，仅供参考）即按照开发软件所需的人力、物力、时间以及完成的源程序行数进行分类，可将软件分为微型、小型、中型、大型、极大型、巨大型，如表9－1所示。

表9－1 软件的规模的分类

类别	参加人数（人）	研制期限	产品规模（源程序行数）
微型软件	1	1周～1月	500
小型软件	1	1～6月	2000
中型软件	2～5	1～2年	0.5～50 000
大型软件	5～15	2～3年	5～100 000
极大型软件	100～1000	4～5年	1 000 000
巨大型软件	2000～5000	5～10年	0.1～10 000 000

1）微型软件：只有一个人，甚至是半小时，在几天之内完成的软件。写出的程序不到500行语句。

2）小型软件：一个人半年之内完成的2000行以内的程序。例如，数值计算问题或是数据处理问题这种规模的课题。这种程序通常没有与其他程序的接口。

3）中型软件：5人以内在1～2年内完成的5 000～50 000行的程序。这种课题开始出现在软件人员之间，软件人员与用户之间的联系、协调和配合关系的问题。

4）大型软件：5～15人在2～3年内完成50 000～100 000行的程序。例如编译程序、小型分时系统、应用软件包、实时控制系统等软件。

5）极大型软件：100～1000人参加，在4～5年内完成100万行以上的程序。

6）巨大型软件：2000～5000人参加，在5～10年内完成1000万行以上程序。

3. 按软件的服务对象划分

软件在医疗卫生信息化建设中得到了广泛的应用，就软件的服务对象而言，主要包括通用软件和定制软件两种类型。

1）通用软件

通用软件主要包括在各类医疗卫生机构中普遍使用的软件。具体按照功能可进一步划分为如下三类软件。

（1）系统软件：系统软件是计算机运行时必不可少的组成部分，它与计算机硬件紧密配合在一起，控制并协调计算机系统各个部件、相关的软件和数据高效地工作。系统软件通常包括操作系统、数据库管理系统、设备驱动程序以及通信处理程序等。

（2）支撑软件：包括系统支撑平台软件和应用支撑平台软件。支撑软件是协助用户开发软件的工具性软件，其中包括帮助程序人员开发软件产品的工具，也包括帮助管理人员控制开发进程的工具。

（3）医疗卫生信息软件：包括用于医院管理及计费的医院信息系统（HIS）、用于实验室检验信息管理的检验信息系统（LIS）、用于临床信息管理的临床信息系统（CIS）、用于医学影像数据管理的医学影像信息系统（PACS）以及用于病人的医疗记录管理的电子病历系统（EMR）等。

2）定制软件

定制软件主要根据某个医疗机构的软件需求，针对特定的医院管理或技术流程开发的软件。定制软件通常由一个或多个软件开发机构在合同范围内进行开发，相较通用软件，定制软件可以解决医疗机构的特殊需求，但由于定制软件主要由用户需求驱动，各个厂家实现时无通用标准遵循，软件存在缺乏扩展性和通用型等缺点。

在各级地方医疗机构中，一般需根据信息化建设需要，定制软件系统和门户网站。例如，医疗机构门户网站在数据管理、风格展示上各具特点，一般由专业软件公司根据需求，按照软件开发流程进行设计和开发。对于一些通用的医疗软件系统，例如LIS

系统，由于某些医疗机构对业务流程的特殊需求，如：签名提交的流程，需要对 LIS 系统该流程进行定制，这也属于定制软件的范畴。

就信息安全保障模型而言，软件作为“数据”对象的环境存在，“数据”安全是软件安全所需保障的关键内容。医疗卫生数据种类繁多，但从应用对象的大类划分，主要可分为用户基本信息、医疗临床记录、个人健康记录、系统配置数据等。

4. 按应用对象划分

1）用户基本信息

医疗卫生信息系统中，用户的基本信息主要包括医护工作人员基本信息、患者/客户基本信息以及档案信息等。

2）医疗临床记录

临床记录主要包括患者在接受治疗过程中的检验/检查数据、护理记录、电子处方处治数据、诊断信息、电子病历等；也包括体检者、孕妇、儿保等客户在进行身体检查等过程中产生的相关数据。

3）个人健康记录

个人健康记录是指公民作为个体和被服务对象，从出生到死亡在医疗卫生信息系统中的产生和留存的与个人生命体征相关的所有信息。它的具体内容主要包括每个人的生活习惯、以往病史、诊治情况、家族病史、现病史、体检结果及疾病的发生、发展、治疗和转归的过程等。

9.1.1 基本概念

软件安全（Software Security）是指将开发的软件存在的风险控制在可接受的水平，以保证软件的正常运行。

软件安全问题的原因主要是由软件失效引起的。失效可定义为：软件系统在运行一定的时间后，或在一定的条件下偏离它预期设计的要求和规定的功能。这种现象通常称为失效。一般来说，系统的失效是不可避免的、是绝对的。而保持系统的正常运行则只是局部的、相对的。

（1）从失效的值域模式来看，有两种情况，即持续性失效和瞬时性失效；数值失效也成为静态失效，指的是系统提供了非正常过大或过小的数据。时间失效也成为动态实效，指的是系统的响应时间不准确，太快和太慢。

（2）失效的时域模式分析包括两种情况：持续性失效，指系统在一段重要运行期间出现的非正常现象；瞬时性失效只是一种在某一时刻出现短暂的错误行为。

（3）从失效的感受模式来看，也可分为两种情况：一致性失效系统，系统所有用户所感到的失效是相同的；非一致性失效，不同的用户感到的失效情况是不同的。

（4）从失效后果的严重性可按对人身伤害的严重程度分为若干个等级。

故障（fault）也称缺陷，是产生失效的根本原因，是计算机程序中的不正确的步骤、过程或数据定义。故障是产生错误的根源，但并非所有的故障都能产生错误。通常，故障处于静止状态，当故障由于系统在特定环境下运行而被激活时，将导致系统进入错误的状态。

错误（error）是系统内部的某一部分（模块）由于故障而产生了非正常（与设计要求不符）行为或状态的现象。当错误在系统内部扩散、传播直到系统的输出端时，将导致系统的失效。当然，在系统失效与产生外部后果间会存在有一段延迟时间，这被称为惰性现象。故障、错误和失效的传递过程如图 9－1 所示。

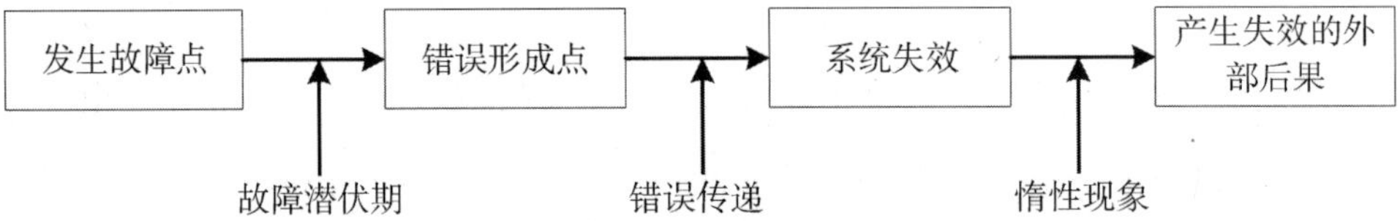

图 9－1　故障传递过程

由于软件存在漏洞是必然的，而这些漏洞有现存的攻击方法，并且这些方法可以被利用来破坏一种或更多软件的安全性能，或迫使软件运行到不安全的状态。因此，软件很容易成为攻击目标。安全的软件是指即使它的安全性受到蓄意危害时仍然保持安全可靠运行。

那么如何评判一个软件是否足够安全？著名的软件安全专家 Julia H. Allen 给出了一个安全软件需要满足的属性，这些属性是软件安全的重要因素。主要包括以下几种属性。

1）机密性。软件必须确保其特性（包括运行环境和用户之间的联系）、资源管理和内容对未授权实体隐藏。这一点对于开源软件来说也仍然适用，尽管开源软件的特性和内容都可以公开使用（对授权实体），但仍然需要维持其资源管理的机密性。

2）完整性。软件及其管理的资源必须能够抵御入侵（覆盖、删除、修改等）并能从中恢复。入侵破坏一般由未授权的修改引起，这些修改针对软件源代码、受管理的资源、配置或者授权用户的合法操作，包括重写、覆盖、篡改、破坏、插入等，在软件开发过程中必须保证其完整性。

3）可用性。软件必须对授权用户（人或进程）开放，即可操作和运行；相反，对于未授权的用户应该永远关闭，即不可操作和运行。

4）可追溯性。所有与安全相关的软件行为都必须跟踪与记录，并进行责任归因。

5）抗抵赖性。这一属性是指软件防止用户否认执行了某些行为的功能，以保证可追踪性不受到破坏。

上述安全属性是紧密相关的，很难在不考虑其他属性的情况下达到其中一个属性的满足。比如用户的系统账户被人窃取，即意味着机密性的丧失，而完整性也必然得不到保障。为了从应用软件的数据库中提取个人的相关信息而进行的一次成功的SQL注入攻击，违背了软件的机密性。一次针对Web应用的跨站脚本（Cross-Site Scripting，XSS）攻击同时违背了软件的完整性和可用性。许多其他的重要软件特性隐含软件安全的特性，其间的关联通常能被描述为这些特性如何影响软件安全范畴内的属性。

9.1.2 范畴

医疗卫生信息系统主要通过软件体现不同系统之间的差异。因此，从范畴上，本书将安全开发限定为软件开发过程的安全。

根据软件的定义可知，软件安全的范畴主要包括数据的安全性、程序的安全性以及文档资料的安全性三大方面。

1. 数据安全

数据安全可定义为“保持数据的机密性，完整性，可用性；另外也可包括诸如真实性，可追溯性，不可否认性和可靠性等”。数据安全包括两方面：一是数据本身的安全，主要是指采用现代密码算法对数据进行主动保护，主要解决了数据保密性、数据完整性、可追溯性、抗抵赖性等安全属性；二是数据防护的安全，主要是采用现代信息存储手段对数据进行主动防护，例如通过磁盘阵列、数据备份、异地容灾等手段主要保证了数据的可用性、完整性、可靠性等安全属性。

2. 程序安全

程序安全主要指在软件开发周期中的代码安全，是贯穿在整个开发周期的软件安全保障。程序安全包括架构设计安全和编码测试安全两方面，软件工程师要尽量使用健全的和已经验证为安全的开发工具来进行代码编写以减少软件实现时的漏洞，并使用静态源码分析攻击，进行源码审查和人工审查方式来减少安全漏洞。除此之外，要使用大量的安全测试策略来检验程序是否安全，包括白盒测试（基于对源码的深度理解）、黑盒测试（关注软件可见的外部行为）、渗透测试（识别系统级别特殊的漏洞）。

3. 文档资料安全

文档资料安全指在软件开发过程中对于软件需求规格说明书、设计文档等安全管理，即避免在开发周期的任意时候蓄意地删除、新增和修改文档资料来破坏软件。由于文档资料对于软件开发者和使用者了解程序功能、代码作用、程序的测试过程等具有十分重要的作用，所以对文档资料的保护要与程序和数据同步进行。

从软件开发生命周期全过程来看，软件安全开发生命周期（Secure Development Lifecycle，SDL）模型核心思想是在软件开发生命周期的每个阶段融合安全要素，用以解决软件开发各阶段可能出现的安全问题。在瀑布型、渐增型软件开发模型基础上融合安全要素，构建的面向软件开发生命周期的一类基本软件安全开发模型如图 9－2 所示。

该模型通过项目启动阶段中安全原则制定、需求阶段中的安全需求分析、设计阶段中的架构和设计安全分析与评审、编码阶段中的安全编码原则与实施、测试阶段中的安全测试等策略、方法，达到减少软件开发过程中引入的安全漏洞数量，确保软件开发的安全性及安全软件的实现。

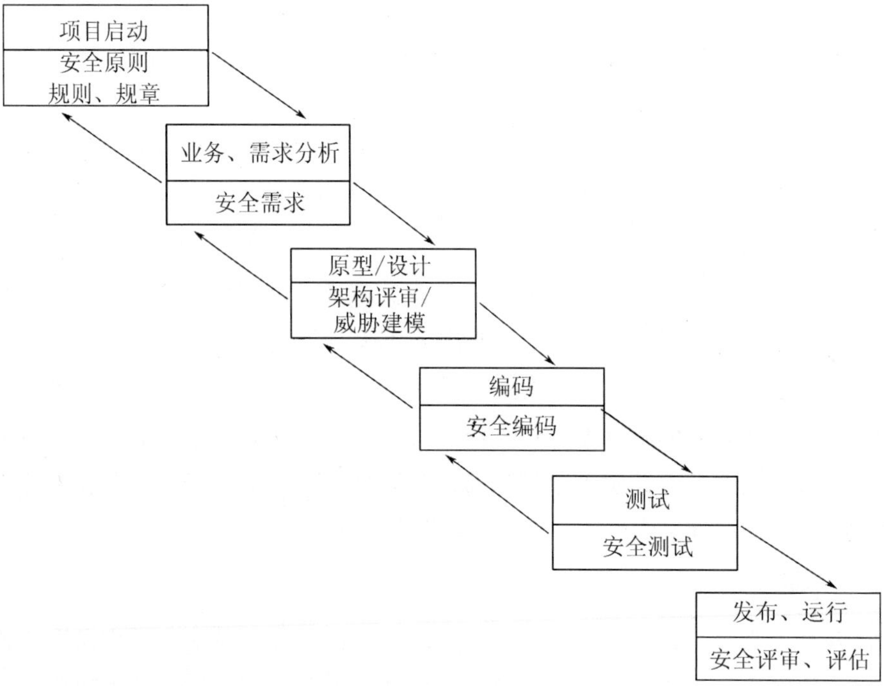

图 9－2　软件安全开发模型

该软件安全开发模型面向软件开发生命周期各阶段，融合了安全要素：安全基本原则、安全需求、安全设计与架构评审、威胁建模、安全编码、安全测试、安全评审评估等安全活动与方法，是面向软件开发生命周期的一类基本的软件安全开发模型。

软件安全开发模型、安全开发建模方法与应用是信息安全技术领域的研究热点，有代表性的是微软的安全开发生命周期模型（Microsoft SDL）、McGraw 的软件安全接触点模型（Building Security In，BSI）、美国国家标准与技术研究院（NIST）的安全开发生命周期模型等。

9.1.3　安全开发的一般过程

软件安全开发具体表现为需求分析、设计、编码、测试、运行 5 个环节。需求分析环节要在满足功能需求的基础上充分考虑软件的安全需求，包括程序、数据和文档的安全需求；设计环节需要完成对软件安全需求的解析与细化，实现对安全需求的支撑；编码环节需要采用规范的编码方式和流程控制，从源代码层面杜绝或降低安全隐患；测试环境需要通过标准化的测试流程，配合专业的安全性测试，尽可能地发现软件中存在的安全问题；运行环节需要对软件的安全性做出实际的检验，对需要改进的地方重新进行分析和设计，从而进行下一个开发循环。

在软件安全开发中，具体涉及的过程包括：安全漏洞管理、安全功能设计、安全编码和软件安全测试四个过程。

1. 安全漏洞管理

安全漏洞是在硬件、软件、协议的具体实现过程中存在的缺陷，从而可以使攻击者能够在未授权的情况下访问或破坏系统。在实际软件开发中，绝对安全的软件是不存在的。随着软件使用时间的延长，漏洞会逐渐暴露出来。早先被发现的漏洞会不断被系统供应商发布的补丁软件所修补，或在以后发布的新版系统中得以纠正。当新版系统纠正了旧版本中的漏洞后，也会引入一些新的漏洞和错误。因而随着时间的推移，旧的漏洞会不断消失，新的漏洞会不断出现，漏洞问题也会长期存在。

在漏洞管理活动中，用户、厂商、漏洞发现者和漏洞管理组织都应规范自身的行为。漏洞管理组织应在漏洞发现者、厂商和用户之间发挥协调者的作用，在漏洞处理过程中维护公平、公开、公正原则，及时处理原则和安全风险最小化原则，保障被发现的漏洞得到有效处理。

典型的软件漏洞如下所述。

1）缓冲区溢出漏洞

第一个利用缓存区溢出漏洞进行攻击的是1988年爆发的Morris蠕虫，它利用BSD操作系统后台程序finger的缓冲区漏洞进行攻击和传播，短短数天内控制6000台Internet主机，几乎导致Internet网络完全瘫痪，造成1000万美元的损失。2001年7月爆发的Code Red蠕虫至少攻击了50万台服务器，造成了26亿美元的损失，随后的Sobig蠕虫至少攻击了100万台计算机，造成了50亿美元以上的损失。目前网络的防范技术日益成熟，使木马、病毒这类恶意代码的植入变得困难。网络黑客开始针对系统和程序自身存在的漏洞，编写相应的攻击程序，其中最常见的就是缓冲区溢出漏洞攻击，在当前网络与分布式系统安全中，攻击者广泛利用的50%以上漏洞都是缓冲区溢出。

缓冲区溢出是一种非常普遍、非常危险的漏洞，在各种操作系统、应用软件中广泛存在。缓冲区溢出是指当计算机向缓冲区内填充数据位数时超过了缓冲区本身的容量，使溢出的数据覆盖在合法数据上。理想的情况是程序检查数据长度且不允许输入超过缓冲区长度的字符，但是绝大多数程序都会假设数据长度总是与所分配的储存空间相匹配，这就为缓冲区溢出埋下隐患。在C语言中，指针和数组越界不保护是缓存区的根源，且在C语言标准库中有许多能提供溢出的函数，如strcat()、strcpy()、sprintf()、gets()和scanf()。

利用缓冲区溢出攻击，可以导致程序运行失败、系统宕机、重新启动等后果。更为严重的是，可以利用它执行非授权指令，甚至可以取得系统特权，进而进行各种非法操作。

2) 整数溢出漏洞

近些年来，整数溢出漏洞数目迅速增长，根据操作系统厂商发布的安全公告对类型的统计排名中，整数溢出漏洞仅次于缓冲区溢出漏洞排名第二。2013年奇虎360公司的safe3在没有通知Nginx社区的情况下公布了一个Nginx的整数溢出漏洞。在这份漏洞报告中谈到可以通过一些恶意的http请求让r－>count大于255或者小于0可以让整数溢出，在这份漏洞报告声明可以利用该整数溢出漏洞进行远程代码执行。整数溢出漏洞的危害大、可利用性高，很多真实的攻击都利用了整数溢出漏洞。

整数溢出是由于算术运算的计算结果太大而无法在系统位宽度范围内存储导致的。现在大多数机器都是32位或者64位，这就限制了存储算数运算的输出数只能保存在32位或者64位中。一些关键操作，如数组索引、内存分配或者内存逆向引用，如果数据产生溢出，会导致软件内部崩溃，而且能够让攻击者通过攻击整数溢出安全漏洞访问或者破坏系统的重要内存。

3) 格式化字符串漏洞

1999年，Tymm Twillman发现了第一个格式化字符串漏洞。2000年，tf8在Bug Traq上发布的wu－ftpd中的格式化字符串漏洞使该漏洞广为人知。之后，众多的格式化字符串漏洞被发现。虽然已经过去好几年，但是新的格式化字符串漏洞仍不断被发现。美国国家漏洞数据库（National Vulnerability Database，NVD）上，在2007年8月、9月、10月三个月报告的格式化字符串漏洞有29个。利用这些漏洞，攻击者可以远程攻击系统，运行任意代码，从而控制系统。

格式化字符串漏洞产生于数据输出函数对输出格式解析的缺陷。格式化函数是一系列ANSIC函数如printf函数，它们可以接受可变数量的参数，其中一个称为格式化字符串参数。格式化函数对输入的格式化字符串参数进行解释，根据该参数的要求使用其他的输入参数，形成输出的字符串。格式化字符串函数几乎被用在所有的C程序中，用来输出、打印错误信息或处理字符串。正因为这些函数使用的广泛性，它们的漏洞对系统安全的影响极大。攻击者利用格式化字符串漏洞可以获得系统的控制权，这一点对于可信软件和服务器软件来说是致命的。

4) 指针覆盖漏洞

对于一个程序来说，内存中的数据往往都会影响程序的执行流程，因为程序将取出某个内存地址中的内容作为它下一个将要执行的地址，称这个程序执行地址的内存地址为"指针"。由于程序在运行中往往会将来自于程序外部的数据也存放进入内存中，如果某些数据恰好覆盖了程序的指针，那么程序的执行流程就会被这些外部数据所控制，这就是指针覆盖漏洞。

缓冲区溢出漏洞主要是因为程序的返回地址被外部数据所覆盖，程序在函数调用返回的时候被外部数据控制。类似于缓冲区溢出漏洞，指针覆盖漏洞的范围则更广泛一些，外部数据不仅可以覆盖程序的函数返回地址，还可能覆盖程序运行中其他的关键地址。如程序正在调用指令 call ecx 时，ecx 寄存器中的数据来源于内存中的某个地址。一旦程序发生指针覆盖漏洞，ecx 索取数据的这个内存地址被一个执行 ShellCode 代码的地址所覆盖，那么程序一旦调用 call ecx 指令，ShellCode 就会立即被执行。

指针覆盖漏洞可能是最近几年软件安全中出现得最多的漏洞。缓冲区溢出漏洞则随着一些安全技术的提高慢慢消失，尤其近几年 CPU 硬件设计者采用的一些硬件级别的防止缓冲区溢出漏洞的方法，更加使得缓冲区溢出漏洞难以被利用。对指针覆盖漏洞来说，由于它不牵涉用过长的数据覆盖内存数据，而是让程序主动修改自己的关键寄存器数据，从而使得硬件级别的方法也无法防止这种漏洞被恶意利用。

5）SQL 注入漏洞

结构化查询语言（Structured Query Language，SQL）是用来和关系数据库进行交互的文本语言。它允许用户对数据进行有效管理，包含了有效管理数据的查询、操作、定义和控制等几个方面，例如向数据库写入、插入数据，从数据库读取数据等。关系数据库广泛应用于网站中，用户一般通过动态网页和数据库间接进行交互。常见的动态网页一般都通过形如"http：//domain－name/page. asp. arg＝value"等带有参数的 URL 来访问。动态网页可以是 asp、php、jsp 或 perl 等类型。一个动态网页中可以有一个或多个参数，参数类型也可能是整型或字符串型等。安全性考虑不周的网站应用程序（动态网页）使攻击者能够构造并提交恶意 URL，将特殊构造的 SQL 语句插入提交的参数中，在和关系数据库进行交互时获得私密信息，或者直接篡改 Web 数据，这就是所谓的 SQL 注入攻击。

只要是带有参数的动态网页，且此网页访问了数据库，就有可能存在 SQL 注入攻击。因此 SQL 注入攻击潜在的发生概率相对于其他 Web 攻击要高很多，危害面也更广。其主要危害包括：获取系统控制权、未经授权状况下操作数据库的数据、恶意篡改网页内容、私自添加系统账号或数据库使用者账号等。目前基于数据库的网络应用越来越多。与此同时，用于搜索 SQL 注入点的软件在网络上随处可见，攻击者只需要具备少量的专业知识就可以利用这些软件寻找目标进行攻击。攻击目标和攻击者的增加使 SQL 注入攻击在近几年出现扩大的趋势。

6）ByPass 漏洞

ByPass 漏洞翻译过来是"绕过漏洞"，著名 Windows 2000 系统的输入法漏洞允许用户在不知道系统密码的情况下，在输入用户名的窗口中调出“帮助”程序，借助“帮助”程序的“跳转 URL”功能，可以访问系统任意一个文件。不要以为 Windows 2000 系统漏洞已经过时，著名的谷歌输入法也有同样的漏洞，对于那些安全软件来说，ByPass 漏洞更加具有危害性。例如杀毒软件，一个原本是病毒的文件，由于杀毒软件存在 ByPass 漏洞，该病毒绕过保护机制，用户相信没有警告文件一定是安全的，后果可想而知。ByPass 漏洞是一个大类，它包含了很多小类，这些小类有一个共同的特点，就是这些出现问题的软件都存在对用户使用的限制，而 ByPass 漏洞可以绕过软件的限制。ByPass 漏洞很可能使软件访问控制功能形同虚设，造成用户信息泄露，使用户受到巨大损失。

7）信息泄露漏洞

2013 年 12 月，12306 铁路客户服务中心网站再次爆发用户账号串号的问题，大量用户身份证等信息遭泄露。国内安全问题反馈平台 WooYun（乌云）发布信息称，新版 12306 网站出现用户资料大量信息泄露漏洞，并标明危害等级为高。360 安全专家认为此次事件可能有以下几个主要原因。

（1）Session（会话）重复生成，非全局唯一；

（2）Session 未及时删除，Session 在网络应用中称为“会话”，可以理解为一次登录直至退出。

Web 应用软件必须在客户端保留某些运行状态信息，这些信息处于不可信任的环境中，容易被泄露给攻击者。信息泄露漏洞指软件因不能正确处理这些错误而产生的漏洞。

对于信息泄露漏洞来说，用户的计算机系统等于是赤裸裸地摆在别人的面前，敏感信息可被他人随意获取并查看。个人计算机中往往保存一些隐私，这些信息一旦被公布在互联网上，就可能会成为巨大的人身侵犯事件。

8）越权漏洞

对于一些软件来说，由于在运行中涉及了不同范围内的数据。例如有一些是涉密数据，有一些是非涉密数据，这些软件就需要用户访问的范围，以防止用户非法访问不属于自己范围的数据信息。当这些软件的限制机制出现问题时，用户通过某种方式访问到了被禁止的数据，那么安全漏洞也就由此发生了，即称为越权漏洞。

严格地讲，越权漏洞应该属于 ByPass 漏洞，这是一类特殊的 ByPass 漏洞。“越权”这两个字就突出了这种漏洞在发生时，会使恶意攻击完全绕过软件设定的权限范围，访问不属于自己范畴的数据信息，因而危害会更加严重。

2. 安全功能设计

安全功能设计贯穿安全软件开发的生命周期过程，主要的安全功能包括：安全审计、安全通信、密码支持、用户数据保护、标识与识别（身份认证）、安全管理、隐私保护、安全功能的保护、资源利用、系统/子系统的访问以及可信路径/信道等。

1）安全审计

在GB/T 18336中，安全审计包括识别、记录、存储和分析那些与安全相关活动的信息。通过检查审计记录结果能判断出发生了哪些安全相关活动以及哪个用户要对这些活动负责。

2）安全通信

网络技术的不断发展和普及的同时，也使当前的网络系统面临各种威胁，因此确保通信的安全性显得尤为重要。当软件设计者在设计软件系统中的此类功能时，应考虑通信数据的机密性和完整性，以及通信实体的不可抵赖性。虽然数据的机密性确保了在通信过程中的数据不能被第三方利用或泄露，数据的完整性保证了在通信过程中数据没有受到第三方非授权方式所做的篡改，但是对于通信而言，最重要的安全性是要保证通信实体的不可抵赖性（不可否认性）。

3）密码支持

密码学是保障信息安全的一种重要手段，可以用于对信息进行加密、认证、抗抵赖以及完整性验证等，同时也是目前信息安全领域研究的重点。在应用方面，密码学已被应用在日常生活中，包括：自动柜员机的芯片卡、电脑使用者存取密码、数字证书、网上银行使用的U-KEY、Windows 7的bitlocker数据保护、电子商务等。

4）用户数据保护

在软件开发过程中，为了保证软件安全，需要对输入、输出和存储中的用户数据进行保护，而这种保护由用户数据保护功能来实现。具体来说，用户数据保护功能包含了访问控制、数据流控制、数据鉴别、系统内部传送、残余信息保护、回退和存储数据完整性共七个功能类，这些功能类规定了一些与用户数据保护相关的安全功能和安全策略。

5）标识与识别

设计系统时一个常见的安全要求是无歧义地标识执行系统中功能的人和（或）实体。这不仅包括设置每一个用户所声称的身份，而且包括验证每一个用户确实是他或她所声称的人，也就是我们通常所说的身份认证。

6）安全管理

安全管理功能是规定系统安全功能、安全属性数据和功能等几个方面的管理，也规定了不同的管理角色及其相互作用，如能力的分离。在分布式系统的环境中，与安全属性传播、系统安全功能数据和功能修改的时机问题变得非常复杂，尤其是当这些信息需要在系统的各部分间复制时更是如此。当选取诸如撤销或时限授权这样的组件时，由于行为有可能被削弱，更需要考虑上面的问题。在这种情况下，建议使用系统内安全功能数据复制的一致性的设计方法。

7）隐私保护

隐私保护功能包含关于隐私保护的一些要求，这些要求为用户提供保护，以防止其身份被其他用户发现并滥用。它可以用来满足用户的隐私需求，同时允许系统具有尽可能强的灵活性，以保持对系统操作的充分控制。在能够保证隐私保护功能需求系统中，所需求的安全功能是否涵盖授权用户是具有灵活性的。例如，设计者可认为不要求针对适当的授权用户保护其隐私保护是合理的。

8）安全功能的保护

系统安全功能是系统中的一个重要组成部分，它的职责是保证系统正确地执行了预先定义好的安全策略。本章中其他所有小节要求实施的规则都是由系统安全功能来完成的。安全功能的范围涉及了系统中所有的软件、硬件和固件，因此保证安全功能本身的正确运行是使系统正确执行安全策略的一个基本前提。

9）资源利用

在软件设计过程中，目标系统所能够拥有的资源通常都是有限的，这些资源包括了软件资源和硬件资源等。对资源的有效利用，即充分实现资源的可用性，可以最大化发挥系统的效率，降低运作成本，或者减少发生失效时所产生的损失。资源利用功能正是基于这一目标而定义的相关设计准则。

10）系统/子系统的访问

用户会话是一个用户与系统之间的不中断的请求响应序列。对用户的每个请求，系统能够识别出请求是否来自于同一个用户。当一个未知的用户向系统发送第一个请求时，会开始一个新的会话。当用户明确结束会话或系统在一个预定义的时限内不从用户接受任何请求时，会话就结束了。当会话结束后，系统就忘记了用户以及用户的请求。

11）可信路径/信道

用户经常需要直接与安全功能进行交互来执行一些安全事务，交互就意味着要经过某个路径，这个路径是否可信决定了安全功能的可用性。一条可信路径就提供这样的一种信任，即用户无论何时都可以调用安全功能，并与之进行可信的通信。通过可信路径的用户能够避免对那些不可信的应用或修改用户的响应。同样，可信信道是在安全功能和远程 IT 软件产品之间安全通信的一种方式。

3. 安全编码

软件设计的缺陷一直是导致其被漏洞利用的主要因素之一。安全专家发现，多数漏洞源自常见软件的相对有限的一些漏洞。软件开发者和设计者应当严格检查程序中的各种错误，尽量在软件部署之前减少或清除其中的漏洞。下面列示的这些方法有助于开发人员提高编码的安全性。

1）注意编译器警告

程序员应当使用编译器的最高警告等级。在编译过程中，应当修改程序中的错误，直到警告解除。应当使用静态和动态的分析工具来检测和清除安全缺陷。

2）根据安全策略设置软件架构

设计者应创建一个软件架构，并在设计软件的过程中实施和强化安全策略。例如，如果你的系统在不同的时间要求不同的特权，就不妨考虑将系统分解成能够互联通信的不同子系统，每一个子系统都有自己适当的特权。这种“分而治之”的方法可以有效地提高应用程序的安全性。

3）验证输入

程序设计者在设计程序时必须验证来自所有不可信数据源的输入，适当地输入验证可以清除多数软件漏洞。在设计程序时，必须对多数外部的数据源抱着怀疑的态度，其中包括命令行参数、网络接口、环境变量和用户控制的文件等。

4）保持程序简单

设计者要尽量使程序短小精悍。复杂的设计会增加实施、配置和使用过程中出现错误的可能性。程序越复杂，就越需要更多的复杂安全控制，企业付出的成本也会越多。

5）拒绝默认访问

根据许可权限制定访问策略，默认情况下，应当拒绝访问，程序的保护机制应当根据用户许可权限确认访问条件。

6）遵循最小特权原则

程序的每个处理过程在执行时，都应当仅使用为完成其工作而需要的最小特权。任何提升的许可权限都要尽量持续最短的时间。这种方法可以减少攻击者用提升的特权执行任意代码的可能性。

7）清洗传送给其他系统的数据

所谓清洗是指从用户输入的数据中清除恶意数据，如清除用户提交表单时的恶意或错误的字符。

程序设计者必须对传送到复杂子系统（如命令外壳、关系型数据库、购买的商业软件组件）的所有数据进行清洗。攻击者有可能通过使用 SQL 注入命令或其他注入攻击来调用这些组件中没有被使用的功能。这未必是输入验证问题，因为被调用的复杂子系统并不理解调用过程中的前后关系。由于调用程序理解前后关系，所以我们要在调用子系统之前对数据进行清洗。

8）实施深度防御

程序设计必须能够利用多种防御策略来管理风险。只有这样，才能在一层防御不够用或失效时，另外一层防御可以防止将安全设计上的缺陷变成可被利用的漏洞，从而可以限制攻击者利用漏洞的后果。例如，将安全编程技术与安全运行环境结合起来，可以减少在部署阶段残存在代码中的漏洞被攻击者在操作环境中利用的可能性。

9）使用有效的质量保证技术

良好的质量保证技术可以有效地确认和清除漏洞。可以使用模糊测试、渗透测试和源代码审计等技术，作为有效的质量保证技术的一部分；独立的安全检查可以使系统更安全，有资质的外部审查人员可以提供独立的观点，有助于确认和纠正一些软件的缺陷和漏洞。因此，针对不同开发语言及平台，软件企业应当制定并实施一套健全的安全编码规范。

4. 软件安全测试

1）测试计划。根据用户需求报告中关于功能要求和性能指标的规格说明书，并参照“安全准则”和软件安全常见问题，定义相应的测试需求报告。使随后所有的测试工作都围绕着测试需求来进行。同时，适当选择测试内容，合理安排测试人员、测试时间及测试资源等。

2）测试设计。测试设计是指将测试计划阶段制订的测试需求分解、细化为若干个可执行的测试过程，并为每个测试过程选择适当的测试用例，保证测试结果的有效性。

3）测试开发。建立可重复使用的测试过程。

4）测试执行。执行测试开发阶段建立的测试过程，并对所发现的缺陷进行跟踪管理。测试执行一般由单元测试、集成测试、确认测试以及回归测试等步骤组成。

5）测试评估。结合量化的测试覆盖域及缺陷跟踪报告，对应用软件的质量和开发团队的工作进度及工作效率进行综合评价。

在上述测试流程中，测试执行按以下步骤进行：单元测试、集成测试、确认测试和验收测试，如图 9－3 所示。

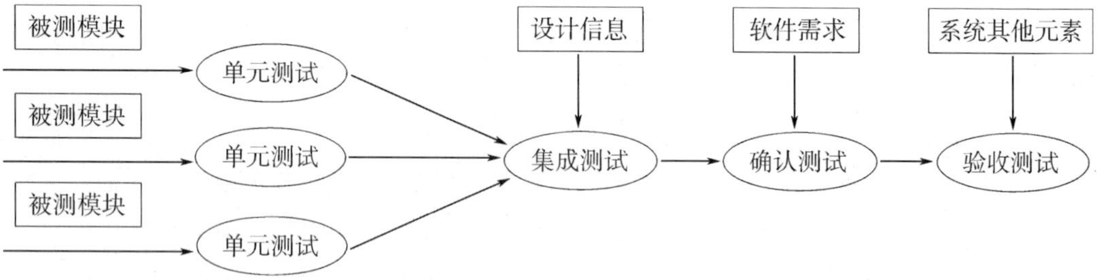

图 9－3　软件测试执行过程

1）单元测试：通过对每个最小的软件模块进行测试，对源代码的每一个程序单元实行测试。检查各个程序模块是否正确地实现了对应的安全功能，确保能安全运行。

2）集成测试：对已测试过的模块进行组装集成，目的在于检验与软件设计相关的程序结构问题。

3）确认测试：检验软件是否满足安全的功能和性能需求，确定软件安全配置完整、正确。同时检验软件能否与实际运行环境中整个系统的其他部分（如硬件、数据库及操作人员）协同工作。

4）验收测试：作为检验软件安全的最后一道工序，要让用户对软件进行测试，并重新执行已经做过的测试的某个子集，保证没有引入新的安全漏洞。

9.2 应用

医疗卫生信息系统所涉及的信息对象比较特殊，其中，医疗数据大部分都涉及到病患/用户、医护人员的信息隐私。例如，居民健康档案系统中存放了居民的病历、体检、个人资料等，这些信息均涉及到个人隐私。此外，信息对象还需要确认来源的真实性，在无纸化电子病历系统中，医护人员需要在提交诊断报告前进行数字签名。该签名既需要满足对签名内容完整性的验证，还需要满足诊疗过程连续性的需求，即时间上不重复，和医疗完整过程相匹配。在软件需求上，需要根据这些需求进行适应和设计，同时安全开发过程应符合软件工程过程。

9.2.1 医疗卫生信息系统安全开发需求

除了通用软件安全开发涉及的问题外，对于医疗卫生信息系统安全，还需要考虑满足以下需求。

1. 运行环境安全

在医疗卫生信息系统的运行中，中心机房对医疗机构数据进行集中存储，并为软件系统的高效运行提供计算环境。因此，软件安全开发，需要首先保障软件运行环境的安全。在医院管理系统中如何保证数据有效满足医院应用，其中的重要核心因素是在计算机中心机房等场地的环境，计算机设备中形成有效的防护设计，比如防雷、防火和机房安全等技术方面需要满足要求。目前在医院信息系统总机房的管理中，涉及新建改建和搬迁等，在具体施工过程中依然有很多问题没有有效解决，在计算机系统中存在一些问题，比如在环境和人为等方面存在操作问题，导致安全犯罪等，需要在有效管理过程中形成安全保障。

2. 数据系统安全

医疗卫生相关软件必然涉及对重要数据生命周期的管理。其中，数据库是数据信息系统，对保证数据有效保存、查询和分析等技术性因素都是具有重要作用的。数据系统的安全储存和合法使用，以及对数据监控都必须形成有效的访问权限管理。在目前数据库系统管理中，从用户识别、使用权限、审计和数据加密等方面都需要形成权限清晰的管理，尤其是在登录权限、资源管理权限和数据库管理权限等方面都需要积极的建构和管理，在数据库安全管理中避免安全性薄弱环节出现。如在硬件故障、软件故障和网络故障等方面都可能对数据库造成影响，这就需要在数据管理中保持系统安全运行。

3. 医疗器械软件安全

一次医疗活动往往涉及各种医疗器械的应用。例如，在心电图检测中，需要借助心电检测仪，对就诊者进行心电图监控。心电检测仪包含了传感、监控、管理等多种类型的软件子系统，而其他医疗器械也包含了复杂的软件系统。软件的安全对于医疗器械的安全使用至关重要。医疗器械安全性是指该软件在医疗设备系统运行环境中不产生不可接受的风险。医疗器械的风险存在于医疗器械的设计、生产、使用、报废全生命周期中，其中医疗器械的软件安全风险是医疗机构需要重点关注的对象。因此，对医疗器械的软件的安全性进行严格测试，是满足医疗器械安全的先决条件。

小知识：

2013年年度黑客大会“黑帽”、在美国拉斯维加斯举行，而即将在大会上曝光自己最新“黑客绝技”的美国著名黑客巴纳比·杰克在旧金山突然神秘死亡。

杰克拟在会上展示两项绝技：

1. 扫描到方圆100米之内的所有胰岛素泵，并识别它们的注册码，将这些注册码程序化，并将它们分配给全部300个单位的胰岛素，对于一型糖尿病患者来说，这是很容易致命的。

2. 在9米之外入侵植入式心脏起搏器等无线医疗装置，然后向其发出一系列830V高压电击，从而令“遥控杀人”成为现实。

4. 业务系统安全

医疗卫生涉及的业务系统种类繁多，利用业务系统软件设计上的缺陷，攻击者可以对一些医疗敏感信息进行获取，进而造成影响。例如，“统方”就是人为地通过对数据库的数据进行定向统计，为医药代表提供各临床医生的用药信息，从而为医生的开方提成提供依据，这种行为间接助长了医疗回扣现象的泛滥。目前，随着医患关系的敏感性越来越高已经逐步成为国家和媒体关注的重要社会焦点问题。此外，由于各个业务系统之间需要进行通信和交互，也会带来系统间的安全问题，例如，HIS系统和LIS系统之间的信息交换，HIS系统和医保系统之间的数据接口等，如果协议设计不当，会带来严重的安全问题。

小案例：

在杭州一医疗机构应用中，HIS和PACS系统运行过程中，PACS系统计费通过调用 HIS 的存储过程进行扣费。针对 HIS 和 PACS 系统定制开发的计费监测软件，由于 PACS 是在登记以后调用 HIS 的存储过程进行扣费，而 PACS 出现网络通信故障时，和服务器可能断开连接。当该情况发生时，PACS 可以照常登记，但没有调用 HIS 的计费模块，导致漏费问题的出现。

5. 数据隐私安全

医患/用户个人信息/临床记录都面临着被窃取、篡改、伪造等威胁。这些威胁将导致个人隐私被侵犯，进而导致当事者被骚扰、欺骗、威胁，甚至由于数据的篡改而导致个体死亡。

6. 数据完整性问题

破坏数据完整性有可能是用户的错误操作，也有可能是恶意代码的攻击。多数软件在错误操作的防止、数据恢复方面尚需改进。用户的错误操作是不可避免的，但由于软件功能问题及安全审计问题导致数据无法恢复，责任无法界定，证据无法获取，从而导致安全事件无果而终，这将无法有效提高安全管理。

7. 开发团队成熟度引发的脆弱性问题

活跃于医疗信息行业的企业开发团队技术水平参差不齐，小作坊式的开发团队较多。这些团队存在建制不完整、技术水平低、能力成熟度低、管理体制不完善、安全意识淡薄等诸多问题。企业的软件产品维护成本很高，且多数由用户来支付昂贵的维护费用。管理体制不完善导致版本混乱，无法实现有效的软件缺陷管理，导致用户系统软件缺陷频出，带来诸多安全问题。同时，企业苦于应付软件的售后服务，成熟度不足的另外一个方面表现为系统欠测试问题，开发团队没有成熟的测试技术和工具作为支撑来完成软件测试，仅仅对系统进行功能性测试便草草了事。这样做的原因也可能是成本的考虑，也可能是团队自身的管理和技术问题，然而，最终导致的是系统欠测试，缺陷频出。

8. 开发者安全意识不足引发的脆弱性

多年来，开发团队的主要问题还是关注如何实现系统的功能，对系统如何安全构架、如何安全设计、如何安全编码实现、如何测试和验证系统安全方面考虑不足，甚至没有考虑。例如：某些系统在最基本的基于口令的用户登录认证上都没有考虑安全及安全策略问题，更不用说在软件开发的生命周期的各个环节中考虑安全和安全策略问题。

9. 缺乏行业管理

由于相关技术标准和管理规范的缺乏，医疗卫生信息共享存在着很大的障碍，最直接的问题是数据完整性和一致性问题。由于缺乏统一的规范和标准，各个软件企业产品的数据格式、表现形式存在很大差异，这给区域医疗信息平台建设带来诸多建设难题和信息安全问题。

医疗卫生数据不一致，导致医疗、临床诊断、健康体检等方面的理解和操作错误，将给用户或患者带来极大的危险。

10. 代码安全问题

由于开发人员的惰性，软件在实现过程中，更注重功能的实现，而对系统在异常捕捉、处理、回滚等方面关注较少，这导致数据在提交过程中会出现一致性问题和系统出现故障后的恢复问题。

9.2.2 医疗卫生信息系统安全开发的过程

软件安全性是软件的一种质量属性，是通过软件安全性的设计和分析而得到的。当软件安全性需求确定后，需要在软件生存周期的各个阶段，采用相应的软件进行安全性开发和分析方法来实现和验证软件安全性需求。具体来说，我们在运用软件工程的概念、原理、技术和方法来开发和维护软件时，可考虑采取以下的技术措施。

1）避错技术

在规格说明至设计阶段，每个阶段都必须最大限度地保证其合理性和正确性，应避免将故障（主要是人为因素）引入系统。验证和确认是经常使用的技术和方法。

2）防错技术

在生产制造（软件系统来说是编程和调试）阶段，应防止将故障留在系统内。

3）排错技术

在产品完成到成品出厂之前，必须检测和排除可能驻留在系统中的故障。通过模拟真实工作环境进行测试，发现错误应分析产生故障的原因并消除之。采用现有的测试方法，因为测试的覆盖率有限，不能找出所有的故障。

4）容错技术和故障安全技术

在设备现场运行的阶段，应具有保证系统继续运行（或降级运行）的能力以及限制由于系统失效而引起的严重后果的能力。最基本的软件容错冗余技术，一般包括故障检测、故障处理、故障恢复三个过程。在容错技术无法控制系统的故障时，为保证系统在最后的结果状态处于安全可接受的范围内，应采用故障安全技术完成该任务，避免造成灾难性后果。

5）采用独立的安全评估

对软件的整个生命周期中的每个阶段开展的活动和输出采用验证、确认等手段，做出判断是否与相应的软件安全要求一致，并要做出软件最终能否发布的决定。

医疗软件安全是一个复杂的工程问题，常规的软件工程方法和软件评测手段并不能完全解决医疗软件安全性问题。应将管理、控制、评审等方法与软件分析、设计、编码、测试、维护等过程结合起来，通过持续改进来保障软件的安全。

9.3 案例

软件安全的案例一般涉及开发具体过程，且由于需求不同，软件安全应用过程也各异。为了说明软件安全在医疗卫生信息系统中的实施过程，下面以某医院的口腔影像检查流程化软件开发过程为例，介绍实际的安全开发的案例。

9.3.1 背景

在口腔疾病的临床诊断过程中，影像检查一直发挥着不可替代的作用。随着某医院信息化建设的进一步深入，已经先后建成 HIS、CIS、PACS 和 EMR 等信息系统。随着影像检查患者数量的快速增长，迫切需要对传统的影像检查模式进行流程改造，从而实现影像检查的全部数字化、无胶片化，以提高影像检查的工作质量，降低医院运营成本，使影像检查成为一个“信息化、数字化的诊断平台”。

该医院影像科检查设备类型比较齐全，共有 CT/DR/全景/牙片等数字化设备 9 台。口腔专科医院影像检查的特点是检查量相对较多，日检查数据量较少（因为各类牙片数字图像矩阵比较小）。CT/DR 等“大片”数量较少，而牙片的数量较多。在高峰期，影像科日检查人次接近 1000 人，相当于大型三甲医院的影像科日检查人次。由于受到传统影像检查工作效率低、数据不能共享、需要冲洗胶片等因素的影响，影像科往往人满为患，就诊秩序比较混乱，患者等候的时间也相对较长。针对影像检查过程中存在的诸多问题，该医院对传统的影像检查流程进行了改造，以适应医院发展的需要。最终医院确定了以实现影像数据数字化，保证全院级影像数据共享，建立流畅的检查通道，提高拍片效率，减少患者等待时间的改造目标。

9.3.2 实施

实施过程包括两个部分，一是影像系统的开发；二是安全相关开发。这两部分并不是孤立进行的，而是在系统开发过程中就融入了安全开发。

9.3.2.1 系统建设实施介绍

通过对用户软件需求进行分析，目前该医院影像系统亟待解决的问题主要有下述几项。

1. 数据调用的问题

基于现在手工操作的系统，缺少数据的共享和自由调用，患者挂号时已经登记的基本信息，拍片时仍然需要再次录入。临床医生调阅患者的片子和诊断报告，需要从 CIS 切换到 PACS 中。整体流程既浪费了人力，还容易出错，更不利于诊疗数据的长期、集中管理。

2. 影像科各类设备编号问题

该医院影像科从传统逐步走向数字化的过程中，也和其他医院一样，遗留了不少历史问题，主要归结为：各类检查设备、检查需求相对独立化管理，影像编号规则混乱，个别流程互相矛盾等。表面看是为不同的管理需求提供了个性化的解决方案，事实上却造成了很多的信息孤岛。

3. 牙科影像设备的标准遵从问题

口腔牙科检查设备具有一定的独特性，不像传统的大型检查设备如 CT 和 DR 那样，能够很好地兼容 DICOM 标准。大部分牙科设备还是基于 Windows 系统的一个图像摄取过程，拍摄完成的图像一般也是基于标准的 Windows 格式（jpg、bmp、tiff），部分设备还没有 DICOM 接口。在本次改造过程中，信息部门结合相关 DICOM 标准及流程规范，对设备厂商和 PACS 厂商提出了适应性的改造要求，要求提供的设备必须满足 DICOM 标准化（具备 DICOM store SCU 传输功能和 DICOM Modality worklist 功能）。

4. 传统的手工发片模式带来的管理问题

拍摄口腔牙片的传统流程是先排队拍片，再等候取片。洗片出片定时批量进行，结果往往是一旦影像科医生拿出洗好的片子，等待的患者就一拥而上，秩序非常混乱，偶尔有错漏现象，因此发片叫号环节也是改造的一个重点。

针对该医院影像科的工作特点，软件开发商建立了从临床电子申请、影像科预约登记、排队检查、报告诊断、审核发片、临床调阅的电子化流程控制。在遵从 IHE 流程的框架下，HIS/CIS 与 PACS 厂商按照信息部门的整体规划要求，从医生站电子开单到检查执行的过程均实现了信息的自动关联匹配。

9.3.2.2 安全开发机制设计

除了软件开发过程外，为了保障信息处理、传输、存储等生命周期环节的安全，在开发过程中设计了以下安全机制。

1. 数据库安全

该系统采用 Oracle 数据库，在管理中就应该做好用户区别和密码的保护工作，比如在 SYS 和 system 特殊账户管理中，就需要对网络上的 DBA 权限等进行控制，避免远程访问等。对 DBA 的查看警告、日志文件、定期检查等需要积极的监控和管理，及时发现问题和解决问题，促进在管理过程中形成对数据库碎片等管理和对可用空间等的管理。在数据库管理中需要定期地查看链接情况，清理不必要链接。在检查网络服务和网络硬件管理过程中保持硬件良好运行。严格执行周期性数据库管理，制定完善的数据库恢复预案，建立 Oracle 审计机制，促进在数据库参数设置和字段的属性方面管理，做好字典的维护工作。在数据库管理中需要对执行权限形成清晰的管理，建构用户审计制度，对每次的操作情况进行详细记录，促进建立系统和形成记录系统命令，在数据库服务器方面形成使用情况的安全管理等。

后台数据的安全管理中，数据系统的安全储存和合法使用，以及对数据监控都必须形成有效的访问权限管理。在目前数据库系统管理中，从用户识别、使用权限、审计和数据加密等方面都需要形成权限清晰的管理，尤其是在登录权限，资源管理权限和数据库管理权限等方面需要形成安全的建构和管理，在数据库安全管理中避免安全性薄弱环节的出现。如在硬件故障、软件故障和网络故障等方面都可能对数据库造成影响，这就需要在数据管理中保障系统运行。

2. 数据备份安全

随着业务量的增加，在系统运行管理中形成双备份的系统集群等，目标是可以提高操作系统的应用性等。在系统运用中，通过跳线等进行系统的管理，在系统应用过程中将存在不足等的影响降到最低。

3. 数据真实性检查

在对影像数据进行存储、归档前，对影像数据来源，包括：病患信息和医护人员签名进行真实性验证。采用的方式是通过数字签名机制实现。在提交影像数据前，首先通过散列方法计算影像数据散列值，并采用医护人员私钥对信息进行签名；提交后，通过对签名进行证书公钥验证，还原出原始信息，并对原始信息和重新通过影像数据计算出的散列值进行比对，完全一致才能认为数据是真实有效的。系统公钥管理采用PKI架构，使用X.509证书体系。

4. 数据保密

影像数据通常涉及病患的隐私，需要在传输过程中对数据进行保密，防止信息泄露。在系统实现中，通过引入SSL加密协议，对数据通信过程进行密钥分发、信息加密处理。在证书机制方面，与数据真实性检查相同，采用公钥管理和证书体系。

5. 软件系统管理

在系统安全开发过程中，开发软件所基于的操作系统平台安全至关重要。在操作系统管理中主要是对正版的操作系统做好补丁，在软件系统管理中需要形成多个分区，分别进行操作系统、应用系统以及一些重要数据的放置等。在管理中需要删除多余的服务和网络协议等，关闭不必要端口，促进实现默认管理，形成锁定注册表管理等。

6. 管理和运维

口腔影像检查流程化软件开发过程中，涉及网络拓扑结构搭建，网络管理和安全软件的安装、升级和维护等。

在网络管理中需要隔开医院信息系统的内网和互联网，不允许在内网中运行计算机需要的互联网链接，促进对内网的操作系统等形成精准性管理。在杀毒软件管理中需要安装正版软件，保证进行定期升级，保证病毒库安全，必要时可以运用辅助软件等。对流行性新兴病毒等需要进行定期查杀，形成在软件管理中的实时监控。在下载升级后必须先杀毒、后使用，形成良好搭建和构建。与现行系统环境等形成结合，促进在升级软件和测设环境过程中，做好管理运行，对使用者进行有效的教育等。

9.4 小结

在医疗卫生行业中，对于大型医疗机构，由信息化到数字化转变的过程已经完成，进而向智慧化方向发展。在此过程中，必然涉及多种软件技术的应用，以确保开发过程安全。安全开发是信息安全保障的重要组成部分。本章介绍了软件安全开发的基础概念、范畴及安全开发的一般过程，并从医疗卫生信息系统安全开发实际出发，介绍了相关过程和案例。

思考题

1. 简述软件安全开发的一般过程。
2. 简述医疗卫生信息系统安全开发的主要需求。
3. 常见的软件漏洞有哪些，分别有什么危害？
4. 软件安全开发中，为什么要提高开发人员的安全意识？
5. 结合你所在单位医疗软件开发过程，谈谈软件安全的必要性。

第 10 章
领域前沿

随着网络和信息技术的迅速发展，大量新的技术推陈出新，极大地改变了人们的生产、生活方式。在这些新兴技术中，从数据、载体、环境及应用方面，移动互联网、云计算、物联网和大数据是具有革命性、划时代意义的新兴领域。其中，从数据来源上，移动互联网扩展了传统互联网的范围，手机成为主要的上网方式。云计算的出现，使得数据存储和处理集中到云平台上完成，终端只需具备接入功能即可。物联网使得物体之间可以相互通信，形成物物相连的环境。大数据使得对互联网数据的海量分析、处理成为可能，从而能够以数据为基础，进行精准决策和预测。

在医疗领域，四类新兴技术也得到了广泛的应用。通过移动医疗应用，病人可以实现移动挂号预约、在线查看健康档案，医护人员可以通过手机实现对病人的定期回访、远程诊疗等；医疗云平台的构建，使不同医疗机构存储的病人健康档案数据、HIS、LIS、PACS、EMR 数据能够进行交换共享，并可将不同来源、异构的数据经过数据清洗步骤，统一存储到云平台中，并提供强大的计算基础功能；医疗物联网技术的推广，使医疗仪器设备之间可以构成物联网络，使医学检验、病人保健可以自动化处理；通过各类医疗机构获取的数据，应用大数据技术，可以对患者的病史、当前健康状况利用模型进行分析，从而做出科学的决策。

但是，新领域的出现也带来了很多的安全问题。这些安全问题，一些与传统的信息安全问题相关，如移动医疗和医疗物联网中涉及的网络通信，医疗云平台中的接入身份认证，大数据中的安全开发等。另一些是新领域中带来的新问题，如各类技术应用中带来的终端安全、数据安全和隐私安全问题等。

本章以四类技术进行领域划分，每一领域从相关基本概念出发，对领域发展的历史、现状及发展趋势进行概述，分析面临的安全风险，并说明进行安全保障的方法。

10.1 移动医疗安全

在10年前，手机只是用于通信的工具，很难想象手机会和人的生活如此密不可分。人们可以用手机进行各种活动，包括：浏览互联网、充值缴费、购买生活用品、办理民生应用等。在医疗领域，手机可以接入医疗平台，实现医疗的掌上应用，方便人们进行就诊活动；医护人员也可以通过手机进行问诊、保健等业务处理。因此，手机作为重要的移动终端设备，其安全性直接关系到数据、载体的安全，同时，移动互联网环境也带来了与传统网络环境相区别的安全问题。

10.1.1 概述

根据国际医疗卫生会员组织HIMSS给出的定义：移动医疗mHealth（也称为m-health或mobile health），是通过使用移动通信技术，如移动电话、智能手机、3G移动网络和卫星通信等来提供医疗服务和信息。在移动互联网领域，移动医疗是指基于智能手机等硬件产品而打造的医疗、健康类应用软件（APP）。

10.1.1.1 特点及构成

与传统医疗相比，移动医疗改变了上门就医的传统方式，提供基于移动互联网的远程就诊模式，实现了医疗的O2O应用模式，具有的特点如下所述。

1. 就诊业务便利

通过移动医疗进行挂号预约，节省了患者排队的时间，减少人力、物力资源的消耗。同时，提供就诊指导、健康宣传数据的自动推送、自助查询检验结果的功能，提高患者满意度。

2. 平衡医疗资源

实现远程诊疗，避免盲目上门问诊，缓解医疗机构的压力，使医疗资源的使用更加均衡。

3. 提升诊疗效率

医生通过移动诊疗，可实现对患者诊疗信息的远程查阅，并能及时输入或修改医嘱。护士通过移动诊疗，可实现对患者体温、脉搏、呼吸、血压等体征数据的实时记录和查看，核对用药信息，实现对诊疗效率的提升。

4. 与大数据紧密结合

作为大数据的重要数据资源，通过提供丰富的医疗数据、健康数据，可提高医疗机构的决策准确率、实现提前预防重大传染性疾病、追溯疾病来源等目标。

基于移动互联网的掌上医院可以分为两大类：一类是面向大众的应用，患者可以通过掌上医院在手机上完成预约挂号、调阅检验检查报告、查看费用清单、浏览医院简介、查阅科室和专家信息等；另一类则是面向医护人员的应用，医护人员可以接收院内通知、危急值处理、病人病历资料调阅和患者预约审批等。

医生、护士和患者通过手机、平板电脑、PDA、笔记本计算机等多种终端类型接入无线网络，进而连接到医院信息化系统中的移动医疗平台，该平台提供统一的访问接口，与医院各类信息系统（HIS、PACS、LIS）等进行集成整合。为医护人员提供医疗信息的录入、查询；为患者提供医院挂号服务、诊疗信息查询、医嘱用药查询、费用预警提示、费用明细查询服务等功能。移动医疗的基本构成如图 10－1 所示。

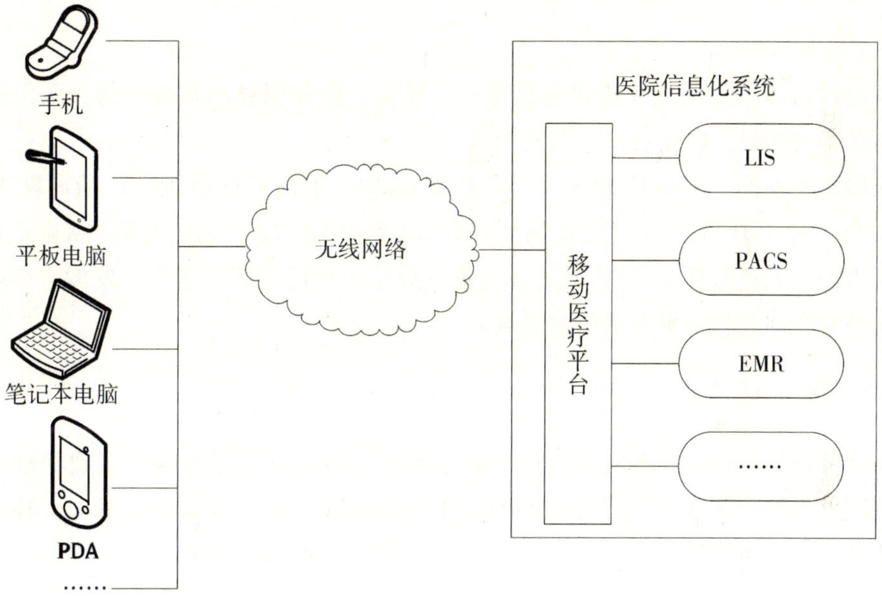

图 10－1 移动医疗基本构成

10.1.1.2 移动医疗的发展

2005 年以来，随着智能手机的迅速普及，移动互联网得到了迅速发展，与此同时，医疗卫生应用和移动互联网相结合，形成移动医疗方式。新的移动医疗产品以及相关的医疗 APP 不断出现，使得移动医疗的相关产业快速发展，市场份额不断提升。

政策上，随着医疗改革的深入，国家已经把移动医疗纳入了改革体系，《电子商务“十二五”规划》部署的移动医疗项目涵盖了远程医疗、社区卫生、农村卫生信息化领域的多个试点示范工程，在工信部发布的《物联网“十二五”规划》中，智能医疗是九大重点之一，同样离不开移动医疗。众所周知，互联网本身就具有推动改革的力量，这从 2013 年兴起的互联网金融可见一斑。

目前，移动医疗的业务主要分布在以下四个方面。

1. 在线业务办理

通过移动互联网，实现医院就诊业务的在线办理。主要解决：在线挂号、缴费、候诊、问诊等问题；同时与电子商务相结合，进行电子处方交易和处方药监管配送。

2. 医疗数据管理

对居民诊疗、健康数据进行录入、查询和修改，在此基础上建立全民健康档案，管理全部或某个领域的健康数据。

3. 在线诊疗

通过移动互联网，医患双方可借助图像、文本信息的传输进行在线问诊，医生可以实时输入医嘱，患者可及时得到诊疗结果及建议。

4. 健康金融

通过移动 APP，为用户提供金融服务。比如：医疗服务的在线交易、医保实时报销、商保实施赔付、医疗贷款、健康投资等。

根据艾媒咨询（iiMedia Research）数据，2012 年我国移动医疗市场规模为 18.6 亿元，2014 年上升到 28.4 亿元；预计到 2023 年将突破 2000 亿元大关。从以上数据可以得出结论，无论是终端 APP 数量还是投资规模，在近年都有了飞速发展，移动医疗行业已经成为创业和资本最热门的领域之一。

10.1.2 安全问题

移动医疗依托移动互联网，通过终端（手机、PDA、平板电脑）实现移动接入功能，终端软件形态为 Web 应用或应用（APP，application）软件。技术上，移动医疗面临移动互联网通信带来的安全问题。由于医疗应用的特定要求，还会带来其他需要重视的安全问题。例如，掌上医院应用的涉众非常广泛，在使用中产生大量数据，由于医疗的特殊性，这其中有很多重要的患者隐私信息，如何保证信息安全是建设移动医疗应用首先要解决的问题。

10.1.2.1 无线通信安全问题

移动医疗的主要参与方包括终端、通信载体和目标服务器。在通信过程中，典型的过程是：信息通过用户终端发起传输，经无线接入，通过无线网络传输到达有线网络，经 Internet 寻址、交换到达目标服务器，返回信息通过相反的程序到达用户终端。在这个过程中，与移动互联网通信密切相关的通信安全问题主要包括无线载体安全问题和终端的安全问题。

1. 无线载体的安全问题

无线载体主要包括无线介质和访问接入点（Access Point，AP）。一般地，医疗机构中无线网络的搭建是通过在住院病房、医生工作室、护士工作站架设 AP，再通过网线汇集到楼层交换机，交换机再通过网络连接到核心机房交换机实现。在无线通信过程中面临以下安全问题。

1）物理上的威胁

AP 部署在公共区域，可能遭受盗取、破坏、故障等威胁，导致可用性被破坏。例如，AP 暴露在公开环境中，易遭到生物破坏（鼠害、虫害），也易受潮、电磁干扰等影响，导致物理破坏，使网络出现中断。

2）ssid 命名不规范

对 AP 的服务集标识（Service Set Identifier，ssid）命名，一些医疗机构命名比较随意或采用随机字符，导致无法准确识别 AP 所在的区域。例如无法从一个名为“hospital”的 AP，区分用户所处的物理区域。另外，这会导致伪基站的威胁，攻击者可以轻易地伪造 ssid，诱骗用户无线接入。

3）信号的干扰或阻断

由于无线网络主要传播介质是无线电波，数据交换过程中，所有障碍物（实体墙壁、大型医疗设备及其他实心物体等）都会降低无线电波的信号强度，甚至导致移动终端无法接收到无线信号。例如，由于无线 AP 覆盖范围的局限，导致部分区域无法连接到无线网络，或出现信号异常。

4）伪基站威胁

攻击者通过部署完全控制的无线 AP，引诱用户进行无线连接，并通过钓鱼网站骗取用户的口令甚至支付账号，导致用户业务数据、经济上面临严重威胁。目前，伪基站威胁导致的安全事件层出不穷，这既与对无线 AP 监管不严有关，也体现出用户的安全意识淡薄，轻易在网上输入敏感信息。

安全实例：

在 2015 年 3.15 晚会现场，现场观众参与了一场互动，当观众通过手机连接现场伪装 WIFI 后，由安全工程师模仿的黑客就可以通过伪装的 WIFI 获取现场观众手机上的照片和其他重要信息。

2. 终端的安全问题

1）信息泄露

在使用手机 APP 的过程中，手机 APP 与医院系统或第三方系统交互时，传输的数据未考虑加密措施，或加密协议存在漏洞，导致传输信息被非授权第三方窃取。例如，一些医院提供了挂号 APP 功能，由于没有采用终端加密措施，可能导致信息在互联网传输过程中，途经一些非加密网络时，攻击者通过使用具有信息捕获功能的软件，典型的如 wireshark 等，获取明文信息。

2）信息篡改

医疗信息被非法篡改，包括医院应用系统发送的数据、病历数据、诊断数据、账单数据、审计数据等。这会导致非常严重的安全问题，例如，用户的病历数据遭受篡改，导致医护人员错误获取病人的过往疾病状况，导致延误病情，甚至误诊。

3）恶意软件

手机在访问外部网站或应用的过程中，遭非法下载恶意软件，如：木马、恶意软件等。这些恶意软件运行过程中，利用获取的操作系统高级访问权限，获取手机其他应用软件信息，用户输入信息，传输信息，并通过隐蔽通信通道，在用户不知情的情况下远程连接到攻击者主机，将信息泄露给攻击者。

10.1.2.2 应用安全问题

医疗应用是一个复杂的过程，其中，既涉及对用户（医护人员、就诊患者）的身份认证，也涉及信息交互、存储、交易等多个子过程，过程中出现的多种安全问题均可能对医疗应用的顺利开展带来不利影响。涉及篇幅，本节就典型的应用安全问题列举如下。

1. 身份认证

身份认证是指访问主体在对资源进行访问前，系统对主体身份进行确认的过程。在网络应用中，用户的数字身份和现实世界中的物理身份很难一一对应。身份认证是系统进行用户授权的基础，成功的身份假冒将使系统面临严重的风险。典型的医疗应用参与方包括：患者、医疗机构、医护人员三方。

1）医疗机构的身份认证

确保用户使用的手机 APP 以及该手机 APP 上的数据来自于合法的医院或者第三方。

2）患者的身份认证

确保使用该手机 APP 进行操作的为患者本人或者患者授权的第三方。

3）医护人员的身份认证

在进行在线问诊、医患互动、开具电子病历/电子处方时，必须认证医护人员的身份。例如，医生在进行在线问诊前，需要向系统提交身份认证信息，经系统认证后，该医生的信息才能显示在患者应用视图中，由患者选择进行医疗服务。这可防止未经授权或者假冒医生权限进行服务，避免医疗纠纷的发生。

2. 支付的安全问题

随着移动医疗的发展，患者可以便捷地通过移动终端进行在线支付。在支付过程中，移动终端、医疗信息系统、第三方支付平台均参与进来，需要考虑移动支付平台的接入安全，考虑支付信息的、用户账户信息的隐私、安全传输和完整性问题，考虑交易的不可抵赖性问题等。例如，支付过程中，需要在支付顺畅的情况下，确保用户的就诊信息不泄露给除医疗机构外的任何第三方。

3. 抗抵赖

患者、医生通过手机 APP 相关系统进行的交互等相关操作必须进行抗抵赖处理，比如：医生开具的电子病历、电子处方、在线医嘱等，患者确认的缴费/支付、医疗结果确认等关键操作。抗抵赖在进行医疗事故的事后责任认定中非常重要，这既需要技术上的保证，也需要相关医疗信息安全法律法规的保障。

4. 数据的隐私安全问题

据中国移动医疗年度数据报告，普通消费者最关注移动医疗 APP 的因素是“隐私和安全”（占 42.9%），其次是“服务的质量”（占 24.8%）。也就是说，在移动医疗领域，由于医疗行为的特殊性，消费者关注的因素已经发生了根本变化。

隐私安全主要是对涉及隐私数据的保护。其中，患者的相关个人信息、就诊数据、病历数据是涉及隐私的数据，泄露出去会对其个人的生活带来较大负面影响。目前在医疗信息系统中，患者相关数据一般存储在医院内网服务器上，服务器有权限地限制读取患者相关数据。在这一过程中，需要采取数据安全保护的步骤，保护好患者的敏感病历和隐私数据。

10.1.3 安全保障

从技术上分析，移动医疗的安全问题既与移动互联网安全密切相关，又由于医疗应用的特点，需要重点保障医疗数据隐私保护。从管理上分析，需要遵循法律、行业规范要求，针对移动互联网环境制定相应的管理制度，梳理流程。

1. 合规性

移动医疗的活动，包括其中涉及的信息都需要遵守我国的法律法规。可通过政府的支持，在患者与医疗机构间建立一个移动的医疗平台，并在其中建立起隐私安全保障机制和监察机制，确保在没有经过当事人同意的情况下不会出现第三方的非法访问，无端修改相应的访问信息，比如密码或者干扰加密文件的传输等情况。

2. 应用安全技术

针对移动医疗所面临的安全问题，通过部署、应用相关安全技术或产品，保障信息安全。主要包括以下几方面。

1）无线通信安全

包括无线通信基础设施建设安全保障和无线接入设备 AP 的安全保障。

在建设无线通信基础设施的过程中，需要按照 GB50174《电子信息系统机房设计规范》的标准建设核心机房。无线网络运行过程中，需要充分考虑无线接入设备 AP 的安装位置，以保障无线通信的可用性。例如，增加 AP 的数量，扩大覆盖范围等。

2）移动终端安全

相关因素主要有：APP 的软件安全、终端的使用安全等。

保障 APP 的软件安全，首先用户需要从安全的市场下载 APP，对于 APP 的开发，需要从五个安全基本属性保障安全。例如，对通信数据的传输进行加密，对消息完整性进行验证等，防止信息被窃取和篡改。

终端使用安全保障，重点需要增强用户的安全意识。例如，医疗机构可以定期对医护人员进行安全意识的培训，要求用户使用安全的操作系统，避免从不安全的软件供应商下载软件等。

3）身份认证

身份认证技术经历了从软件到软、硬件集成，从单因素认证到多因素认证，从静态认证到动态认证的发展过程。在移动医疗中，可使用的常用的身份认证方式包括：用户名/口令、公钥证书、动态口令等。但单一的身份认证方式均存在局限性，例如，用户名/口令方式，易遭到窃取或攻击（如社交工程、密码猜解等）。多因素认证是将两种以上的认证方法进行结合。目前使用最为广泛的多因素认证方法有：静态口令＋动态口令、静态口令＋图形码挑战、静态口令＋U 盾等，与单因素认证相比，多因素认证能避免单一因素被破解的脆弱性，因而得到了广泛的应用。

4）支付安全

移动医疗支付安全，首先需要保障安全交易，一般通过第三方安全支付平台实现，如支付宝、微信等。另外，还需要保障终端的 APP 安全，主要有以下技术机制：对移动支付使用的资源文件的数字指纹进行验证，有效防范资源文件遭篡改；对移动支付安全原包 APP，防止通过非法手段修改、替换源文件后进行二次打包；对 APP 运行时加载到内存中的数据进行保护，防止遭篡改、窃取等风险；清除移动支付安全应用中的日志代码，防止日志泄露敏感信息等。

3. 加强管理

1）制度规范

一开始，在系统建设管理上，需要按照相关机房设计规范、无线网络的综合布线要求等进行建设，建设过程中需要进行无线网络的安全设计，如采用数据加密协议等；对无线设备需要制定管理办法，提供无线设备的接入标准，限制不符合规范的无线设备接入网络；明确用户管理制度，对长期不用的账号进行删除，规范账号口令的设置，避免出现弱口令，对用户进出通信机房进行管理等；建立相关的管理机构，对无线网络的建设、维护、管理、安全审计等各个流程实现管理；建立移动设备的管理制度，对移动设备的生命周期进行管理，例如，制定移动设备报废、丢失申报制度等。

2）运维管理

移动医疗运维管理，需要从有线网络的被动管理模式转化为无线网络的主动维护模式。一开始，应保证管理人员每天进行设备维护，包括上线查看当前无线AP情况，对故障进行处理；对于安装在医疗机构公共区域的AP，需要规范命名，不使用随机码，以AP所在的区域进行命名，以方便识别；防范伪基站，引导用户连接到合法的ssid，例如，通过医院宣传栏展示伪基站危害，公示医院合法ssid等。

10.2 医疗云平台安全

各类应用的云化，将数据和计算以服务的方式提供，这样用户可以使用廉价的终端设备完成复杂的信息处理。在医疗领域，原先分散在各个医疗机构的数据可以进行整合，通过云平台进行统一存储，提供虚拟化和分布式计算能力，提高资源访问效率，为用户和医疗机构提供统一的访问接口。由此可见，作为信息基础设施，医疗云平台的安全直接关系到业务安全，其中所涉及的安全问题，既与云基础设施安全相关，也与数据安全相关。

10.2.1 概述

传统的医疗信息系统通常是以各个医疗机构为单位，独立进行建设。建设过程中，医疗信息系统以单独架设服务器、单独组网方式实现。例如，HIS系统通过一台或几台服务器，实现患者的医疗记录和医院的人财物信息的存储。这种系统架构会带来以下的问题。

1. 成本高昂

对于医院整个信息系统建设成本而言，通常包括硬件（包括服务器和客户端计算机、机房设备等）成本以及软件开发、测试和维护成本。独立建设医疗信息系统需要投入大量的硬件、软件采购资金及运维人员成本。

2. 数据丢失风险

当数据存储量达到一定极限时，医疗机构需要购置新的服务器，否则会出现数据无法存储而丢失的风险。

3. 计算瓶颈

当业务数量扩充，计算复杂性增大时，单一的计算节点难以支撑，导致服务器响应数据变慢，甚至无法提供服务。

4. 不同机构数据无法共享

各个医疗机构对信息基础设施进行重复建设，数据在封闭系统内进行维护，形成

“信息孤岛”，彼此间无法进行共享，导致患者在跨医疗机构就医时，无法使用历史病历、诊断结论等。

由此可见，传统的信息架构已经不能适应医院信息化发展和服务水平提升的要求，无法满足广大人民群众对医疗服务质量提升的要求。近年来，随着云计算技术的出现和发展，基于云计算的医疗信息化建设——医疗云平台成为目前医疗信息化领域内的研究热点，也是越来越多医疗机构实施信息化平台整体建设的首要选择。通过提供统一云平台，有助于降低基础设施建设的成本和运维成本，解决“数据孤岛”问题，实现不同医疗机构的数据共享，同时保证提供更好的系统性能、安全性和更好的用户体验。

10.2.1.1 特点及构成

按照美国国家标准与技术研究院（NIST）下的定义，云计算模型由 5 个特征、3 种交付模式与 4 类部署模型组成。云计算的 5 个特征是：资源池位置独立、按需分配服务、灵活性高、接入宽带网络、服务可量化。根据云提供服务的类型，云计算平台架构通常被认为由 3 层组成，即 3 种交付模式，最低层是基础设施服务层（infrastructure as a service，IAAS）：基础设施即服务，消费者通过互联网可以从完善的计算机基础设施获得服务。中间层是平台服务层（platform as a service，PAAS）：平台即服务，该层以软件研发的平台作为一种服务，同时提供一种存储服务。最高层是软件服务层（software as a service，SAAS），它是一种通过互联网提供软件的模式，用户无需购买软件，而是向提供商租用基于网络的软件，来管理企业经营活动。根据用户不同的需求，云计算部署模型划分为公有云、私有云、社区云和混合云四类。

下面给出云计算相关的几个概念。

1. 云计算

对云计算的定义有多种说法，目前广为接受的是美国国家标准与技术研究院（NIST）给出的定义：云计算是一种按使用量付费的模式，这种模式提供可用的、便捷的、按需的网络访问，进入可配置的计算资源共享池（资源包括网络、服务器、存储、应用软件、服务），这些资源能够被快速提供，只需投入很少的管理工作，或与服务供应商进行很少的交互。

2. IaaS

IaaS 意为基础设施即服务，是云计算服务模式的一种，它指的是提供给消费者的服务是对所有计算设施的利用，包括处理、存储、网络和其他基本的计算资源。用户能够部署和运行任意软件，包括操作系统和应用程序。消费者不管理或控制任何云计算基础设施，但能控制操作系统的选择、储存空间、部署的应用，也有可能获得有限制的网络组件（例如，防火墙、负载均衡器等）的控制。

3. PaaS

PaaS 意为基础设施即服务，也是云计算服务模式的一种，它指的是云计算提供给消费者的服务是把客户采用提供的开发语言和工具（例如 Java，python，.NET 等）开发的或收购的应用程序部署到供应商的云计算基础设施上去。客户不需要管理或控制底层的云基础设施，包括网络、服务器、操作系统、存储等，但客户能控制部署的应用程序，也能控制运行应用程序的托管环境配置。

4. SaaS

SaaS 意为软件即服务，同样也是一种云计算服务模式，它指的是提供给客户的服务是运营商运行在云计算基础设施上的应用程序，用户可以在各种设备上通过客户端界面访问，如浏览器。消费者不需要管理或控制任何云计算基础设施，包括网络、服务器、操作系统、存储等。

10.2.1.2 医疗云平台的发展

根据云计算部署摸式的不同，医疗云平台的部署模式相应分为四个模式：医疗私有云、医疗社区云、医疗公共云和医疗混合云。根据云计算服务模型的不同，医疗云平台最基本的服务模型有三个：医疗基础设施即服务、医疗平台即服务、医疗软件即服务。随着云计算服务模型的拓展，还有类似“临床数据中心即服务”等模式，也有结合医学信息系统特点而产生的“医学信息系统集成即服务”等模式。

10.2.2 安全问题

当前，云计算发展面临许多关键性问题，而安全问题首当其冲。并且随着云计算的不断普及，安全问题的重要性呈现逐步上升趋势，已成为制约其发展的重要因素。Gartner 2009 年的调查结果显示，70%以上受访企业的 CTO 认为暂时不采用云计算的主要原因在于对数据安全性与隐私性的担忧。而近几年，Amazon，Google 等云计算发起者不断爆出各种安全事故更加剧了人们的担忧。2009 年，Google 发生用户文件外泄事件，2009 年 2 月和 7 月，亚马逊的简单存储服务 S3 两次中断导致很多基于该服务的网站被迫瘫痪。可见，要让企业大规模应用云计算技术，将自己数据交付于云服务提供商，就必须全面分析并解决云计算所面临的各种安全问题。目前，云计算安全问题已得到越来越多的关注。国际上著名的信息安全会议 RSA 在 2010 年将云计算安全列为焦点问题，顶级学术会议 CCS 从 2009 年起就设置了关于云计算安全的研讨会。许多企业组织、研究团体及标准化组织也都启动了各种研究，安全厂商则早已开始关注安全云计算产品。

10.2.2.1 云安全架构

云安全架构如图 10－2 所示。

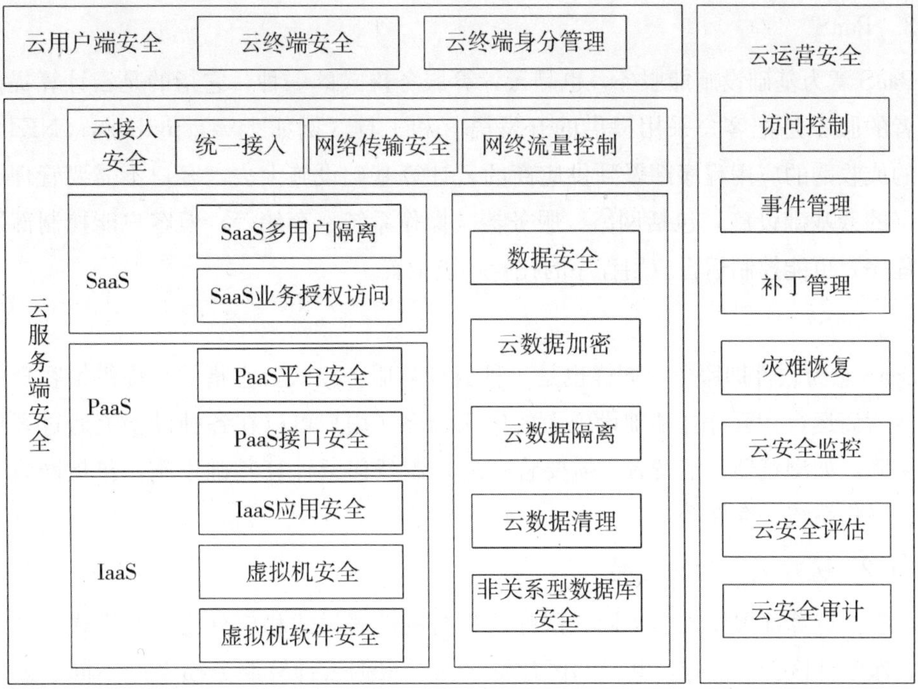

图 10-2　云安全架构

云安全架构包括云用户端安全、云服务端安全和云运营安全 3 个部分。用户端安全涉及用户侧安全技术，包括云终端设备安全与云终端身份管理技术。云服务端安全涉及云服务侧安全技术，主要划分为接入和具体服务两方面，后者从基础设施即服务（Infrastructure as a Service，IaaS）、平台即服务（Platform as a service，PaaS）、软件即服务（Software as a service，SaaS）三个典型云计算业务的层面来考虑安全关键技术的部署。云数据安全是一个特殊的部分，它贯穿了整个云服务端，需要从云服务的整体角度进行考虑。此外，本架构还涵盖了云运营安全，具体包括事件管理、云安全监控、云安全评估等。

10.2.2.2　医疗云平台安全问题

目前，医疗云平台面临几大安全问题，研究表明 70%以上的潜在用户认为安全问题是拒绝使用云服务的主要原因。主要体现在以下三个方面。

1. 医疗信息的隐私性

云服务提供商通常将未加密的数据存储在同一台服务器上，数据的操作者又来自于不同组织，对于医疗云平台数据的隐私性将面临下述严峻挑战。

（1）云服务的软件服务模型，使得数据的掌控不再是以用户控制为中心；

（2）云存储或云处理中的数据存在跨机构特性，容易引发第三方交互使用未经授权的数据。

2. 医疗信息的安全性

由于数据的集中化，医疗资源的安全性虽因重视程序的提高，得到一定的改善，但是，对它的关注只在特定敏感数据的控制与存储内核是否安全方面，而且云平台本身的特征会增加以下医疗信息安全风险。

(1) 数据的位置：当患者使用云服务时，很可能都不知道自己医疗数据存储的确切位置；

(2) 不必要的访问：云计算本身可能会增加访问保密信息的风险，因此在云环境中需要一个适当的访问控制机制；

(3) 隔离障碍：多租赁会引发安全问题，同样的资源可能被多种类型的用户使用，那么一个客户的操作可能影响其他客户操作与数据访问；

(4) 黑客攻击：所有的数据都可以通过网络获取，在医疗数据的巨大利益驱动下，黑客对数据的攻击是一个潜在的威胁；

(5) 应用安全：由于云环境的灵活性、开放性以及公众可用性等特性可能会引发故障恢复风险；

(6) 外包的非技术性风险：医疗资源托管在数据中心与虚拟机内，存在管理风险。

3. 医疗信息的完整性

同一患者的医疗信息私密程度不同，需要将其信息分段并进行分级保护，这对提取或者搜索数据的完整性提出了要求。同时，为保证云平台中的部分数据受到攻击与灾难后，能迅速恢复数据并保证数据的完整性，需将存储的数据做冗余备份。

10.2.3 安全保障

对于构筑在云平台之上的医疗信息系统，需要从云安全结构出发，重点考虑数据安全、应用安全和虚拟机安全。

1. 数据安全

数据安全是云计算安全的核心，主要包括静态存储数据保护和动态数据隔离保护。数据存储是云计算的一个重要功能，数据在云存储中是静态数据，确保用户数据的私密性、完整性、可恢复性是云计算安全的关键。

1) 数据加密

通常情况下，云环境由多个“租户”共享，服务提供商对于这个环境中的数据有特许存取权。因此云中存储的机密数据必须通过访问控制组合、合同责任和加密措施等进行保护。其中，加密提供的好处有：对云服务提供商的依赖性最小、减少对运行错误检测的依赖性。

2) 数据隔离

数据隔离是确保医疗云平台为众多节点共享的关键技术之一。在保证不同业务、

不同数据访问请求在特定授予的权限下正常进行，数据隔离提供了约束控制机制。通常云系统对于客户数据的存放可采用两种方式实现：提供统一共享的存储设备或者单独的存储设备。前者需要存储自身的安全措施，它基于共享存储的方式，能够节约存储空间并且统一管理，可以节省管理相关的费用；而后者不但有存储自身的措施，而且从物理层面隔离保护了客户的重要数据。

3）灾备管理

云灾备管理是一种基于云服务的灾备管理模式。在云虚拟节点级别，利用在线虚拟机复制，虚拟机快照以及内存增量覆盖方式确保上层业务应用的连续性；在云物理节点级别，则采用关键业务所处的服务器集群结合传统的双机热备份容错技术，以解决硬件的故障。从物理上保证关键应用软件运行所需的物理环境的可靠性。对于那些跨地域数据中心，则提供异地主从式的多链路负载均衡备份方式。

2. 应用安全

对于医疗信息而言，其用户的资料要求具有较高的私密性，而这些数据在存储、处理、网络传输等的安全都与云计算系统有关，一旦发生关键或私隐信息丢失、窃取，对用户来说无疑都是致命的安全威胁。因此，需要在各种应用软件和系统之上，建立统一的应用控制协同系统，负责对提交到应用层面的数据的安全进行保护。

云计算应用中，用户可能会使用不同虚拟化技术，这是开展 SaaS 云服务的基础。因此，服务器虚拟的云服务，标识符过多会造成混淆和遗忘。为了解决这一问题，为用户提供良好的体验，云计算的认证还应用了单点登录和联合身份认证等技术。单点登录技术，简单地说就是利用单点登录协议（如 OpenID 协议、SAML 方案），使用户在使用云服务时只需要注册和登录一次，从而减轻用户负担。联合身份认证指的是用户可以使用一个账号登录相互信任的不同云服务平台，是基于单点登录技术建立的。

3. 虚拟机安全技术

采用了下述 4 种虚拟机防护机制。

1）虚拟机自身安全防护

为保证虚拟机自身的安全，一般采用的方法是在每台虚拟机上安装防火墙、入侵检测软件等，但这将造成资源的大量浪费。目前，业界流行的做法是在一个虚拟化系统中启用一个或多个独立的具有防火墙、入侵检测等安全功能的虚拟机，为其他业务逻辑虚拟机进行安全保护。VMware vShield Endpoint 是这种技术的代表，该产品将重要的防病毒和防恶意软件功能部署在一个安全虚拟机上，节省了防病毒代理在虚拟机中占用的资源，从而提高系统性能。

在虚拟服务器环境中，几个虚拟机共享主机服务器上有限的物理硬件资源。如果其中的任何一个虚拟机过度消耗硬件资源，其他虚拟机则不能正常运行。为避免攻击者对单个虚拟服务器发动 DDoS 攻击，虚拟化系统需要对虚拟机进行全面的监控，并

对单个虚拟机消耗的内存和CPU时间进行限制，避免任何一个虚拟机过度消耗物理硬件的资源。

此外，可以采用虚拟化在线管理系统对虚拟机进行管理，对物理服务器及Hypervisor的运维操作应遵循运维相关流程，采用实时审计技术予以监控，并建立和完善各虚拟机的安全日志、系统日志和防火墙日志。虚拟机销毁及迁移以后，需要及时消除原有物理服务器上的磁盘和内存数据，使虚拟机无法恢复。对不需要运行的具有安全隐患的虚拟机要及时关闭。

2）虚拟机隔离技术

物理资源共享使得虚拟机很容易遭受同一物理机的其他虚拟机的恶意攻击，因此有必要将各虚拟机进行逻辑或物理隔离。虚拟机的隔离程度依赖于虚拟化技术，在没有进行特殊配置的情况下，虚拟机之间并不允许相互通信。虚拟机之间的有效隔离，可以保证未授权的虚拟机不能访问其他虚拟机的资源，出现安全问题的虚拟机也不会影响其他虚拟机及虚拟机系统的正常运行。

为了实现虚拟机之间的隔离，可以根据业务属性、业务安全等级、网络属性等方式对虚拟机进行分类。目前流行的安全策略有TCP五元组（源IP地址、目的IP地址、源端口、目的端口、协议）、安全组（资源池、文件夹、容器）等；也可以从更小的颗粒度对虚拟机进行隔离，如将虚拟机与用户身份、业务逻辑标识或租户进行关联，能在虚拟化层识别各虚拟机所从属的用户、业务逻辑或租户，再根据相应的访问控制策略对其进行安全保护，从而增强安全功能；还可以通过VLAN的不同IP网段的方式进行隔离。对于一些运载如财务、商业机密等敏感业务逻辑的虚拟机，可以使用专用CPU、存储、虚拟网络对其进行物理隔离。

3）虚拟机迁移技术

为了实现资源的复用和性能的隔离，虚拟化技术将各种应用实例封装在不同的虚拟机中，从而运行在共享的物理硬件服务器上。但当这些服务器因为某种故障瘫痪时，运行在服务器上面的虚拟机将一同遭殃。另外，在资源聚合过程中，如果没有合适有效的负载分配与调度算法，很容易导致服务器负载不均衡，使得部分服务器负载超过处理能力，而部分服务器负载远远低于处理能力。由此可能带来系统不稳定、服务质量降低等一系列问题。

采用虚拟机迁移技术不仅可以在某些服务器故障瘫痪时，将业务自动切换到网络其他相同环境的虚拟服务器中，以达到业务连续性的目的；而且可以实现负载均衡，从而提升系统整体性能。同时，迁移技术使得用户可以用一台服务器同时替代以往的多台服务器，从而节省了用户大量的机房空间及管理资金、维护费用和升级费用。迁移的优势在于简化系统维护管理，提高系统负载均衡，增强系统错误容忍度和优化系统电源管理。目前流行的虚拟化管理平台如VMware，Xen，HyperV，KVM都提供了各自的迁移组件。

可靠的虚拟机迁移技术是解决虚拟机安全问题的关键。因为可靠的虚拟机迁移安全机制能有效地保证虚拟机成功迁移。一方面，必须保证迁移过程的安全，特别是在线的迁移过程，如 VMware 的 vMotion 技术可灵活实现虚拟机的在线迁移，但其传输虚拟机内存的 vMotion 过程是非加密的，所以需要采取隔离措施，让所有 vMotion 事件发生在专有媒介独立的网络中。另一方面，还需保证迁移前后的安全配置环境一致。首先在虚拟机迁移之前，为确保虚拟机迁移目的平台的安全性和可靠性，可以先对虚拟平台进行远程认证和一致性检测等措施，从而确保虚拟机成功迁移和安全运行。其次，虚拟机对应的 VLANID 和 QoS 等网络层信息应一并迁移，外置防火墙上部署的安全策略也应进行迁移，具体可按照如下步骤进行。

第一，通过管理中心感知虚拟机的迁移过程，提取该迁移消息中的有效信息，并通过内部维护的网络拓扑关系等技术定位到新的防火墙。

第二，对于迁出服务器对应的防火墙产品的安全策略重新标记，使迁出虚拟机的相关安全策略不再处于激活状态。

第三，对于迁入的防火墙，将虚拟机所绑定或对应的安全策略组进行配置下发，以保证该虚拟机仍然可以得到和迁移前相同的访问控制权限。

最后，需保证虚拟机与服务器之间的认证、授权信息同步迁移。

4）虚拟机补丁管理

虚拟化服务器与物理服务器一样需要补丁管理和日常维护。对虚拟机进行补丁修复，可以有效降低系统的安全风险。但是，随着虚拟机增长速度的加快，补丁修复问题也在成倍上升。虚拟机和物理机打补丁的区别在于数量。例如，一个企业采用 3 种虚拟化环境（两个网络内部，一个隔离区），大约有 150 台虚拟机，这样的布置使得管理程序额外增加了功能用于补丁管理，而且当服务器成倍增长时，也给技术工程师增加补丁服务器数量带来一定压力。因此，虚拟化系统需要支持虚拟机补丁的批量升级和自动化升级，并加强对休眠虚拟机安全系统状态的监控。

补丁管理是系统化的工作，其实施的好坏直接影响云计算环境的总体安全水平，而在整个实施过程中需要协调多方面的资源以及所有云计算用户的关注和支持。其流程包括现状分析、补丁跟踪、补丁分析、部署安装、疑难处理、补丁检查等。

10.3 医疗物联网安全

物联网中，每一台设备、每一个传感器都能相互通信，且可与互联网连接，使得网络通信的接入设备不局限于计算机，而是大量的终端设备。医疗物联网应用中，利用射频识别（Radio Frequency Identification，RFID）、无线传感器网络（Wireless Sensor Network，WSN）等，将各类医疗设备、仪器、医学样本，形成物联网，通过统一管理界面，实现医疗流程自动跟踪、终端定位、管理、预警等。由于物联设施的低存储、低带宽、低能耗的特点，在安全问题上与传统网络有较大不同，涉及数据、通信等诸多方面的问题。

10.3.1 概述

当代生产力的快速发展使得多学科交叉融合，此外不断增长的应用需求的递进牵引，使得以“智能化”为核心的物联网应运而生。物联网即“物品的互联网”（the Internet of Things，IoT），可认为是传统物流信息化的进一步延伸与综合，也可看作传统互联网的使用对象由人及物在应用范围上的延伸和扩展。其特征是将互联网的用户终端由个人计算机延伸到任何需要实时管理的物品，以便让无生命、为人服务的物品也能具有智能性，并在此基础上通过网络实现互联互通，允许人和物在任何时间（Anytime）、任何地点（Anywhere），使用任何的路径或网络（Anypath/Anynetwork）、任何的服务或业务（Anyservice/Any Business），与任何的事物或设备（Anything/Any Device）、任何人（Anyone）无缝地联系，将聚合（Convergence）、内容（Content）、知识库（Collections）、计算（Computing）、通信（Communication）和连接（Connectivity）等元素集成在一起形成有机整体，从而加强人物之间、物物之间等的信息交流。从而实现更高的工作效率，节省操作成本，体现“服务智能化”和“科技民生化”的本质。

无线传感器网络是由部署在监测区域内大量的廉价微型传感器节点组成，并通过无线通信方式形成的一个多跳的自组网络系统，其目的是协作地感知、采集和处理网络覆盖区域中被感知对象的信息，并发送给观察者。这些小型传感器一般称为 sensor node（传感器节点）。WSN 中一般也包括一个或多个基站（称为 sink），用来收集从末端传感器收集的数据。无线传感器网络的三个要素包括传感器、感知对象和观察者。

RFID 是利用无线射频方式进行非接触双向通信，以达到目标识别目的并交换数据的技术。RFID 技术能实现多目标、运动目标识别，能为通过互联网实现物品的识别、跟踪和管理提供基础技术手段，因而受到广泛的关注。

10.3.1.1 特点及构成

从现有关于物联网的论述来看，物联网应具备三个特征：第一是全面感知性，即可利用传感器（网络）、RFID 等随时随地获取对象信息；第二是可靠传输性，即可通过各种电信网与互联网的融合，实现对数据信息实时、准确地传输；第三是智能处理性，即利用云计算、机器学习等各种智能计算机制，对巨量的数据信息进行分析处理，从而对物体实施智能化的控制。为此，我们采用 2010 年 6 月在北京召开的物联网大会上的报告中关于物联网的定义：“物联网是以对物理世界的数据采集和信息处理为主要任务，以网络为信息传递载体，实现物与物、物与人之间的信息交互，提供信息服务的智能网络信息系统。”

一般地，医疗物联网的结构分为三层：感知层、网络层和应用层。

1. 感知层

感知层分为 2 个子层，分别是数据采集子层和接入子层。数据采集子层是对医院物联网中的结点进行识别，感知并采集医生、护士的身份信息；病人的身份信息和诊疗信息；药品、医疗设备、医疗废弃物的基本信息和位置信息；住院病人的生理信息和位置信息；医院周围的环境信息等相关数据。数据采集子层所用到的设备有 RFID 标签、读写器、各种传感器和摄像头等，目的是把网内的所有人员和物品改造成信息物理系统（ CPS）节点，便于标识。物联网中的节点分为无源 CPS、有源 CPS 和互联网 CPS 三种。根据医院物联网的环境特点和服务需求，门诊病人采用无源 CPS 节点，仅需在其挂号时发放能标识其个人信息的 RFID 就诊卡或者手腕；医院里的药品、医疗设备、医疗废弃物也采用无源 CPS 节点，仅需贴上标识其信息的 RFID 标签；病房里的住院病人采用有源 CPS 节点，为便于生理监控在其身上佩戴了可感知其生理信息的传感器；医院里的基础设施，如墙、楼梯等则采用互联网 CPS 节点，以便对其位置进行监控和定位。

接入子层是对数据采集子层获得的数据进行传输，接入到主干网，即全局物联网络。接入方式多种多样，有移动网络接入、无线网络接入、固定网络接入和有线电视网络接入等，其中移动网络因覆盖范围广、建设成本低、部署方便和具备移动性等特点将成为医院物联网的主要接入方式。具体实施时需视情况而定，像门诊管理系统、医技管理系统这些使用地点固定的系统适合采用固定网络接入；而住院管理系统因其中医生、护士工作站使用无线医疗的地点不固定性而适合采用移动网络或者无线网络接入。就目前常用的短距离无线技术而言，Wi-Fi 自组网能力较差，特别不适合药品管理和人流量多时的门诊病人管理；无线传感器网络（ WSNs）数据传输速率太低，不能适应多媒体信息的无线传输，如一些医技科室的胶片传输就无法胜任。所以，需对接入技术进行深入研究，开发真正适合医院环境使用的接入技术。

2. 网络层

网络层也分为 2 个子层，分别是网络传输平台和应用平台。

网络传输平台就是医院物联网的主干网，利用以太网技术、移动通信技术、M2M 技术，对感知层感知到的信息进行实时、无障碍、高可靠地传送。另外，为形成统一的医院物联网络，完全抛弃医院目前现有的各异构网络，重新布设新一代网络，不太现实。比较可行的方法是对医院现行的各应用网络（如原先布设的有线网络、Internet、通信网、移动网等）进行融合，因此，需研究适合医院的异构网络融合技术。

应用平台主要是实现各种数据信息集成，包括统一数据描述、统一数据仓库、数据中间件技术等，并在此基础上构成服务支撑平台，为应用层各种服务提供开放的接口，以便第三方在上面方便地开发各种各样的应用服务，供医护员工、病人及其他相关人员使用。

3. 应用层

应用层包括两部分内容，分别是医院信息化应用和管理决策与应用。

医院信息化应用包括门诊管理、住院管理、医技（检验、检查、放射、病理、理疗等）管理、药品管理、设备和物资管理、医务管理、财务管理等方面的信息化。

管理决策与应用是高层应用，如疾病分析（各类疾病的发病时间、地域分布及诊疗费用情况），患者分析（患者的地区分布、年龄分布、公费医疗比例及就诊时间情况），门诊分析（各时间段内的门诊人次、住院人次及医生出诊情况），药品分析（各类药品的金额、消耗数量及利润情况）和科室分析（各科室不同时期产生诊疗费用的情况）等。

10.3.1.2 医疗物联网的发展

医院物联网应用通常与移动互联网技术同时应用，提供以下典型功能。

1. 医疗保健

医疗传感器智能化、小型化、微型化更好地适应医院诊断和家庭自我保健，同时也便于快速简单地把设备从一个病人处移到另一个病人处。通过医疗传感器，可以实时获取病人相关数据，并通过移动互联网上传到健康档案中心，医生、护士、患者、保险公司经授权可以访问病人健康档案，从而为病人就诊、保健、保险提供科学的依据。

2. 无线体域网

以人体为中心，将个人终端与分布在人身体上、衣物上、人体周围一定距离范围内，甚至人身体内部的传感器、组网设备等组成通信网络。通过无线体域网，人可以和其身上携带的个人电子设备如 PDA、手机等进行通信，数据同步等。

3. 医学检验

采用 RFID 技术，实现对医学检验试剂、仪器、设备、医学样本的管理。

10.3.2 安全问题

医疗物联网安全主要涉及下述几方面。

1. 传感安全

在医疗应用中，传感设备是用来对病人生理特征进行探测的终端，如：血糖仪、心电检测设备、血压仪等。在传感器及传感网络部署时，要考虑对传感器的干扰、屏蔽、信号截获等攻击的抵抗方式，这些都是物联网的特殊安全需求。另外在各个要素中还需要考虑运行安全，即涉及传感器、传输系统及信息处理系统的正常运行的安全；数据安全则存在于各个要素中，例如要求在传感器、传输系统、信息处理系统中的信息不会出现被窃取、被篡改、被伪造、被抵赖等问题。一般而言传感器和传感网络所面临的问题比传统的信息安全更为复杂，因为传感器与传感网可能会因为能量受限问题而不能运行过于复杂的保护体系。

2. RFID 安全

RFID 是利用射频技术实现非接触式的自动识别。RFID 系统通常由一个阅读器和若干个 RFID 标签组成，主要应用于控制、检测和跟踪物体。

RFID 面临的主要安全问题有下述 3 类。

1）标签的访问安全

采用无线广播形式进行访问，存在严重的安全隐患。

2）通信链路的传输安全

RFID 数据在传输过程中存在诸多安全风险。

3）移动 RFID 的安全

移动 RFID 的应用存在假冒和非授权服务访问的隐患。

3. 物联网接入的安全

物联网的接入层采用多种接入技术，具有异构性。这种异构性导致了物联网在漫游和无缝服务上存在诸多困难，且在诸多接入技术中以移动通信网络接入技术为主要支撑。但由于无线信道的广播特性而容易受到攻击，进而面临诸如身份假冒、数据篡改、中间人攻击等安全问题。

4. 物联网数据安全

在物联网发展过程中，个体隐私问题：如个人出行路线、消费习惯、个体位置信息、健康状况、企业产品信息等被大量涉及，因此隐私安全是必须考虑的一个问题。如何设计不同场景、不同等级的隐私保护技术也是物联网安全技术的重要构成部分。

10.3.3 安全保障

目前物联网隐私保护相关的技术主要有下述 8 种。

1. 集中更新机制

CA 为用户定期发布临时性的证书，这种更新方法是集中式且非实时的，可能存在 CA 单点失效的问题。

2. 匿名 PKI 机制

这种方法克服了集中更新机制中离线的缺陷，用户可实时与 CA 通信，获取当前证书。如匿名公钥认证技术 V-PKI 包括签名、验证和密钥跟踪等，迭代地解决了匿名性、不可连接性和可跟踪性，并向外部攻击者、掌握部分信息的攻击者和第三方CA保持匿名，但证书鉴别和撤销需要大量的开销，因此CA存在瓶颈问题。

3. 预置匿名集（key set）机制

在此机制中，用户保存一个预置了大量证书的集合，可动态选取一个证书作为当前时刻的身份。这种方法适用于计算能力不强的终端，但大量证书撤销后添加到CRL，如何保证认证覆盖最新的CRL，将是一个需要解决的问题。

4. 隐私保护加密算法的设计

一般情况下，用户都是根据初始向量和隐私保留认证算法（authentication with privacy preservation）动态计算临时身份。这种方法对密钥存储空间要求不大，但临时身份的计算模型通常是基于对称或非对称加密算法实现的，需要较高的时间开销，因此需要使用更高效的算法。

5. 动态策略机制

这种机制通过设置一系列控制策略，规定不同级别的数据和身份的映射关系，在运行时动态地根据服务、用户和法规的策略决定隐私级别。

6. 身份隐藏机制

这种机制通过使用别名来代替真实身份，从而隐藏真实信息。尽管用户提供的位置信息是精确的，但是攻击者无法将其与用户身份相关联。相应的方法有假名和虚拟身份等。

7. 屏蔽机制

在很多RFID应用中，由于标签性能较弱，所以标签-阅读器级别的隐私采用一些较简易的匿名方法。如可以通过标签生成伪噪音的方式掩盖；此外商品中止商业流通过程时，发送KILL命令将RFID标签作废，或使用法拉利笼屏蔽电磁；还有用主动设备屏蔽RF信道；最后还可以通过简单的加密方法阻断标签信息，选择性地响应查询请求。

8. 位置信息模糊化机制

此类机制是对GIS领域相关技术的借用。在此类技术中，终端提供的不是精确的位置信息，而是通过一系列的模糊化过程，返回一个更大范围的区域信息，从而隐藏了自己的真实位置。这种方法中，终端提供的是真实的身份，但是位置信息是非精确的。具体而言，位置模糊化有两种方法：第一种是通过物联网中间件的匿名中心收集物体的真实位置，然后对多个物体的位置进行合并为模糊区域；第二种是对地理上相邻的物体构造匿名组，对外返回相同的模糊区域。物联网终端的位置隐私不能全部依靠匿名中心服务器，因为如果位置信息全部存放于服务器端，服务提供商拥有权限获得终端的精确信息，考虑到当前过半的网站安全事件源于内部，这些信息容易被非法窃取。此外，服务器上的数据多数不及时清空，当攻击者获得终端的历史数据，容易推测出终端用户的身份以及其他信息。

10.4 医疗大数据安全

大数据是信息发展的必然，互联网中的纷繁复杂、浩如星空的数据被组织、挖掘、利用，使得数据成为继石油、黄金之后的重要的矿产资源，具有非常巨大的、待挖掘的价值。

在医疗领域，大量的医患数据、病历数据和诊疗数据可被利用，通过大数据分析出有价值的信息。例如，根据某个患者过去数年的体检数据及家族病历数据，分析其未来患某种疾病的可能性。这些有价值的信息往往从大量的数据中获取，根据模型进行分析和预测。其中，既将数据有效利用产生出价值，又带来了相关的安全问题，其中，隐私安全是需要重点考虑的问题。

10.4.1 概述

目前，医疗行业遇到了海量数据和非结构化数据的挑战，尤其是物联网和传感网的发展进一步推动了医疗行业数据的极大增长。近年来很多国家都在积极推进医疗信息化发展，这从战略上和资金上使得很多医疗机构能够进行大数据分析和研究。

大数据是近几年被各界热议的焦点与话题，学术界与企业界纷纷发表了对大数据的理解。权威咨询公司 Gartner 认为大数据是一种信息资产，其特征是海量、高增长率和多样化，使用新的大数据处理模式才能使其具有更强的优化流程能力、决策创新能力及洞察发现力。

维基百科将大数据定义为：使用手头的数据库管理工具或传统的数据处理应用变得难以处理的庞大而复杂的数据集合设置。IBM 公司认为大数据来自于任何地方的多维数据，并认为可以用“4V”来归纳总结，即数据体量大（Volume）、数据类型多样（Variety）、数据价值密度低（Value）及数据处理速度快（Velocity）。

10.4.1.1 特点

1. 大数据在医疗领域的应用过程

一般地，大数据在医疗卫生领域的基本应用过程分为以下三个步骤。

1）海量信息收集

收集和聚合来自各个来源的医疗卫生信息，包括：医疗信息系统数据、患者病历信息、健康档案等，一般将数据存储到医疗云平台中。

2）数据挖掘与分析

对收集到的数据，根据不同的目的导向，利用模型进行挖掘与分析，以获得有用的医疗数据分析结果。

3）应用大数据分析结果

将获得的大数据分析结果应用到医疗活动中，以改善患者的治疗，提高医疗系统的投资回报率。

2. 大数据给医疗行业带来的新创意

大数据给医疗行业带来的健康意识和社会效益要超越其获取与管理的成本。如全面数据用于分析病人信息，能更好地提高医疗诊断的准确性和精确性，甚至预测疾病的发展，及早提出有针对性的应对措施。因此，大数据时代的思维和态度必然给医疗行业带来新的创意，主要体现在以下三个方面。

1）数据全面，有利于提高医疗决策的可靠性

信息的全面性是影响决策可靠性的主要因素。医疗决策用于分析的数据越全面，其决策分析的结果越接近真实。由于信息的不完整，传统的医疗决策主要依靠自身判断作出决策，存在着直觉判断、依靠经验办事等弊端。在大数据时代，医疗信息孤岛将逐步消失，同时，社交网络的普及也将增进信息的知识共享和信息的交互。医疗决策支持系统可以获取多样性、高速性和规模性的数据，可立足于更大、更完整的数据集，通过全面的数据分析，为医疗决策者提供全局性的决策支持。同时，伴随数据挖掘、数据可视化、数据处理和人工智能等“大数据”处理技术的进步，医疗决策者也可以从中挖掘更多支持决策的有价值的信息。因此，基于大数据全面数据的驱动，医疗决策会更加精确、更加科学，一定会极大地提高医疗决策的可靠性。

2）数据传播即时，有利于加强医疗应急管理

随着互联网的重心向着移动互联转移，移动医疗正逐步成为医疗行业的规划重点。根据CNNIC第34次调查数据显示，我国手机网民数量为5.27亿人，占总体网民比例高达83.4%，手机网民的数量第一次超过了PC网民。目前互联网上相当大一部分的数据来自平板电脑、智能手机等泛互联网设备。如能利用大数据环境中的传播即时的数据，医疗应急管理的反应能力及实时效果将会得到极大的提高。如Google利用传播即时的大数据和疾控中心一样判断疾病来源，预测的相关性高达97%，并且判断相当及时，而不像疾控中心需要在疾病爆发一两周后才可发现。因此美国在2009年甲型HINI流感爆发时，Google成了一个更为及时和有效的指示标。

3）数据社会化，有利于改善医患关系

长期以来，患者和医生的矛盾主要源于患者和医生之间存在着信息的不对称，甚至由于信息孤岛的存在，医疗工作者在大部分时间都无法真正了解患者的病情。数据的社会化趋势使每个人在互联网进入大数据时代，都将是透明性存在着。这将逐步消除患者与医疗机构间的信息不对称，同时由于信息孤岛的消失将极大改善和提高医疗诊断的准确性和速度。而这些都将有效地改善患者的健康状态，提高患者的健康理念和知识，有利于改善和缓解医患关系。

10.4.1.2 医疗大数据的发展

在美国，奥巴马政府于2012年3月启动了2亿美金的“大数据研究和发展行动”，其根本目的是利用其他相关领域的大数据来进行科学探索发现和生物医学研究。其中，美国国立卫生研究院（National Institute of Health，NIH）已将累计200TB的人类遗传变异数据存储在亚马逊云服务中，使得研究人员不用自己构建超级计算机就能访问和分析这些大型的数据。2014年NIH又启动了“Big Data to Knowledge initiative”（BD2K）计划，斥资3200万美元打造生物医学大数据处理中心，研发大数据处理的平台和技术，并培养大数据处理人才，以大数据为人类健康服务。美国公共卫生协会（American Public Health Association，APHA）在北美有一个社区卫生项目“Flu Near you”，每周有数千人通过网站上报流感情况，通过大数据分析来控制流感的传播。韩国生物信息中心计划运行一个覆盖全国的DNA管理系统，通过集成大量DNA和各类医疗患者的信息，用于针对患者进行个性化的诊断和治疗。来自欧盟的HIV研究人员与IBM公司合作，应用其提供的大数据工具进行临床基因组分析，帮助研究人员了解来自众多国家的临床数据以发现治疗方法。近年来，我国在医疗大数据方面的研究进展迅速。2014年，由浙江大学牵头的“感染病诊治协同创新中心”利用大规模生物样本库创建生物信息大数据平台，在H7N9等传染病的病理研究、预防和治疗上取得了重大的突破。

10.4.2 安全问题

医疗数据具有多源性，同时形式复杂，包括结构化数据、半结构化数据和非结构化数据，这些数据资产（如表10－1所示）是比系统中其他硬件资源更加宝贵的财富，必须采取强而有力的措施保证数据的安全。

表10－1 医疗数据资产分类

数据资产类别	来源
结构化数据	LIS、HIS、感染数据、药物清单
半结构化、非结构化数据	医学影像、电子病历、备份文件

1. 大数据时代医疗隐私的安全问题

目前，医疗机构在隐私保护和安全风险应对方面准备明显不足，在一些医疗机构内部缺乏高层管理人员对患者信息的控制，而过时的隐私意识和数据策略以及人员培训不足等现象也十分突出。大数据时代无疑会提高医疗过程数据的透明度，医疗行业正在过渡并开始大规模广泛应用电子健康记录。而临床数据库、家庭监控和远程医疗都有很大的概率发生数据泄露、数据欺诈、身份盗窃问题，进而造成医疗欺诈和纠纷案件，从而抬高医疗总费用并产生重大负面影响。同时，由于社交媒介如Twitter、移动APP端等在医疗组织、医师和患者间的广泛应用，一旦利用不当将造成患者隐私安全泄露的风险。从危害上说，病历特别是一些特殊疾病（传染病、艾滋病）隐私的泄露，对病人心理上的冲击将远远超过疾病本身。

安全事件：病历泄露

2013年美国名人金·卡戴珊身上曾发生病历泄露事件，当时其刚出生女儿的一系列信息，被西奈医疗中心工作人员窥探并泄露给了记者媒体。事后医疗中心解雇了6名相关工作人员，并对事主告知详情和道歉。

如何在大数据时代的数据收集上获得巨大进步的同时确保病人敏感信息和隐私安全，再一次引起了人们对于隐私问题的担忧，这一问题至关重要，它很有可能使“大数据”无法实现重大突破。因此，防止泄露敏感病人的数据、提高数据安全保护、维护医疗机构的品牌价值，通过技术和法律等正当手段积极维护患者信息的安全，将是医疗行业面临大数据时代的又一难题。

2. 载体和环境的安全问题

主要是指由于组织基础设施的损坏、老化等原因导致的大数据信息安全风险。主要包括两个方面：自然灾害和网络硬件。

1）自然灾害

这里的自然灾害主要是指地震、台风、火灾以及洪水等。由于收集来的数据通常会存储在组织的服务器中，一旦发生前述自然灾害，很可能导致服务器的损坏，进而造成数据的丢失。或者，由于停电等不可控因素，将导致数据传送过程中线路的突然中断，这也会造成数据的丢失，影响数据的安全。

2）网络硬件

首先，由于数据量的爆炸性增长，现有的硬件设备和存储环境已经不能满足海量数据的存储需求；其次，硬件老化或是网速迟缓也会影响数据的传输速度。因此，在数据传输的过程中，一旦由于硬件设备的功能滞后或是老化而导致传输速率的降低，网络延迟就可能导致系统的崩溃，进而造成数据的丢失和泄露，威胁数据的安全。

3. 人才紧缺

人才是企业发展的核心竞争力，医疗行业也不例外。医疗机构面对如此数据量巨大、非结构性强、数据来源庞杂的数据需要存储、处理和分析，更需要有别于传统数据分析的新人才进行管理和分析处理。然而，目前大数据人才缺口巨大，供不应求。2016年，数联寻英发布的首份《大数据人才报告》显示，全国大数据人才只有46万人，未来3~5年人才缺口达150万人之多。因此，如何找到应对大数据挑战和机遇所需要的人才，培养和造就一支懂管理、懂指挥、懂技术的大数据专业队伍又是医疗机构面临的一大难题。

10.4.3 安全保障

1. 隐私保护

1）医疗数据的分级保护制度

以一份完整的诊疗档案为例，其构成应当包含各种信息，如患者基本信息、诊断信息、医嘱信息、检验检查信息、药品信息、收费信息、主治医生信息等。这些信息在隐私保护中都有着不同的权重，如果一概而论对所有信息都采用高级别的保护手段，会影响实际运作的效率，同时也是对资源的浪费。如果只对核心信息进行保护，也会造成隐形泄露的问题。如只对检验报告进行保护，那么检验数据的泄露就可以推导出检验报告的结果。所以需要建立一套数据的分级制度，对于不同级别的信息采用不同的保护措施。

2）基于访问控制的隐私保护

医疗系统中隐私保护的难点还在于参与的人员节点多，导致了潜在的泄露点也多。访问控制技术可以对不同的人员设置不同的权限来限制其访问的内容，这其实就包括了数据分级的问题。如财务部门的人员应该只能访问相关的收费信息而不能访问医生的诊断信息。而目前大部分的访问控制技术均是基于角色的访问控制，能很好地控制角色可以访问的内容及其相应的操作。由于规则的设置与权限的分级实现手段比较复杂，无法通过统一的规则设置来进行统一的授权，许多情况下需要对角色的特殊情况进行单独设置，因此不便于进行整体的管理和调整。需要对规则引擎进行进一步的研究在适应医疗领域实际应用的需要。

2. 管理

完善医疗安全不仅是技术问题，更是管理问题，应该从管理角度和技术上杜绝医疗核心数据和隐私被泄露的漏洞。

核心是患者隐私（Privacy）保护和信息安全（Security）规划。

1）法律制度的强制

完善医疗相关的安全条例以保护信息系统的保密性、一致性和可用性。包括管理上的防护，建立和落实安全的管理策略，物理设施上的保护等。建立完善隐私条例涉及个人健康信息的内容可被组织机构所使用的信息标准，并规定个人可以了解和控制自己的信息是如何被使用和披露的。

2）规章制度约束

对信息系统和机房设备日常维护工作的建立。包括监控网络（内部信息平台）运行安全、信息的变更管理规定、容灾数据备份方案及各种应急方案等。

3）人员的遵守

对相关从业人员进行持续的安全防范意识和规范操作的培训；对内部从业人员进行安全评估和认证，并加以强化合法和非法披露意识的培训；最后核心人员应该签订相关保密协议，并完善相关的激励机制制度，防止涉密人员和高级管理人员离职后泄密。

3. 人才

人才是数据价值得以体现的前提，大数据建设的各个环节都需要有专业人员才能完成。因此需要组建与培养一支懂管理、懂指挥、懂技术的大数据专业建设人才队伍。在大数据时代下尽早开始组建具有大数据分析能力的团队，将有利于提升医疗机构的核心竞争力和品牌价值。组建具有大数据分析能力的团队应包含以下人员。

1）数据科学家

数据科学家是能创造新的数据服务运用，具有从海量数据中提取简单易懂、有价值的信息并传递给决策者的人才。数据科学家大多应具有统计分析、数据挖掘等技能且拥有计算机科学背景的人才，同时具有沟通能力、创新精神和好奇心等素质。

2）数据专员

数据专员收集与汇总所有进入医疗行业的高质量数据，并编成目录，最终确定上游数据模型。因此，数据专员需要具备数据抽取及数据建模等技能的基本素质。

3）系统维护员

负责数据系统、信息平台等的常规维护工作。包括日常软件和硬件的管理与维护工作，同时需要确定软硬件的额外需求并具体落实。

4）开发人员

负责搭建平台、开发分析应用程序。这部分人员可以采用雇佣外包的方式给专业的大数据公司完成。

10.5 小结

随着信息技术的发展，移动医疗、医疗云平台、医疗物联网、医疗大数据在医疗卫生领域如雨后春笋般萌芽，进而迅速发展，目前，已成为医疗卫生信息领域最具代表性的应用。然而，安全问题也随之而来，且引起业界的重视。本章介绍每类应用的相关概念、特点及发展状况，从医疗卫生业务角度分析各个领域常见的安全问题及原因，并从安全保障的角度提出解决思路。

在医疗卫生信息建设过程中，以上4类应用既可能单独构建，也可能被综合应用，可根据实际情况进行安全保障。此外，由于这些应用相关的标准仍然在不断设计、完善中，安全保障需要随着领域的发展、变化而提供新的有效措施。

思考题

1. 简述移动医疗的主要特点。
2. 以医疗机构提供的移动医疗服务为例，简述其面临的安全问题。
3. 简述医疗云平台保障的主要措施。
4. 简述医疗物联网保障的主要措施。
5. 简述医疗大数据隐私安全的保障方法。

第 11 章

《网络安全法》解读

习近平总书记指出："没有网络安全就没有国家安全，没有信息化就没有现代化。"《中华人民共和国网络安全法》（以下简称：《网络安全法》）的出台，意味着建设网络强国的制度保障迈出坚实的一步。《网络安全法》将已有的网络安全实践和管理措施上升为法律制度，通过立法扎牢网络空间安全基础，为网络强国战略提供制度保障。《网络安全法》对关键信息设施运营者提出的法律义务作出了明确要求。作为关键信息基础设施运营者，医疗卫生机构应严格按照《网络安全法》的相关规定，确保所建设和管理的信息系统和网络平台切实安全运行、相关人员具有较高的信息安全意识和素质能力。

11.1 《网络安全法》概述

《网络安全法》是我国第一部全面规范网络空间安全管理方面问题的基础性法律，是我国网络空间法治建设的重要里程碑，是依法治网、化解网络风险的法律重器，是让互联网在法治轨道上健康运行的重要保障。《网络安全法》将近年来一些成熟的好做法制度化，并为将来可能的制度创新做了原则性规定，为网络安全工作提供切实法律保障。

11.1.1 《网络安全法》立法背景

我国的网民人数全球第一，网络创新活跃，网络商务如火如荼，处处展现出欣欣向荣的景象。繁荣之下，也暴露出一些安全隐患和问题。一是关键信息基础设施安全保障工作亟待加强。电信、能源、交通、金融、政务等关键信息基础设施支撑着相关行业或领域的重要业务，存储着大量个人和业务数据，已经成为网络攻击的重点对象。

目前我国关键信息基础设施安全保障整体水平还不高，难以有效抵御有组织大强度的网络攻击。二是个人和企业权益保护亟待加强。网上非法获取、倒卖个人信息，侵犯知识产权等事件时有发生，严重损害企业和个人的权益，甚至危害个人生命安全。三是国家安全和社会公共利益面临挑战。恐怖和犯罪组织等，利用网络策划组织暴力、恐怖活动，传播极端、淫秽等信息，甚至意图颠覆国家政权、推翻社会主义制度，严重破坏了社会的和谐稳定，危害公共利益和国家安全。

网络已经成为人们学习、工作、生活的新空间新平台，人们每天在网上进行各种各样的活动，创造巨大价值，也会碰到各种各样的问题。保证网络空间持续健康发展，需要社会形成一致性的价值认同和行为认同。以法律的形式对网络行为提出规范，对网络行为主体权利义务进行规定，发生问题时提供法律解决途径。网络空间不是法外之地，加快网络空间的法制化建设，是落实中央全面依法治国战略部署，加强和改进网络管理工作的要求。《网络安全法》作为网络安全的基本法，对网络安全的定位和目标、管理体制机制、主要制度、监督管理等基本问题做出明确规定，可以有效化解长期以来各部门工作缺乏统筹，工作存在交叉重复等问题。

11.1.2 《网络安全法》出台过程

2015 年 6 月，第十二届全国人大常委会第十五次会议初次审议了《中华人民共和国网络安全法（草案）》。

2015 年 7 月 6 日～8 月 5 日，该草案面向社会公开征求意见。

2016 年 6 月，第十二届全国人大常委会第二十一次会议对草案二次审议稿进行了审议，随后将《中华人民共和国网络安全法（草案二次审议稿）》面向社会公开征求意见。

2016 年 10 月 31 日，网络安全法草案三次审议稿提请全国人大常委会审议。

2016 年 11 月 7 日，全国人大常委会表决通过了《中华人民共和国网络安全法》。该法受到海内外普遍关注，其意义重大，影响深远。由国家主席习近平签署的《中华人民共和国主席令》第（五十三号）发布生效。

《中华人民共和国网络安全法》已由中华人民共和国第十二届全国人民代表大会常务委员会第二十四次会议于 2016 年 11 月 7 日通过，现予公布，自 2017 年 6 月 1 日起施行。

中华人民共和国主席　习近平

2016 年 11 月 7 日

11.1.3 《网络安全法》颁布意义

1. 确立网络安全的基本原则

1）网络空间主权原则

《网络安全法》第 1 条“立法目的”开宗明义，明确规定要维护我国网络空间主权。网络空间主权是一国国家主权在网络空间中的自然延伸和表现。习近平总书记指出，《联合国宪章》确立的主权平等原则是当代国际关系的基本准则，覆盖国与国交往各个领域，其原则和精神也应该适用于网络空间。各国自主选择网络发展道路、网络管理模式、互联网公共政策和平等参与国际网络空间治理的权利应当得到尊重。第2条明确规定《网络安全法》适用于我国境内网络以及网络安全的监督管理。这是我国网络空间主权对内最高管辖权的具体体现。

2）网络安全与信息化发展并重原则

习近平总书记指出，安全是发展的前提，发展是安全的保障，安全和发展要同步推进。网络安全和信息化是一体之两翼、驱动之双轮，必须统一谋划、统一部署、统一推进、统一实施。《网络安全法》第3条明确规定，国家坚持网络安全与信息化并重，遵循积极利用、科学发展、依法管理、确保安全的方针；既要推进网络基础设施建设，鼓励网络技术创新和应用，又要建立健全网络安全保障体系，提高网络安全保护能力，做到"双轮驱动、两翼齐飞"。

3）共同治理原则

网络空间安全仅仅依靠政府是无法实现的，需要政府、企业、社会组织、技术社群和公民等网络利益相关者的共同参与。《网络安全法》坚持共同治理原则，要求采取措施鼓励全社会共同参与，政府部门、网络建设者、网络运营者、网络服务提供者、网络行业相关组织、高等院校、职业学校、社会公众等都应根据各自的角色参与网络安全治理工作。

2. 提出制定网络安全战略，明确网络空间治理目标，提高了我国网络安全政策的透明度

《网络安全法》第4条明确提出了我国网络安全战略的主要内容，即：明确保障网络安全的基本要求和主要目标，提出重点领域的网络安全政策、工作任务和措施。第7条明确规定，我国致力于"推动构建和平、安全、开放、合作的网络空间，建立多边、民主、透明的网络治理体系"。这是我国第一次通过国家法律的形式向世界宣示网络空间治理目标，明确表达了我国的网络空间治理诉求。上述规定提高了我国网络治理公共政策的透明度，与我国的网络大国地位相称，有利于提升我国对网络空间的国际话语权和规则制定权，促成网络空间国际规则的出台。

3. 进一步明确了政府各部门的职责权限，完善了网络安全监管体制

《网络安全法》将现行有效的网络安全监管体制法制化，明确了网信部门与其他相关网络监管部门的职责分工。第8条规定，国家网信部门负责统筹协调网络安全工作和相关监督管理工作，国务院电信主管部门、公安部门和其他有关机关依法在各自职责范围内负责网络安全保护和监督管理工作。这种"1+X"的监管体制（如图11－1所示），符合当前互联网与现实社会全面融合的特点和我国监管需要。

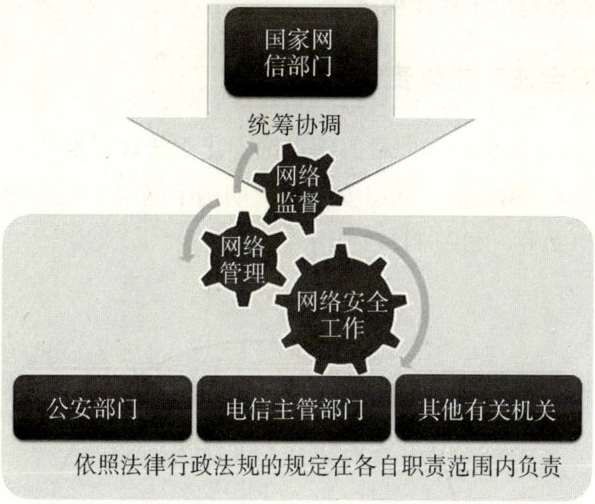

图 11－1 “1+X”的监管体制

4. 强化了网络运行安全，重点保护关键信息基础设施

《网络安全法》第三章用了近三分之一的篇幅规范网络运行安全，特别强调要保障关键信息基础设施的运行安全。关键信息基础设施是指那些一旦遭到破坏、丧失功能或者数据泄露，可能严重危害国家安全、国计民生、公共利益的系统和设施。网络运行安全是网络安全的重心，关键信息基础设施安全则是重中之重，与国家安全和社会公共利益息息相关。为此，《网络安全法》强调在网络安全等级保护制度的基础上，对关键信息基础设施实行重点保护，明确关键信息基础设施的运营者负有更多的安全保护义务，并配以国家安全审查、重要数据强制本地存储等法律措施，确保关键信息基础设施的运行安全。

5. 完善了网络安全义务和责任，加大了违法惩处力度

《网络安全法》将原来散见于各种法规、规章中的规定上升到人大法律层面，对网络运营者等主体的法律义务和责任做了全面规定，包括守法义务，遵守社会公德、商业道德义务，诚实信用义务，网络安全保护义务，接受监督义务，承担社会责任等，并在“网络运行安全”“网络信息安全”“监测预警与应急处置”等章节中进一步明确、细化。在“法律责任”中则提高了违法行为的处罚标准，加大了处罚力度，有利于保障《网络安全法》的实施。

6. 将监测预警与应急处置措施制度化、法制化

《网络安全法》第五章将监测预警与应急处置工作制度化、法制化，明确国家建立网络安全监测预警和信息通报制度，建立网络安全风险评估和应急工作机制，制定网络安全事件应急预案并定期演练。这为建立统一高效的网络安全风险报告机制、情报

共享机制、研判处置机制提供了法律依据，为深化网络安全防护体系，实现全天候全方位感知网络安全态势提供了法律保障。

11.1.4 《网络安全法》主体责任

《网络安全法》的正式出台和即将实施，绝不止于法律层面的意义，更是国家审时度势、慎重考虑后的重要举措。《网络安全法》明确了网络空间安全治理体系，明确了相关责任主体的法律义务，如图 11－2 所示。

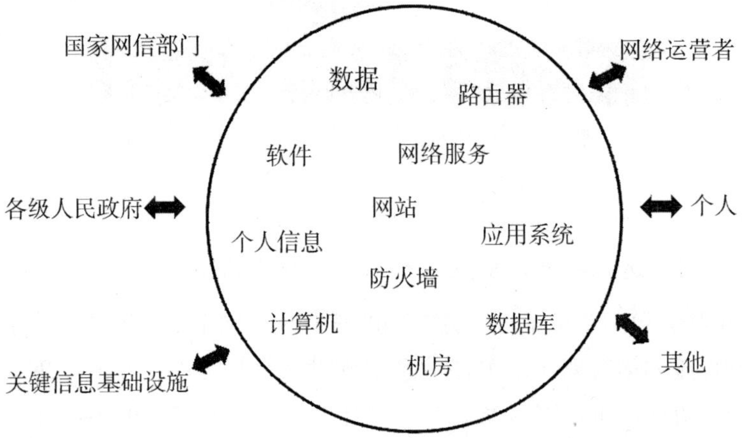

图 11－2 网络空间安全治理体系

1. 国家网信部门统筹全局

经统计，《网络安全法》中提及"国家网信部门"的条款超过四条。"国家网信部门负责统筹协调网络安全工作和相关监督管理工作"（第九条），但必须"依法履行"（第五十条），协调建立健全网络安全风评和应急机制，发现威胁网络空间安全的行为，并"通知有关机构采取措施"。网信部门囊括了中央网信办、各省市网信办、经信委、工信厅（局）及下级单位等，是指引国际网络空间安全保障工作的灯塔。

2. 各级人民政府监督管理

除保证自身政务信息的安全外，作为区域性网络空间安全保障工作的管理者，各级人民政府在国家网络空间安全方面的责任也被《网络安全法》明确指出，即应统筹规划，扶持网络安全产业，支持网络安全技术研发应用，推广网络安全服务和产品，宣传教育网络安全意识，监督网络安全，并在网络安全风险增大时协调各部门、人员采取及时有效的措施。在此，各级电信主管部门、公安机关及其他机关涵盖在"各级人民政府之内"。"各级人民政府"在《网络安全法》的多次提及进一步体现了人民政府在网络空间安全治理体系中所承担的重要角色，网络安全责任的明确也代表着从法律层面赋予了人民政府应有的重任。

3. 网络运营商各司其责

《网络安全法》中提及“网络运营商”的条款达15条之多，其中第六十七条将“网络运营商”定义为“网络的所有者、管理者和网络服务提供者”。进一步分析，网络所有者既包括电信、移动、阿里等通信及网络供应商，也包括任何拥有服务器或内部网络的系统及网络应用者；网络管理者包括网络的运行、维护的组织或个人；网络服务提供者包括基于网络的评估、开发、制造、集成、运维、咨询、培训等服务的提供者。因此，《网络安全法》在认定的网络运行商责任的基础上，也明确了“网络运营商”所包含的主体范围，为范围之内的各个组织、机构或个人分配了各自的法律职责，并鼓励关键信息基础设施以外网络运营者自愿参与关键信息基础设施保护体系中来，进一步规范了网络空间安全保护所必须依赖的秩序和协作关系。

4. 关键信息基础设施责任重大

2014年2月27日召开的中央网络安全和信息化领导小组第一次会议中提到“关键信息基础设施”，直到2016年《网络安全法》的出台，为关键信息基础设施保护提供了有力的法律依据。实际上，以立法手段保护关键信息基础设施是国际上的通用做法，但是从信息安全角度明确关键信息基础设施的范围及法律责任要求在我国历史尚属首次。国家《网络安全法》第三章第二节共九大条款对我国关键信息基础设施运行安全做出了详细的规定，并在第三次修订时进一步明确了关键信息基础设施的行业范围，即包含通信、能源、交通、水利、金融、公共服务、电子政务等在内的关系国家安全、国计民生、公共利益的重要行业领域信息基础实施。

5. 个人网络安全责任不容忽视

层出不穷的网络诈骗、网络钓鱼已造成社会的重大损失。除被各方网络责任主体保护之外，个人自身也肩负着不容忽视的网络安全责任。《网络安全法》在个人信息方面确立了重要的原则和规定，从法律层面为更加完善而系统化的个人信息保护立法奠定了基础。

《网络安全法》如要顺利实施，责任主体的认定和定义必不可少，此举也是建立网络空间安全治理体系的重要前提。由国家网信部门统筹、人民政府监督协调、网络运营商各司其职、各负其责，来保证关键信息基础设施的安全运行和个人信息的安全，将会是任重而道远的国之大计，非一人一日所能成，必须依靠治理体系的有机结合和充分的长期协作。由此来看，国家《网络安全法》具有相当高的可执行性和可操作性。

11.1.5 《网络安全法》治理措施

随着网络技术的高速发展和广泛应用，网络空间安全逐渐成为全球共同关注的话题，如何治理网络空间，保障网络空间安全考验着人们的智慧。习近平总书记高瞻远瞩，在中共十八大以来的多次重要讲话中，都强调了网络安全的极其重要性。此次万众期待的《网络安全法》顺利出台，针对如何提升网络安全治理水平，提出了诸多具体措施，主要体现在下述4个方面。

1. 建立健全网络安全保障体系

就像建造一座大厦需要事先设计蓝图一样，进行信息安全建设，也需要有一个实施依据，这就是整体上考虑的信息安全体系。信息安全要做成什么“模样”？信息安全建设应该考虑哪些方面？到底什么才是全面而完整的信息安全？这就是信息安全体系需要解决的问题。只有在整体的安全体系指导下，信息安全建设所需的技术、产品、人员和服务等材料才能真正发挥各自的效力。

《网络安全法》总则第三条原则上提出：国家要建立健全网络安全保障体系，提高网络安全保护能力；第七条提出：推动构建和平、安全、开放、合作的网络空间，建立多边、民主、透明的网络治理体系；第十五条明确提出：国家将建立和完善网络安全标准体系；第十七条指出：国家推进网络安全社会化服务体系建设；第三十一条提到：国家鼓励关键信息基础设施以外的网络运营者自愿参与关键信息基础设施保护体系。

2. 鼓励规范网络安全服务

伴随企业、政府机构信息化的高速发展，各行各业的网络安全威胁和信息安全挑战日益凸显，各类保护信息安全的产品迅速涌现在市场上，随之而来的是各种信息安全服务的出现。各种各样的信息安全服务也因内涵在不断丰富、外延不断扩大、需求不断增加而逐步成为信息安全产业的发展重点。

《网络安全法》的出台，明确了鼓励规范网络安全服务作为网络安全治理的一项重要举措。第十七条提出：国家推进网络安全社会化服务体系建设，鼓励有关企业、机构开展网络安全认证、检测和风险评估等安全服务；第三十八条指出：关键信息基础设施的运营者应当自行或者委托网络安全服务机构对其网络的安全性和可能存在的风险每年至少进行一次检测评估，并将检测评估情况和改进措施报送相关负责关键信息基础设施安全保护工作的部门。

3. 严格把关网络信息产品

网络和信息产品的安全是整个网络空间安全的基础，自20世纪90年代起，我国就已经开始实行信息安全产品的评价、许可和采购管理制度。2008年国家认监委指定中国信息安全认证中心为信息安全产品强制性认证的认证机构，目前认证种类达到48个，颁布了产品信息安全认证证书1000余张，各类认证广泛被政府机关、重要行业和客户采信。《网络安全法》的出台必将使产品认证措施在国家网络安全保障中发挥更加重要的作用。

《网络安全法》第十六条提到：推广安全可信的网络产品；第二十二条明确指出：

网络产品应当符合相关国家标准的强制性要求；第二十三条指出网络关键设备和网络安全专用产品应当按照相关国家标准的强制性要求，由具备资格的机构安全认证合格或者安全检测符合要求后，方可销售或者提供。

4. 支持培养网络安全保障人员

发达国家和很多发展中大国已逐渐清晰地认识到，加强网络安全最关键的是人员。最匮乏的也是人员，然而网络空间安全保障人员匮乏的情况日益明显，供求关系紧张。2014 年，习总书记在网络安全和信息化领导小组第一次工作会议上就提出了加强国家信息人才队伍建设的指示，《网络安全法》的出台从法律层面提出了引导培养网络安全人员的具体措施。

《网络安全法》总则第三条原则上提出：国家支持培养网络安全人才；第二十条指出：国家支持企业和高等学校、职业学校等教育培训机构开展网络安全相关教育与培训，采取多种方式培养网络安全人才，促进网络安全人才交流；第三十四条对关键信息基础设施的运营者提出要求：设置专门安全管理机构和安全管理负责人，并对该负责人和关键岗位的人员进行安全背景审查，定期对从业人员进行网络安全教育、技术培训和技能考核。

11.2 医疗卫生领域网络安全保护义务

当前，医疗卫生机构网络化和信息化迅速普及，使得智慧医疗平台、医疗云系统、医疗卫生数据中心等如雨后春笋般遍地开花，各省市区不断建立了“数字化医院”、电子病历、网络问诊平台等高网络化公共平台，极大地方便了医疗卫生机构的管理及医患的使用。但与此同时，对信息与网络系统越来越严重的依赖和层出不穷的医疗信息安全事件也为医疗卫生领域敲响了信息安全的警钟。医疗卫生领域作为国家重要的公共服务领域，亟需国家出台与网络空间安全治理相关法律法规，加强网络空间安全保障工作。

2016 年 11 月正式出台的《网络安全法》，绝不止于法律层面的约束意义，更是国家经过审时度势、慎重考量后，对医疗卫生领域提供网络与信息安全体系建设指导的重要举措。其中，对网络安全责任主体，尤其是关键信息基础设施的明确和总体治理体系的建立，更是中国网络与信息安全历史上的浓重一笔。

11.2.1 基本责任

在网络化和信息化发展下，关键基础设施的安全保障越来越多地聚焦于网络与信息安全领域，随之而来的是关键信息基础设施也逐渐成为世界各国网络空间安全的重要保护对象。通过立法保障关键信息基础设施的运行安全，已经成为当今世界各国网络空间安全体系建设的核心内容和基本实践。2014 年我国首次提出“关键信息基础设施”的概念，近几年信息科技和通信技术迅猛发展，让越来越多的国家基础设施接入互联网，使得关键信息基础设施涵盖的范围也随之不断扩大。《网络安全法》第三十一条规定将“关键信息基础设施”定义为公共通信和信息服务、能源、交通、水利、金融、公共服务、电子政务等及其他关系国家安全、国计民生、公共利益的重要行业和领域，如图 11−3 所示。其中，具体范围和安全保护办法由国务院制定。此外，由国务院规定的各个相关部门分别担负着关键信息基础设施的安全规划、指导和监督工作，确保其具有支持业务稳定、持续运行的性能和持续更新的安全保障技术。

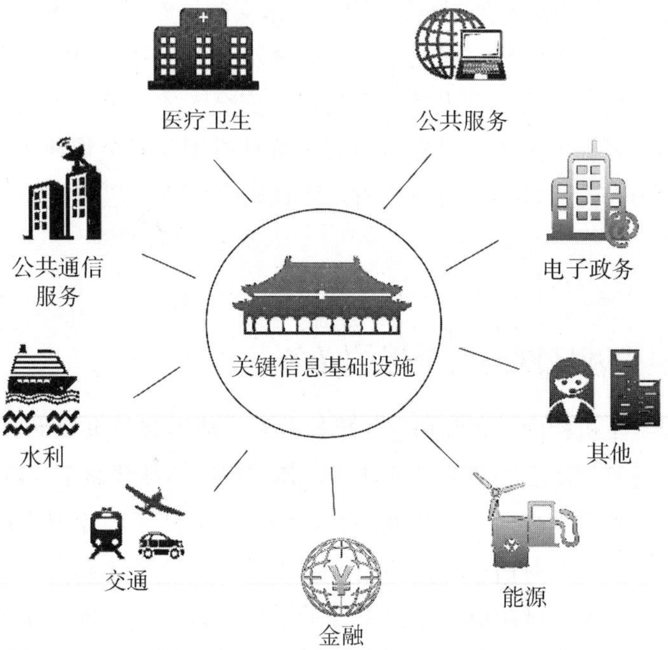

图 11−3　关键信息基础设施的范围

作为国家重要的公共服务提供者之一，医疗卫生机构担负着维护社会秩序、响应国家安全建设的基本责任。由第二十一条可知，除施行国家网络安全等级保护制度外，医疗卫生机构还应通过制定安全管理制度和操作规程、确定网络安全负责人、采取并持续更新网络安全防护技术手段来保障医疗数据的可用性、完整性和机密性。

毋庸置疑，《网络安全法》的出台，是我国网络与信息安全领域立法工作跨出的最为关键的一步，意义非凡。《网络安全法》所阐述的网络安全治理观，是以法律为依据，以标准为纲领，以技术为支点，以管理为辅助，以策略为主线，以规则为指导，符合网络安全保障工作的实践操作，对医疗卫生领域具有非常实际的网络安全工作指导和规范意义。

11.2.2 数据安全

数据安全是信息安全保障的基础。医疗卫生领域的数据既包括病人的病历、医生的基本信息，也包括医疗卫生组织的药品信息、支付信息及其他重要和敏感的文件，这些数据的被盗、被篡改或丢失不仅会影响医疗卫生工作的顺利进行，还可能引起金融诈骗案件或舆论事件，引发社会恐慌甚至国家安全危机。因此，医疗数据的安全十分重要，依法开展医疗卫生数据安全保障工作刻不容缓。

《网络安全法》对医疗卫生服务提供者所采集和使用的数据安全要求进行了清晰的规定。第三十七条规定，关键基础设施收集的重要信息和数据应在境内存储，如需向境外提供，必须依照国家相关法律规定进行安全评估。《网络安全法》高度关注关键信息基础设施所涉及的数据安全，国家对敏感信息和重要数据严格管控的决心由此可见，也预示着我们今后将迎来更为具体和完善的数据安全保护办法。

《网络安全法》针对关键信息基础设施（医疗卫生服务提供者）应尽的数据保护义务和责任提出明确的处罚：运营者不能依法境内存储网络数据或向境外提供网络数据的，处 5 万元以上 50 万元以下罚款，并采取暂停业务、关业整顿、或吊销执照等制裁措施；对直接负责的主管人员处 1 万元以上 10 万元以下罚款（第六十六条）。

《网络安全法》为医疗卫生数据安全保障提出了有力的法律依据，也为国家网络空间安全治理和国家网络空间安全体系建设提出了新的要求。医疗卫生领域的数据安全必须得到足够的重视，这不仅是医疗卫生机构走向网络化和信息化的基本要求，更是保证社会秩序和国家安全稳步进行的基础保障之一。《网络安全法》提出的基本法律要求也定会在不久的将来得到进一步的细化和补充。

11.2.3 人员安全

来自教育部的统计调查资料表明，我国各行各业每年掌握信息安全技能的人员缺口数以百万计。来自工信部中国电子信息产业发展研究院发布的我国信息安全专业人才缺口超过 50 万人。截至 2016 年，我国培养信息安全专业人才总共 6 万人左右，距 50 多万人的需求差距很大。今后五年，社会对信息安全的人才需求量大约为每年增加 1.2 万人左右。目前无论是学校教育还是社会培训都与社会需求极不相称。每年我国信息安全专业毕业生不足 1 万人，社会培训学员数量也不足 2 万人，信息安全人才匮乏的现象将长期存在。

可以看出，人员安全一直是网络安全运行中的重要元素，网络空间安全保障绝不仅是安全产品的责任。习近平总书记曾在第二届世界互联网大会乌镇峰会上指出：“网络空间的竞争，归根结底是人才的竞争”。网络安全人员的安全意识和技能培养不能忽视。

数据显示，网络安全事件70%的情况下由内部人员的误操作或安全意识薄弱造成。医疗卫生机构在网络化和信息化服务过程中，往往拥有大量的信息化工作人员，但信息安全风险可能出现在任何环节中。因此，在医疗卫生服务提供者制定网络安全相关规范制度外，其工作人员的网络安全意识、技能和素养应得到一定的提升和持续的培养。

除建立网络安全保密制度外，《网络安全法》第三十四条规定，关键信息基础设施运营者应对其安全管理负责人、关键岗位人员进行安全审查，对相关从业人员进行定期的网络安全教育培训。《网络安全法》中对网络安全人才，尤其是关键信息基础设施内的网络安全人才及相关人员的安全意识、技能的严格要求，体现了国家对网络与信息安全人员的充分重视。实际上，国家早已建立包括CISAW和CISP在内的多种信息安全人员认证，以创建有高素质的网络安全和信息化人才队伍，满足网络空间日益增长的安全保障需求。

《网络安全法》针对关键信息基础设施运营者应尽的人员安全教育培训义务和责任提出明确的处罚：如运营者不能依法开展关键岗位人员安全背景审查和定期网络安全教育培训的，由有关部门责令整改，予以警告；拒不改正或造成严重影响的，处10万元以上100万元以下罚款，对直接负责的主管人员处1万元以上10万元以下罚款（第五十九条）。

11.2.4 产品与服务安全

网络安全产品和服务是网络空间安全技术的具体实现和应用。如今，网络化和信息化在关键信息基础设施中迅速普及，层出不穷的网络安全产品和服务让人眼花缭乱。然而，并不是提供商自称是安全产品和服务就绝对是安全的。《网络安全法》明确规定，关键信息基础设施运营所使用的网络产品和服务，尤其是能影响国家安全的，应严格遵照法律法规通过国家安全审查。例如中国信息安全认证中心的3C认证和信息安全服务资质认证、中国信息安全测评中心的信息安全产品测评、网络安全等级保护制度等。除此之外，关键信息基础设施使用网络安全产品与服务，必须与提供者签订安全保密协议，保障产品与服务安全之外的人员安全，尽可能做到“安全保障应滴水不漏”。可见，《网络安全法》对网络产品和服务的要求与国家所提倡的“网络产品应自主可控”不谋而合。

《网络安全法》针对关键信息基础设施运营者应尽的使用网络产品和服务的义务和责任提出明确的处罚：如运营者不能依法使用经安全审查合格的网络安全产品和服务的，由有关部门责令停止使用，处采购金额一倍以上十倍以下罚款；对直接负责的主管人员和其它直接负责人员处1万元以上10万元以下罚款（第六十五条）。

11.2.5 运营环节安全措施

网络安全保障工作应该覆盖数据的全周期和业务的所有环节。医疗卫生服务往往涉及多个环节，安全风险可能在任何时间出现在某一个环节中，导致信息安全事件的发生，造成不可挽回的损失。因此，这些环节的信息安全需要一定的法律法规来保障。《网络安全法》针对关键信息基础设施运行的所有环节提出了较为全面的安全保障要求，如图 11−4 所示。

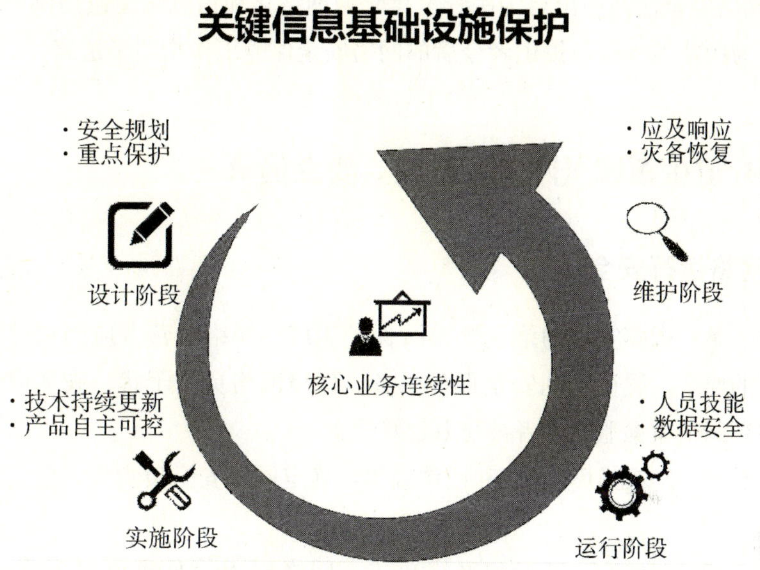

图 11−4 运营环节的安全措施

《网络安全法》中共有高达十一条条款针对关键信息基础设施的的网络周期进行了一系列的安全保障及处罚规定，体现了国家对关键信息基础设施的业务连续性的高度重视。在设计阶段，应在国家网信安全相关部门的指导和监督下，编制本行业的安全规划（第三十二条），并在网络安全等级保护制度基础上，实行重点保护（第三十一条）；在实施阶段，应选用通过国家安全审查的网络产品及服务（第三十五条），保证业务稳定持续运行及安全技术的持续更新和应用（第三十三条）；在运行阶段，应特别开展相关人员的安全背景审查和网络安全技能培训考核（第三十四条），保证重要数据的本地化存储和数据境外传输安全评估（第三十七条），每年对自身网络进行至少一次的风险测评（第三十八条），采取网络监控、记录技术并保存不少于六个月的网络日志（第二十一条）；在维护环节，应按照法律和行政法规采取数据分类、重要数据备份和加密措施（第二十一条），应对重要系统及数据库进行容灾备份，定期对安全风险进行抽检并持续改进，制定应急预案、响应措施并定期演练（第三十四条、第三十九条）。

除产品服务、人员培训及数据保护责任外，《网络安全法》还针对关键信息基础设施运营者提出：如运营者不能依法履行业务稳定、安全技术应用及更新的（第三十二条），不能制定业务连续性所需的灾备和应急措施的，不对网络安全产品和服务进行国家安全审查并签订保密协议的，不能依法开展至少一次的安全风险测评的，由有关部门责令整改，予以警告；拒不改正或造成严重影响的，处 10 万元以上 100 万元以下罚款，对直接负责的主管人员处 1 万元以上 10 万元以下罚款（第五十九条）。

网络安全保障是一项持续不间断的工作，需要针对潜在的风险点在全周期和所有环节中进行实时的监控和管理。没有一招制胜的网络安全产品，更没有一劳永逸的操作处理。《网络安全法》的出台为医疗卫生领域网络化和信息化建设提供了实践指导和法律保障，为医疗卫生服务提供者今后的网络安全保障工作指明了道路。

11.3 医疗卫生领域《网络安全法》要点摘录

11.3.1 网络运行安全

第二十一条　国家实行网络安全等级保护制度。网络运营者应当按照网络安全等级保护制度的要求，履行下列安全保护义务，保障网络免受干扰、破坏或者未经授权的访问，防止网络数据泄露或者被窃取、篡改：

（一）制定内部安全管理制度和操作规程，确定网络安全负责人，落实网络安全保护责任；

（二）采取防范计算机病毒和网络攻击、网络侵入等危害网络安全行为的技术措施；

（三）采取监测、记录网络运行状态、网络安全事件的技术措施，并按照规定留存相关的网络日志不少于六个月；

（四）采取数据分类、重要数据备份和加密等措施；

（五）法律、行政法规规定的其他义务。

第二十二条　网络产品、服务应当符合相关国家标准的强制性要求。网络产品、服务的提供者不得设置恶意程序；发现其网络产品、服务存在安全缺陷、漏洞等风险时，应当立即采取补救措施，按照规定及时告知用户并向有关主管部门报告。

网络产品、服务的提供者应当为其产品、服务持续提供安全维护；在规定或者当事人约定的期限内，不得终止提供安全维护。

网络产品、服务具有收集用户信息功能的，其提供者应当向用户明示并取得同意；涉及用户个人信息的，还应当遵守本法和有关法律、行政法规关于个人信息保护的

第二十五条　网络运营者应当制定网络安全事件应急预案，及时处置系统漏洞、计算机病毒、网络攻击、网络侵入等安全风险；在发生危害网络安全的事件时，立即启动应急预案，采取相应的补救措施，并按照规定向有关主管部门报告。

第二十六条　开展网络安全认证、检测、风险评估等活动，向社会发布系统漏洞、计算机病毒、网络攻击、网络侵入等网络安全信息，应当遵守国家有关规定。

第三十一条　国家对公共通信和信息服务、能源、交通、水利、金融、公共服务、电子政务等重要行业和领域，以及其他一旦遭到破坏、丧失功能或者数据泄露，可能严重危害国家安全、国计民生、公共利益的关键信息基础设施，在网络安全等级保护制度的基础上，实行重点保护。关键信息基础设施的具体范围和安全保护办法由国务院制定。

国家鼓励关键信息基础设施以外的网络运营者自愿参与关键信息基础设施保护体系。

第三十三条　建设关键信息基础设施应当确保其具有支持业务稳定、持续运行的性能，并保证安全技术措施同步规划、同步建设、同步使用。

第三十四条　除本法第二十一条的规定外，关键信息基础设施的运营者还应当履行下列安全保护义务：

（一）设置专门安全管理机构和安全管理负责人，并对该负责人和关键岗位的人员进行安全背景审查；

（二）定期对从业人员进行网络安全教育、技术培训和技能考核；

（三）对重要系统和数据库进行容灾备份；

（四）制定网络安全事件应急预案，并定期进行演练；

（五）法律、行政法规规定的其他义务。

11.3.2　网络信息安全

第四十条　网络运营者应当对其收集的用户信息严格保密，并建立健全用户信息保护制度。

第四十一条　网络运营者收集、使用个人信息，应当遵循合法、正当、必要的原则，公开收集、使用规则，明示收集、使用信息的目的、方式和范围，并经被收集者同意。

网络运营者不得收集与其提供的服务无关的个人信息，不得违反法律、行政法规的规定和双方的约定收集、使用个人信息，并应当依照法律、行政法规的规定和与用户的约定，处理其保存的个人信息。

第四十二条　网络运营者不得泄露、篡改、毁损其收集的个人信息；未经被收集者同意，不得向他人提供个人信息。但是，经过处理无法识别特定个人且不能复原的除外。

网络运营者应当采取技术措施和其他必要措施，确保其收集的个人信息安全，防止信息泄露、毁损、丢失。在发生或者可能发生个人信息泄露、毁损、丢失的情况时，应当立即采取补救措施，按照规定及时告知用户并向有关主管部门报告。

第四十三条　个人发现网络运营者违反法律、行政法规的规定或者双方的约定收集、使用其个人信息的，有权要求网络运营者删除其个人信息；发现网络运营者收集、存储的其个人信息有错误的，有权要求网络运营者予以更正。网络运营者应当采取措施予以删除或者更正。

第四十四条　任何个人和组织不得窃取或者以其他非法方式获取个人信息，不得非法出售或者非法向他人提供个人信息。

第四十五条　依法负有网络安全监督管理职责的部门及其工作人员，必须对在履行职责中知悉的个人信息、隐私和商业秘密严格保密，不得泄露、出售或者非法向他人提供。

第四十六条　任何个人和组织应当对其使用网络的行为负责，不得设立用于实施诈骗，传授犯罪方法，制作或者销售违禁物品、管制物品等违法犯罪活动的网站、通讯群组，不得利用网络发布涉及实施诈骗，制作或者销售违禁物品、管制物品以及其他违法犯罪活动的信息。

第四十七条　网络运营者应当加强对其用户发布的信息的管理，发现法律、行政法规禁止发布或者传输的信息的，应当立即停止传输该信息，采取消除等处置措施，防止信息扩散，保存有关记录，并向有关主管部门报告。

第四十八条　任何个人和组织发送的电子信息、提供的应用软件，不得设置恶意程序，不得含有法律、行政法规禁止发布或者传输的信息。

电子信息发送服务提供者和应用软件下载服务提供者，应当履行安全管理义务，知道其用户有前款规定行为的，应当停止提供服务，采取消除等处置措施，保存有关记录，并向有关主管部门报告。

第四十九条　网络运营者应当建立网络信息安全投诉、举报制度，公布投诉、举报方式等信息，及时受理并处理有关网络信息安全的投诉和举报。

网络运营者对网信部门和有关部门依法实施的监督检查，应当予以配合。

思考题

1. 《网络安全法》的立法背景。
2. 《网络安全法》出台对医疗卫生领域有何影响。
3. 简述《网络安全法》强调的主体责任。